DERMATOSCOPIA

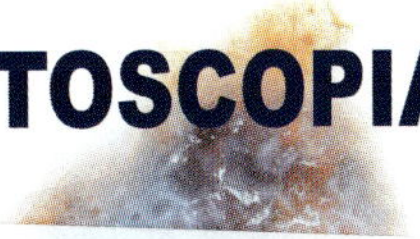

DERMATOSCOPIA

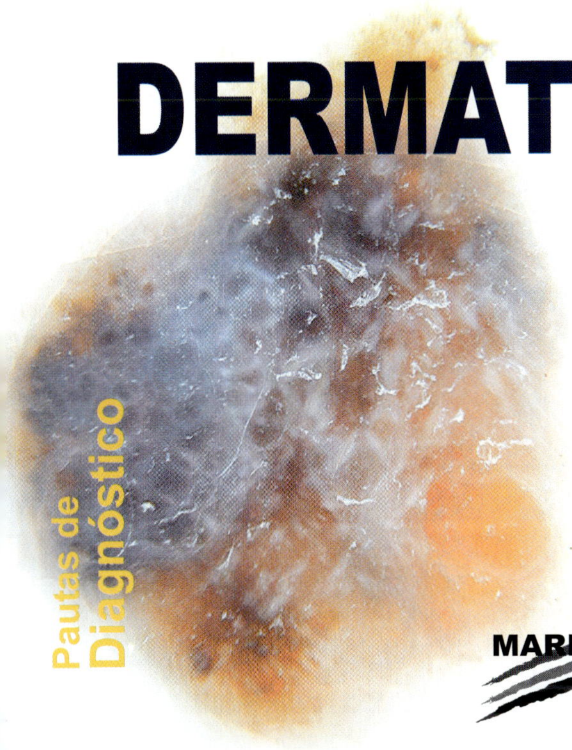

Pautas de Diagnóstico

Robert Johr MD
Clinical Professor of Dermatology and Pediatrics,
Director Pigmented Lesion Clinic,
University of Miami School of Medicine,
Miami, Florida, USA

H. Peter Soyer MD
Professor of Dermatology,
Department of Dermatology
Medical University of Graz,
Graz, Austria

Giuseppe Argenziano MD
Assistant Professor of Dermatology,
Department of Dermatology,
Second University of Napoles
Napoles, Italia

Rainer Hofmann-Wellenhof MD
Professor of Dermatology,
Department of Dermatology
Medical University of Graz,
Graz, Austria

Massimiliano Scalvenzi MD
Assistant Professor of Dermatology,
Department of Dermatology,
University Federico II of Napoles
Napoles, Italia

MARBÁN

Joaquín María López, 72
28015 Madrid. España
Teléf.: (34) 91 543 55 55
Fax: (34) 91 544 13 80

Edición en español de:
Dermoscopy.
Robert H. Johr, et al.

Traducción a cargo de:
Dra. C. Valledor

ISBN: 84-7101-519-6 (**MARBÁN, S.L.** - Edición en español)
ISBN: 0-3230-2896-9-2004 (Elsevier Inc. - Edición en inglés)
M-35.141-IL
Impreso en España. *Printed in Spain*

Contenido

Contenido

Prólogo

Quisiera felicitar al Dr. Johr y a sus colaboradores por su nuevo y apasionante libro. Uso cada día la dermatoscopia en mi práctica como dermatólogo, y continúo aprendiendo. He leído cada página de este libro, he visto cada imagen, y sólo puedo decir que para mí, ¡la curva de aprendizaje fue excelente! Considero que la microscopía de la superficie de la piel (dermatoscopia) es el puente entre nuestra exploración clínica estándar de las lesiones pigmentadas y la interpretación histopatológica de esas lesiones tras la biopsia. Por consiguiente, la dermatoscopia es una extensión de nuestro diagnóstico visual estándar, que nos permite observar el interior de la lesión y no solamente su superficie. Creo que nuestros colegas de todo el mundo, especialmente los de Europa y Australia, nos llevan una gran ventaja a la mayoría de los dermatólogos de Estados Unidos en cuanto al aprendizaje de esta técnica y a su incorporación a la práctica clínica.

Tengo la esperanza de que este libro, bien organizado y excelentemente ilustrado, se convierta en un libro de texto estándar en los programas de Dermatología en los Estados Unidos y en el resto del mundo. Considero que la enseñanza de la microscopía de la superficie de la piel es un aspecto desatendido en la mayoría de los programas docentes de Estados Unidos.

Quisiera resaltar algunos aspectos sobre la organización del texto y sobre la razón por la cual consigue ser tan educativo. Desglosa el arte de la dermatoscopia en piezas muy pequeñas que pueden ser comprendidas y recordadas: la lista de los tres puntos, el análisis de los patrones globales, los patrones paralelos de lesiones melanocíticas, los criterios locales específicos de melanoma, los criterios específicos de melanoma y de localización y los criterios para el diagnóstico de lesiones no melanocíticas. Se adentra también en temas relacionados con el diagnóstico de lesiones en los niños, la interpretación de lesiones negras, las lesiones en las razas de piel oscura, las lesiones faciales (tanto nodulares como planas), los melanomas sin rasgos distintivos (¡todo un susto!) y las lesiones de las mucosas. Cada uno de estos paquetes de información se ofrece de manera concisa, respaldada por múltiples ilustraciones, de manera que cada aspecto queda claramente subrayado. La repetición es una excelente forma de refuerzo que ha sido utilizada con mesura. La calidad de las imágenes es sobresaliente. ¡Yo aprendí algo prácticamente en cada página!

¿Por qué la dermatoscopia es una disciplina desatendida actualmente en Estados Unidos? Ante todo, pienso que son muy pocos los médicos que realmente la conocen y la incorporan a su práctica. Por ello, los residentes de dermatología no entran en contacto con ella. Si contamos el número de horas empleadas en afinar nuestras habilidades diagnósticas visuales y nuestra adquisición de conocimientos dermoanatomopatológicos, estos ejercicios representarían docenas de horas semanales para cada residente de Dermatología. Todavía en ningún lugar un residente de Dermatología emplea al menos una hora a la semana para aprender las características de la dermatoscopia –¡tal vez solamente en Miami con el Dr. Johr! Y sin embargo, es fácil de aprender y de enseñar. Yo creo que en la actualidad estamos formando un núcleo de personas que pudieran comenzar a enseñar esta disciplina. Yo la he aprendido por mi cuenta y también bajo la paciente tutela del Dr. Johr. Le hemos invitado en dos ocasiones a Arizona para que nos enseñe esta disciplina, pero ésta ha de ser enseñada durante un período de tiempo mucho más largo y con una consolidación mucho mayor, casi diaria, para poder hacer realmente el trabajo. Creo que este libro de texto puede servir como módulo de autoaprendizaje para los dermatólogos y en los programas de Dermatología. Pienso que puede estimularnos a muchos de nosotros a usar la dermatoscopia en nuestra práctica clínica.

Existen otras razones por las cuales la dermatoscopia no ha prosperado en este país. Una de ellas es la preocupación honesta de que la confianza extrema en los criterios dermatoscópicos, pudiera llevar a evitar una biopsia necesaria de un melanoma, lo cual pone al paciente en riesgo, al igual que al médico. Sin embargo, se sabe que los avezados en el uso de la dermatoscopia tienen más posibilidades de discernir entre las lesiones pigmentadas y tienen realmente más posibilidades de observar indicios de riesgo elevado en casos en que la exploración convencional podría pasar por alto tales detalles. La máxima de que «ante la duda, mejor extirpar» aparece en todo este texto. Personalmente atiendo pacientes pediátricos cada día y la dermatoscopia nos libera a mí y a los familiares de los niños de la duda sobre la existencia de nevus, y le ahorra una biopsia al niño. También me sorprenden con frecuencia atipias dermatoscópicas significativas con signos clínicos bastante tenues.

Asimismo, existen razones económicas y de seguridad involucradas en la aceptación de la dermatoscopia. En general, se harán menos biopsias pues el dermatoscopista ávido empleará más tiempo examinando la lesión. Ello significa pérdida de honorarios, puesto que el seguro no hace reembolsos por dermatoscopias. También los anatomopatólogos recibirán menos muestras. Estoy seguro de que estas cuestiones constituyen importantes barreras para la aceptación de la microscopia de la superficie de la piel. Sin embargo, no tengo dudas acerca de nuestra mayor precisión en la toma de decisiones cuando usamos la dermatoscopia, lo que significa que es lo mejor para nuestros pacientes. El Dr. Johr y sus colegas están en lo cierto y su libro nos facilitará al resto el aprendizaje de esta útil técnica.

En los últimos cuatro años he utilizado con regularidad la dermatoscopia para examinar tanto a adultos como a niños con lesiones pigmentadas y, ahora, la considero una herramienta esencial. También he descubierto la utilidad del aumento para evaluar signos tan importantes como la telangiectasia de los pliegues ungueales, la dilatación de las asas capilares en las enfermedades reumatológicas, las anomalías del tallo piloso, la presencia de ácaros de la sarna y para inspeccionar más de cerca lesiones congénitas como el nevus sebáceo. Sin embargo, yo utilizo fundamentalmente la dermatoscopia, incluso en pacientes pediátricos, para separar las lesiones pigmentadas en más o menos preocupantes. Estoy realizando el seguimiento de dos niños con xerodermia pigmentosa y me ha resultado indispensable discernir entre sus múltiples carcinomas basocelulares y lesiones melanocíticas más preocupantes. He podido hacer esta distinción prácticamente en todos los casos gracias a los criterios dermatoscópicos descritos en esta obra.

Dr. Ronald C. Hansen
Chief of Pediatric Dermatology,
Phoenix Children's Hospital,
Phoenix. Arizona, EE. UU.

Prefacio

Los autores de este libro mantenemos una búsqueda constante. Durante años hemos estado impartiendo conferencias, creando artículos y libros cuya meta ha sido hacer de la dermatoscopia, dermoscopia, microscopia de epiluminiscencia, MEL, microscopia de la superficie de la piel o comoquiera que usted escoja nombrar esta técnica, un procedimiento estándar para todos los dermatólogos y demás profesionales que atiendan un paciente con lesiones pigmentadas de la piel. Ya han sido escritos a la manera tradicional excelentes trabajos que promueven el uso de la dermatoscopia, pero que, en cierta forma, no consiguen apasionarnos para aprender, con deleite y relativamente sin gran esfuerzo, una técnica que evita biopsias y que salva vidas.

Si existen libros que pueden enseñar idiomas como el alemán o el italiano en apenas «10 minutos al día», ¿por qué no crear un libro sobre dermatoscopia que sea «breve y ameno», «como un abecedario» y a la vez entretenido y fácil de leer? El propósito es incluir imágenes de prácticamente todo lo que pueda encontrar, no solo en una clínica universitaria sino también en la práctica privada, ¡y con informaciones que son las básicas y mucho más!

Este no es el clásico libro de texto médico y se ha hecho así a propósito. Por ejemplo, los «semáforos» son una herramienta para el médico atareado, de modo que pueda revisar rápidamente el libro una y otra vez, puesto que uno de los aspectos del dominio de la dermatoscopia es la interiorización de sus principios básicos. Observe las imágenes y luego los colores del semáforo. El rojo indica lesiones de alto riesgo, el verde las de menos riesgo y el anaranjado las lesiones de la zona oscura. Las asociaciones entre lo que usted observa con la dermatoscopia y los colores del semáforo se sumergirán en lo más profundo de su mente y aflorarán cuando usted se encuentre frente a criterios dermatoscópicos similares u observe patrones análogos en sus pacientes. Usted deberá aprender los principios básicos, pero la intuición y la premonición harán su aparición de vez en cuando. Nunca ignore sus impresiones intuitivas.

Hemos trabajado muy bien en equipo pero no siempre ha sido fácil, especialmente porque los autores viven en continentes diferentes y porque enfrentamos los típicos problemas y tribulaciones de las vivencias humanas. No obstante, nunca perdimos de vista nuestra meta y nuestros egos no tomaron el control. Este libro es una obra del amor de unos médicos que creen firmemente en una técnica que es esencial para los pacientes. Padres, madres, hijos, hijas, abuelos, tíos y tías de nuestros pacientes nos confían la salud de éstos, ¡sus vidas! Nosotros tenemos la responsabilidad de ser lo mejor que podamos ser para prevenir el dolor y el sufrimiento que acompañan al más insidioso de los enemigos, el melanoma. Que la dermatoscopia sea como el cinturón de seguridad de su coche. Nunca debería salir de su casa sin ella.

Los autores

CLAVES DE LOS SÍMBOLOS DE LOS SEMAFOROS

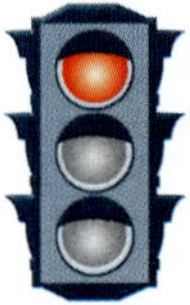

Lesiones
de alto riesgo

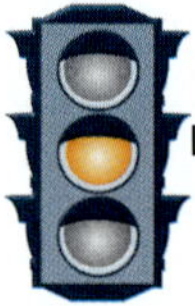

Lesiones
de riesgo moderado

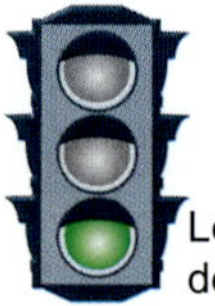

Lesiones
de riesgo bajo

Agradecimientos

Tengo lo mejor de los dos mundos: una práctica privada muy agradable y el apasionante mundo de la dermatología académica en la Universidad de Miami. Ello ha sido posible gracias a una persona que organiza mi clínica privada. A lo largo de los años ella me ha permitido concentrarme en ser el mejor dermatólogo que yo pudiera ser. Ella es mi confidente, mi mejor amigo y el más fiel seguidor; es mi esposa Irma. Sin su intuitivo sentido común y su ayuda yo habría tomado otros muchos derroteros en mi vida. Le debo mucho.

También me gustaría expresar mi agradecimiento a mi mentor y buen amigo, un maestro en el mundo de la dermatología pediátrica, el Dr. Lawrence Schachner. Uno de los mayores placeres de mi vida ha sido la asociación con la Universidad de Miami. Ha sido una relación que ha evolucionado de forma natural y él ha jugado un papel decisivo en ello. No cambiaría eso por nada en el mundo.

Robert Johr

Doy gracias muy especialmente a mi jefe de departamento, Helmut Kerl, quien ha apoyado continuadamente mi trabajo en la dermatoscopia en las dos últimas décadas. Y lo hizo en una época en que no parecía que la dermatoscopia se convertiría en una técnica tan importante para el diagnóstico precoz del melanoma.

H. Peter Soyer

Quisiera reconocer el gran apoyo ofrecido por Iris Zalaudek y Gianluca Petrillo para el logro de este empeño. Particularmente, Iris Zalaudek fue la responsable de la recopilación de parte de la base de datos de imágenes y Gianluca Petrillo, de la realización digital de las imágenes. ¡Muchas gracias a ellos por su obra absolutamente esencial! Estamos todos en deuda con Sue Hodgson y Tim Kimber por su gran apoyo. Especialmente, porque ellos hicieron las cosas «más llanas» cuando surgieron muchos problemas teóricos y prácticos relacionados con el libro. Por último, a mi padre, el primero y el mejor de todos mis maestros. De él aprendí la más importante lección: la curiosidad, el amor por la continua búsqueda, la pasión y la dedicación necesarias para lograr tus metas.

Giuseppe Argenziano

Quisiera dar las gracias a H. Peter Soyer por su excelente enseñanza de la dermatoscopia y a los coautores, que convirtieron el trabajo en el libro en un acontecimiento emocionante de mi vida científica. También quisiera expresar mi agradecimiento a la Dra. Iris Zalaudek por su excelente apoyo y entusiasmo en la toma de imágenes dermatoscópicas maravillosas. Especial agradecimiento a mi esposa e hijos, que me dieron bríos para trabajar y al mismo tiempo disfrutar en la preparación de este libro.

Rainer Hofmann-Wellenhof

miento de pacientes con lesiones pigmentadas de la piel, existe una amplia variedad de productos entre los que elegir.

LISTA DE LOS TRES PUNTOS

Para animar a los especialistas a empezar a utilizar la dermatoscopia, se han desarrollado algoritmos simplificados para analizar lo que puede verse con esta técnica.

Para los dermatoscopistas principiantes, el objetivo principal de la dermatoscopia es determinar si una lesión sospechosa se debe biopsiar o extirpar. Lo fundamental es que ningún paciente debe salir de la consulta con un melanoma sin diagnosticar.

Los médicos de atención primaria pueden utilizar la dermatoscopia para determinar si una lesión sospechosa debe ser evaluada por un especialista.

La dermatoscopia no es un instrumento sólo para los dermatólogos; cualquier médico interesado puede llegar a dominar esta técnica que en última instancia puede salvar una vida.

PRIORIZACIÓN DE LAS LESIONES PIGMENTADAS DE LA PIEL SOSPECHOSAS

La lista de los 3 puntos se desarrolló específicamente para los dermatoscopistas inexpertos, con escasa formación, para ayudarles a no equivocarse en el diagnóstico de un melanoma mientras mejoraban sus habilidades.

Los resultados de la Reunión para el Consenso sobre Dermatoscopia de 2001 (Argenziano G, Soyer HP, Chimenti S y cols. Dermoscopy of pigmented skin lesions: results of a consensus meeting via the internet. J Am Acad Dermatol 2003; 48:679-93) demostraron que los tres criterios siguientes eran especialmente importantes para distinguir un melanoma de cualquier otra lesión pigmentada benigna de la piel:

- asimetría dermatoscópica de color y estructura;
- retículo pigmentado atípico, y
- estructuras de color blanco azuladas (una combinación de las categorías anteriores de velos blanco azulados y estructuras de regresión).

El análisis estadístico demostró que la presencia de dos cualesquiera de estos criterios indica una probabilidad alta de melanoma. Utilizando la lista de los 3 puntos, se puede alcanzar una sensibilidad y especificidad del resultado comparable a la de otros algoritmos que exigen mucha mayor formación. En un estudio preliminar de 231 lesiones cutáneas pigmentadas clínicamente dudosas, se demostró que después de una breve presentación de una hora de duración, seis dermatoscopistas inexpertos eran capaces de clasificar correctamente el 96,3% de los melanomas con la utilización de este método.

En el primer capítulo, se ofrecen 60 ejemplos de lesiones cutáneas pigmentadas benignas y malignas para demostrar cómo funciona la lista de los 3 puntos y el valor práctico de este nuevo y simplificado algoritmo diagnóstico.

Esta lista de 3 puntos se diseñó para ser utilizada como método de cribado. La sensibilidad es mucho más alta que la especificidad, para asegurar que no se diagnostican erróneamente los melanomas. Nosotros recomendamos extirpar todas las lesiones en las que el resultado de la prueba sea positivo (puntuación en la lista de 3 puntos de 2 ó 3).

Tabla 1 Definición de los criterios dermatoscópicos para la lista de los 3 puntos. La presencia de dos o tres criterios es indicativa de lesión sospechosa.

LISTA DE LOS 3 PUNTOS	DEFINICIÓN
1. Asimetría	Asimetría de color y estructura en uno o dos ejes perpendiculares
2. Retículo atípico	Retículo pigmentado con orificios irregulares y líneas gruesas
3. Estructuras blanco azuladas	Cualquier tipo de coloración azulada, blanquecina o ambas

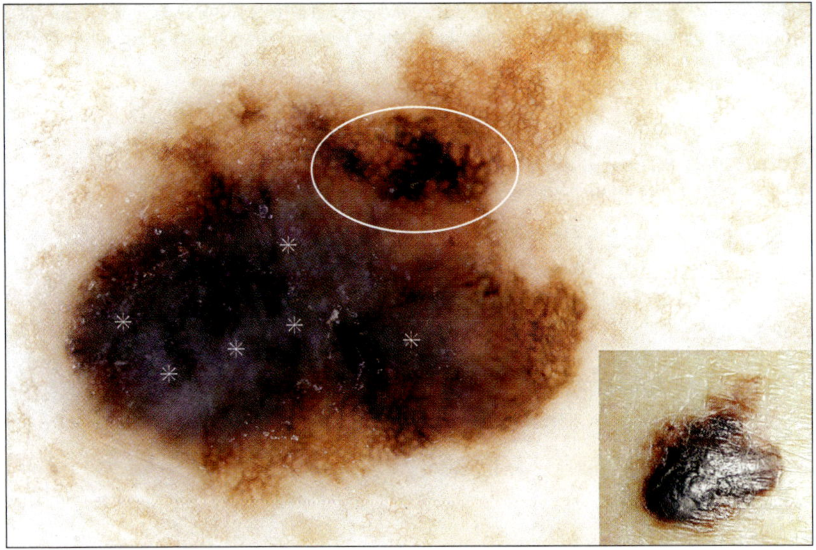

LISTA DE LOS 3 PUNTOS	
Asimetría	✓
Retículo atípico	✓
Estructuras blanco azuladas	✓
Puntuación total	3

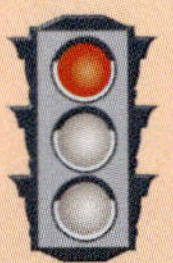

Figura 1 Melanoma. Los criterios para el diagnóstico de un melanoma pueden ser muy sutiles o su presencia puede ser muy evidente, como en este caso. Esta lesión muestra claramente los criterios de la lista de los 3 puntos, a saber, asimetría en todos los ejes, un retículo pigmentado atípico (*círculo*) y estructuras blanco azuladas (*asteriscos*).

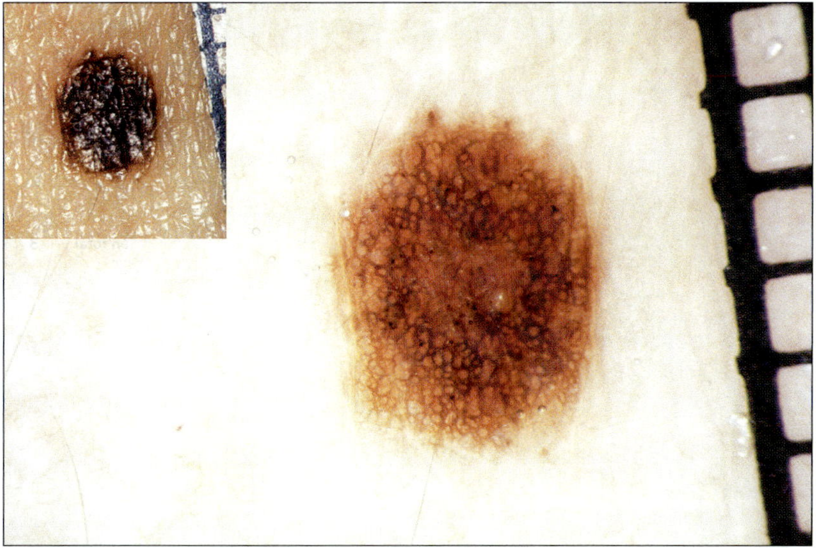

LISTA DE LOS 3 PUNTOS

Asimetría	☐
Retículo atípico	☐
Estructuras blanco azuladas	☐
Puntuación total	**0**

Figura 2 Nevus. En contraste con la Figura 1, en esta lesión no se observa ninguna de las características de la lista de los 3 puntos. La lesión es simétrica y el retículo pigmentado es regular, aunque podría parecer atípico porque los segmentos lineales están ligeramente engrosados.

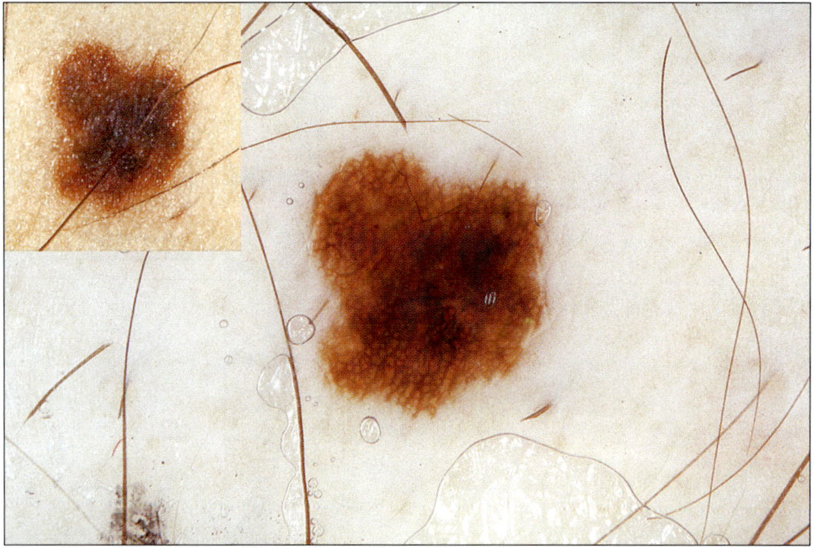

LISTA DE LOS 3 PUNTOS	
Asimetría	✓
Retículo atípico	
Estructuras blanco azuladas	
Puntuación total	1

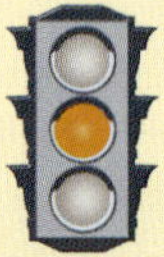

Figura 3 Nevus. El principiante podría pensar que esta lesión es difícil de diagnosticar. Ante la duda, ¡extírpela! A medida que vaya adquiriendo experiencia, el especialista irá extirpando menos nevus banales de este tipo. Existe asimetría, pero es dudosa la presencia de un retículo pigmentado atípico o de estructuras blanco azuladas tenues.

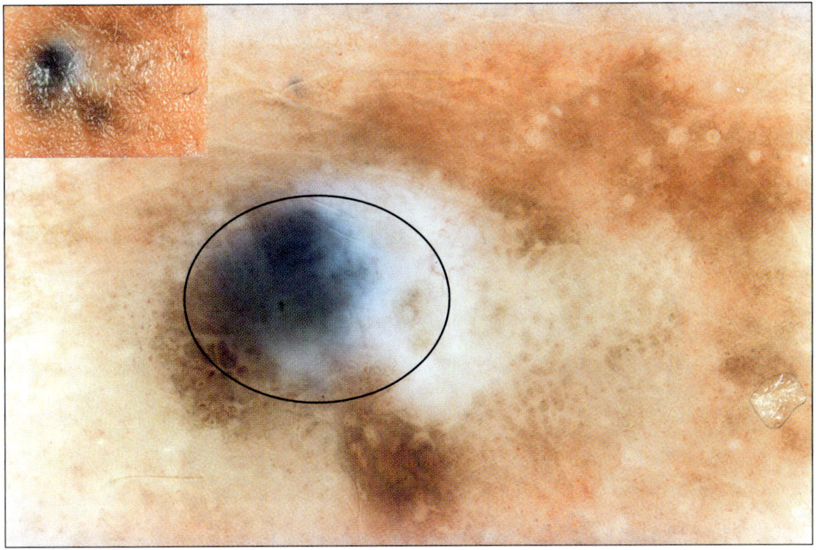

LISTA DE LOS 3 PUNTOS	
Asimetría	✓
Retículo atípico	
Estructuras blanco azuladas	✓
Puntuación total	2

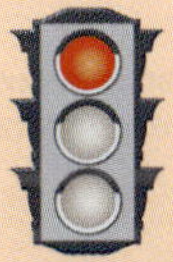

Figura 4 Melanoma. Incluso para un principiante, la asimetría del color y la estructura deben resultar evidentes. Esta lesión llamativamente asimétrica presenta también estructuras blanco azuladas (*círculo*).

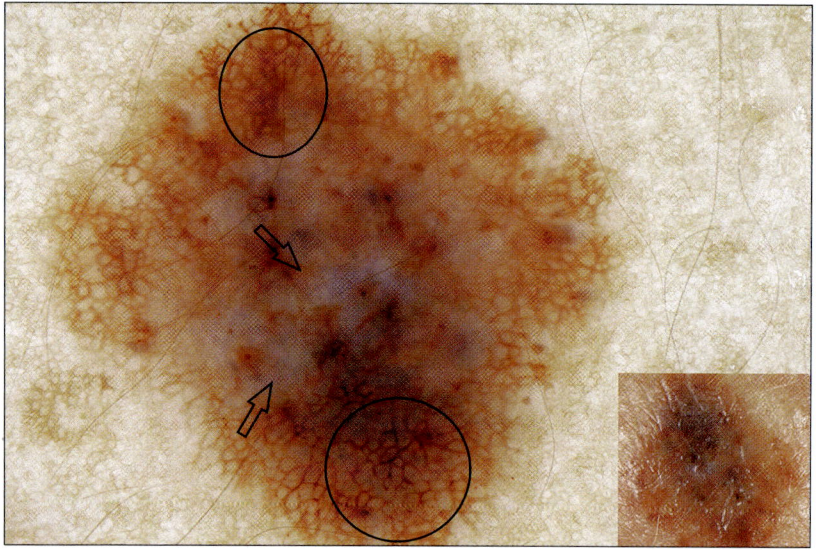

LISTA DE LOS 3 PUNTOS

Asimetría	✓
Retículo atípico	✓
Estructuras blanco azuladas	✓
Puntuación total	3

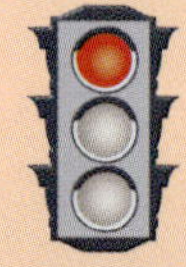

Figura 5 Melanoma. El color y la estructura de la mitad inferior no es una imagen especular de la mitad superior; por tanto, existe asimetría. Se observan también un retículo pigmentado atípico con segmentos de líneas engrosados y rotos (*círculos*) y una gran zona de estructuras blanco azuladas (*flechas*).

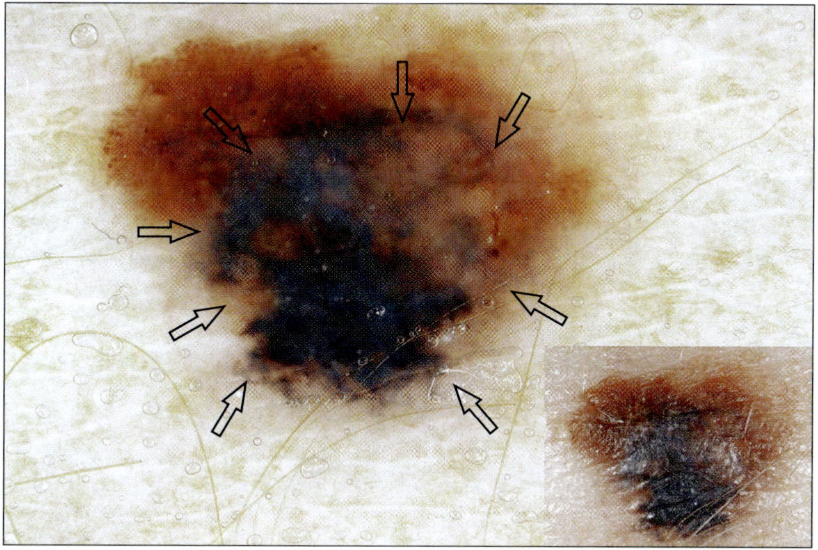

LISTA DE LOS 3 PUNTOS	
Asimetría	✓
Retículo atípico	
Estructuras blanco azuladas	✓
Puntuación total	2

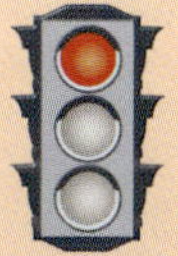

Figura 6 Melanoma. Una lesión como esta debe disparar siempre la señal de alarma, debido a la asimetría evidente de color y de estructura. No se observa presencia de retículo pigmentado, pero sí se observan estructuras blanco azuladas bien desarrolladas (*rodeadas por las flechas*) en más de la mitad de la lesión.

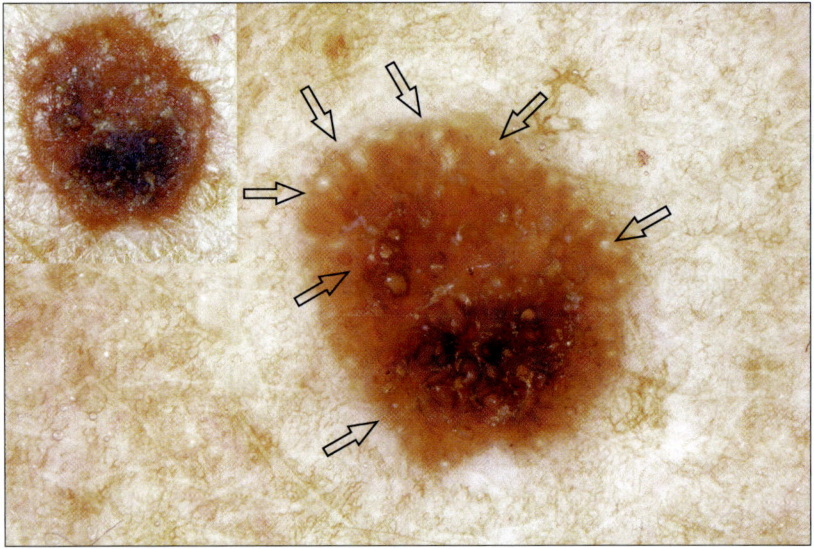

LISTA DE LOS 3 PUNTOS	
Asimetría	✓
Retículo atípico	☐
Estructuras blanco azuladas	☐
Puntuación total	1

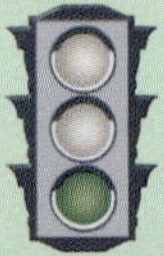

Figura 7 Queratosis seborreica. Esta queratosis seborreica muestra una gran asimetría de color y estructura, pero los otros dos criterios necesarios para el diagnóstico de melanoma están ausentes. Si no se pueden identificar los múltiples quistes de tipo miliar (*flechas*) y no es posible realizar un diagnóstico de queratosis seborreica, es mejor extirpar la lesión.

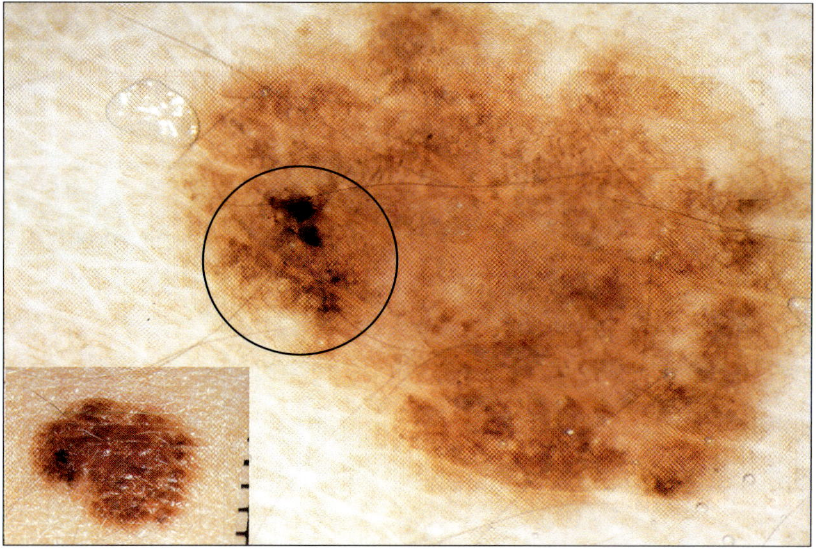

LISTA DE LOS 3 PUNTOS	
Asimetría	✓
Retículo atípico	
Estructuras blanco azuladas	
Puntuación total	1

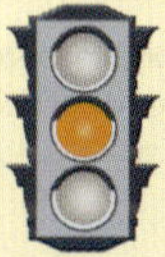

Figura 8 Nevus. Algunos melanomas no tienen rasgos distintivos claros, por tanto ¡tenga cuidado! El color y la estructura en la mitad derecha de la lesión no son un reflejo de la mitad izquierda. La presencia de manchas negras irregulares en la esquina superior izquierda (*círculo*) aumenta la asimetría. No se observan ni retículo pigmentado ni estructuras blanco azuladas.

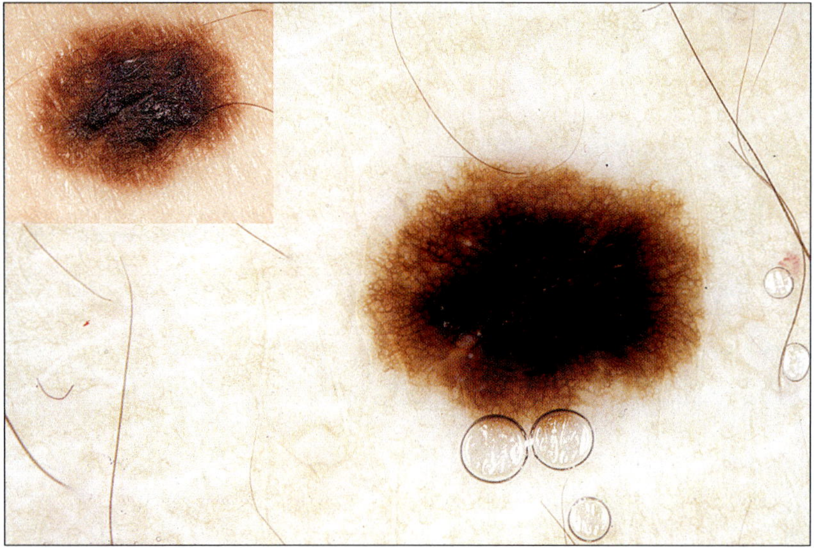

LISTA DE LOS 3 PUNTOS

Asimetría	☐
Retículo atípico	☐
Estructuras blanco azuladas	☐
Puntuación total	0

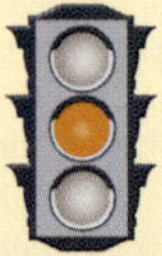

Figura 9 Nevus. Si duda, ¡extírpela! Con la práctica, irá reduciendo el número de lesiones parecidas a éstas extirpadas. Esta lesión es muy simétrica y es un gran ejemplo de retículo pigmentado uniforme en un nevus banal. No se deje confundir por el color central más oscuro; no siempre es signo de malignidad. No se observan estructuras blanco azuladas.

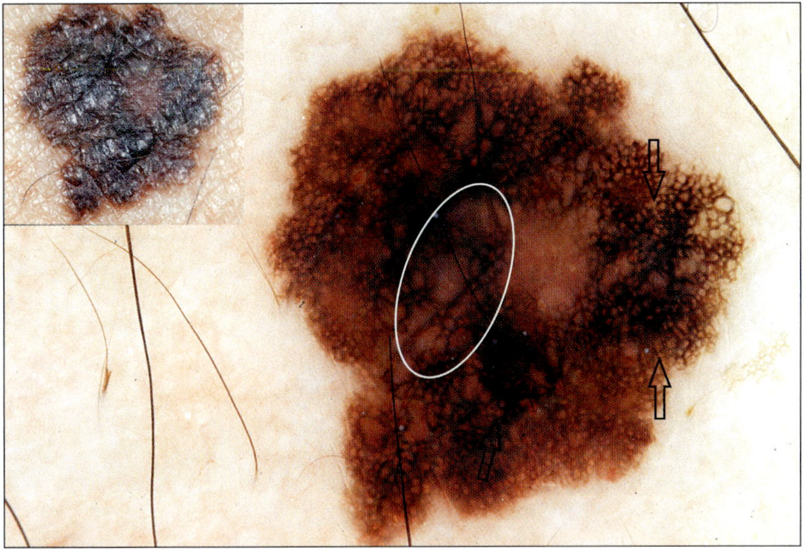

LISTA DE LOS 3 PUNTOS	
Asimetría	✓
Retículo atípico	✓
Estructuras blanco azuladas	✓
Puntuación total	3

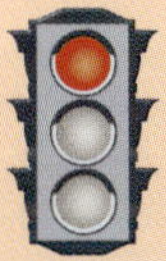

Figura 10 Melanoma. Esta lesión es un caso fácil de melanoma. Los criterios diagnósticos son llamativos, la asimetría de color y estructura es evidente y se puede ver un retículo pigmentado muy atípico (*flechas*) y estructuras blanco azuladas (*círculo*).

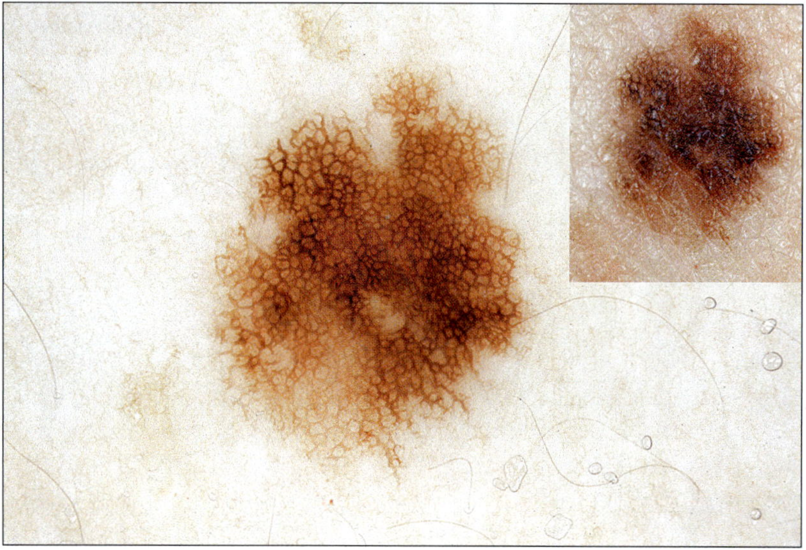

LISTA DE LOS 3 PUNTOS

Asimetría	✓
Retículo atípico	
Estructuras blanco azuladas	
Puntuación total	1

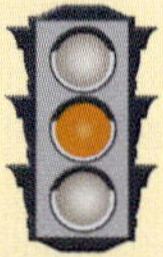

Figura 11 Nevus. El ABCD clínico le podría llevar a equivocarse con este nevus banal. Existe asimetría, pero también un retículo pigmentado típico y además no hay estructuras blanco azuladas.

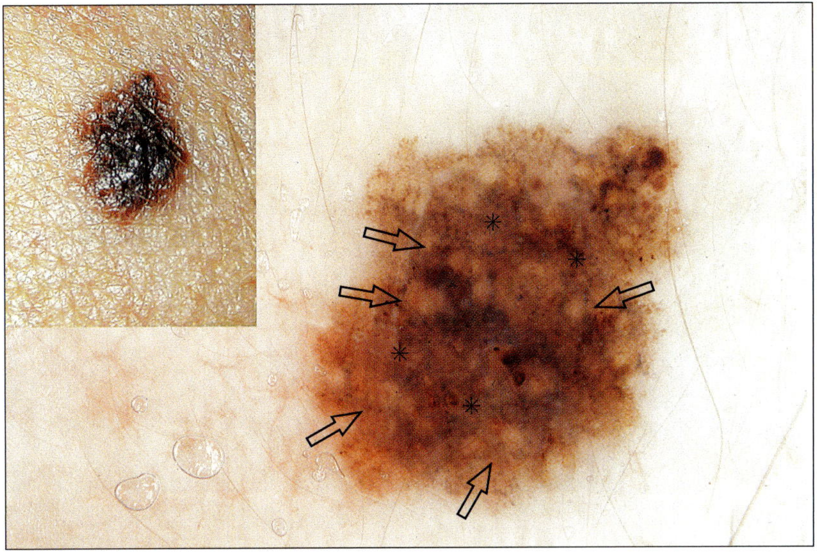

LISTA DE LOS 3 PUNTOS

Asimetría	✓
Retículo atípico	
Estructuras blanco azuladas	✓
Puntuación total	**2**

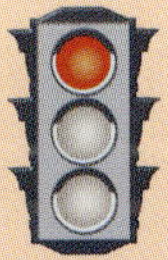

Figura 12 Melanoma. Los glóbulos amarillentos que se observan no se corresponden con los quistes seudomiliares múltiples de la queratosis seborreica. Se trata de los orificios de los anejos que sólo se ven así en las lesiones de cabeza y cuello (*flechas*). Existe ligera asimetría de color y estructura y no se observa retículo pigmentado; sin embargo, se pueden ver estructuras blanco azuladas en toda la lesión (*asteriscos*).

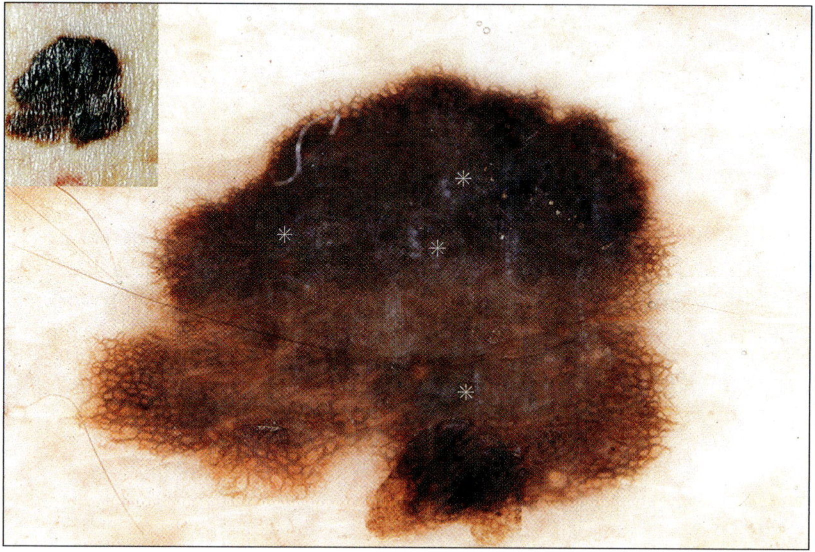

LISTA DE LOS 3 PUNTOS

Asimetría	✓
Retículo atípico	✓
Estructuras blanco azuladas	✓
Puntuación total	3

Figura 13 Melanoma. Un médico podría pensar que esta lesión no es preocupante, hasta que la examina mediante dermatoscopia. Existe una importante asimetría de color y estructura y un retículo pigmentado atípico; además, la mayor parte de la lesión está cubierta por estructuras blanco azuladas (*asteriscos*).

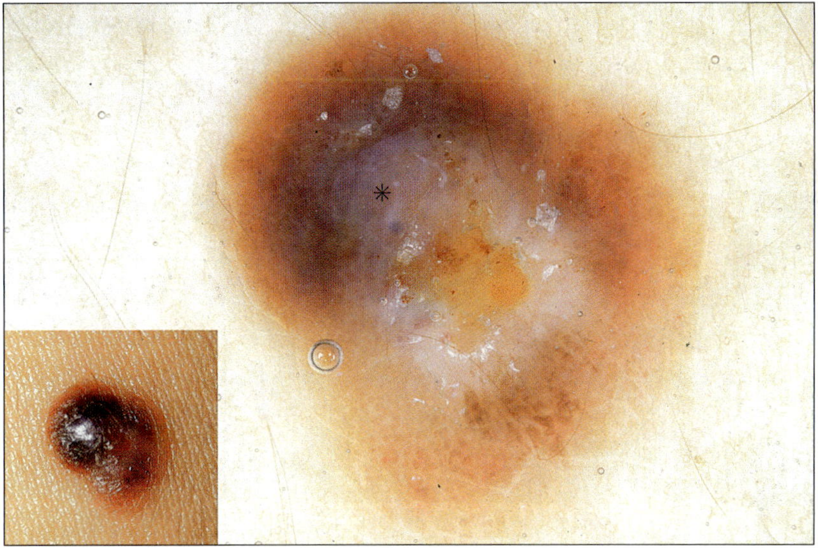

LISTA DE LOS 3 PUNTOS

Asimetría	✓
Retículo atípico	
Estructuras blanco azuladas	✓
Puntuación total	**2**

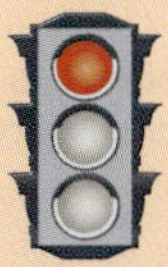

Figura 14 Melanoma. El color blanco azulado de regresión (*asterisco*) es el primer indicio de la gravedad de esta lesión. El color y la estructura son claramente asimétricos. No hay retículo pigmentado y se observa la presencia de estructuras blanco azuladas muy evolucionadas.

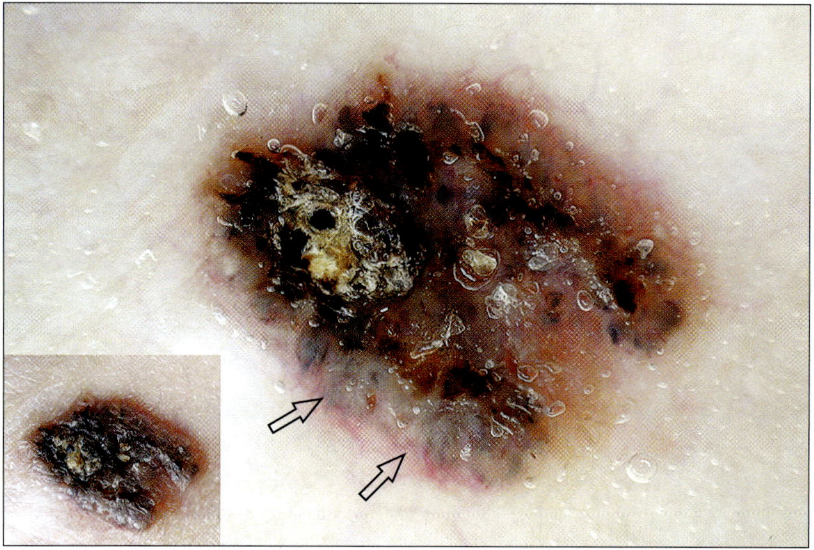

LISTA DE LOS 3 PUNTOS	
Asimetría	✓
Retículo atípico	
Estructuras blanco azuladas	✓
Puntuación total	2

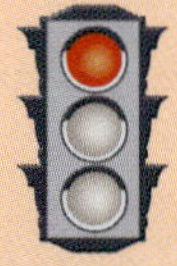

Figura 15 Carcinoma basocelular. Esta lesión tiene un aspecto tan anómalo, que debería extirparse lo antes posible. Es clara la presencia de dos características de la lista de los 3 puntos, la asimetría y las estructuras blanco azuladas (*flechas*). No hay retículo pigmentado.

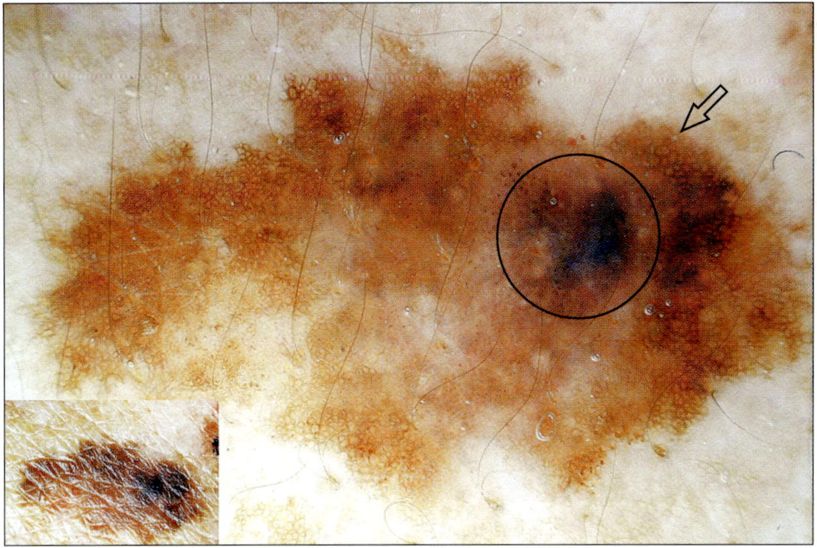

LISTA DE LOS 3 PUNTOS

Asimetría	✓
Retículo atípico	✓
Estructuras blanco azuladas	✓
Puntuación total	3

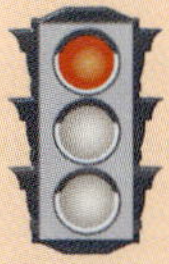

Figura 16 Melanoma. Es indiscutible la presencia de asimetría en esta lesión, pero no está tan claro si el retículo pigmentado de la esquina superior derecha es atípico (*flecha*). Se ven claramente estructuras blanco azuladas (*círculo*). No hay duda de que debe extirparse.

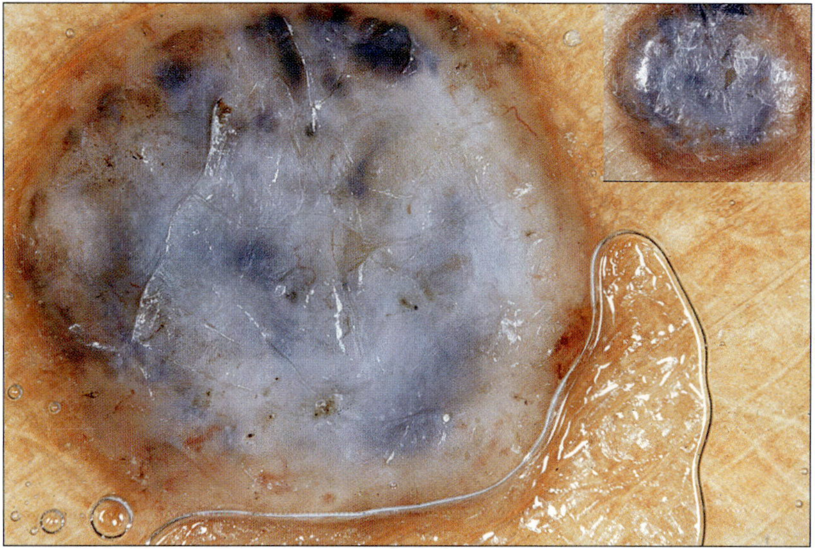

LISTA DE LOS 3 PUNTOS

Asimetría	✓
Retículo atípico	
Estructuras blanco azuladas	✓
Puntuación total	**2**

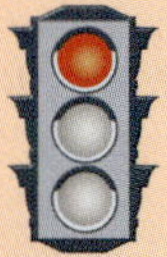

Figura 17 Carcinoma basocelular. Sólo hay dos diagnósticos posibles para esta lesión: melanoma hipomelánico o carcinoma basocelular hipopigmentado. Existe asimetría de color y estructura y se observan estructuras blanco azuladas en toda la lesión. No hay retículo pigmentado. Dada la presencia de dos de los tres criterios de la lista, la lesión debe extirparse.

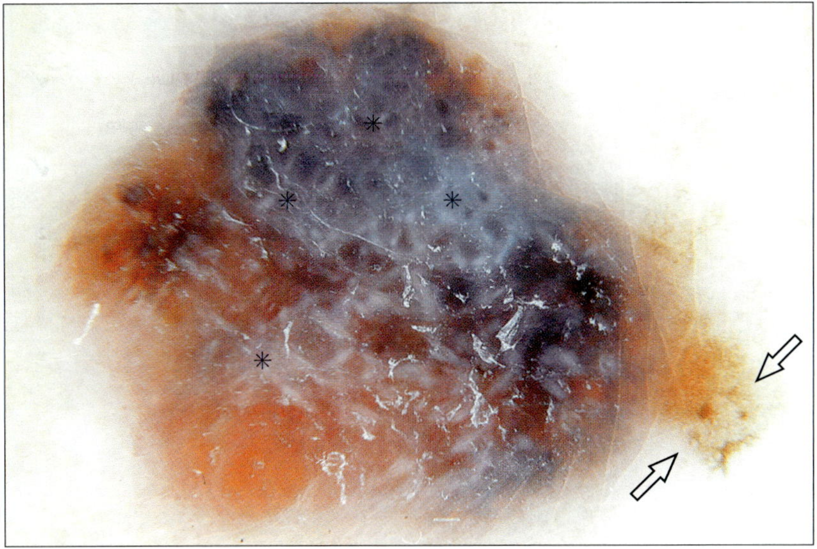

LISTA DE LOS 3 PUNTOS

Asimetría	✓
Retículo atípico	
Estructuras blanco azuladas	✓
Puntuación total	2

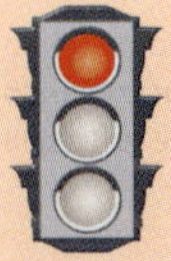

Figura 18 Melanoma. Está claro que esta lesión no es benigna. Sin embargo, ¿se trata de un carcinoma basocelular o de un melanoma? Una vez más, existe una importante asimetría de color y estructura, con estructuras blanco azuladas destacadas (*asteriscos*). Resulta difícil decidir si hay retículo pigmentado o no (*flechas*).

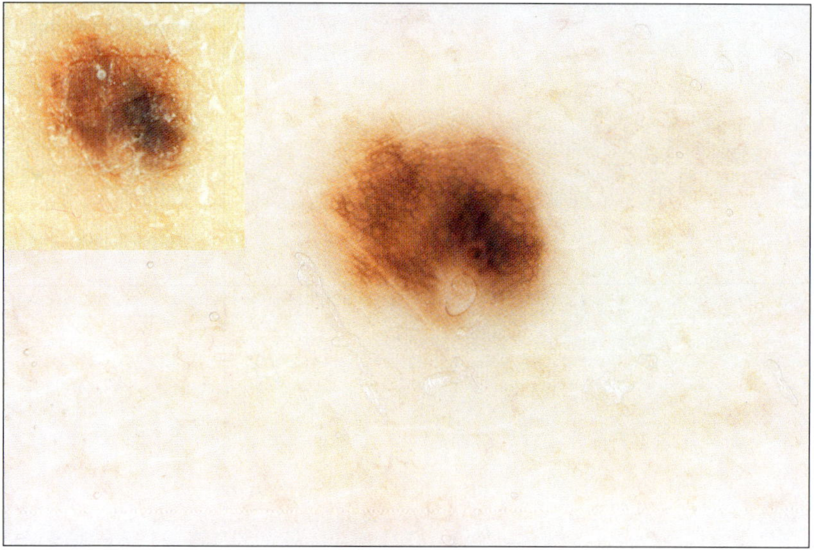

LISTA DE LOS 3 PUNTOS

Asimetría	✓
Retículo atípico	
Estructuras blanco azuladas	
Puntuación total	1

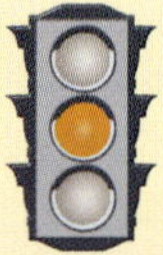

Figura 19 Nevus. Este nevus benigno estereotípico se observa con frecuencia al realizar una dermatoscopia. La mancha de color marrón oscuro no es significativa. Aunque existe una ligera asimetría de color y estructura, la lesión se caracteriza por un retículo pigmentado típico y no se observan estructuras blanco azuladas claras.

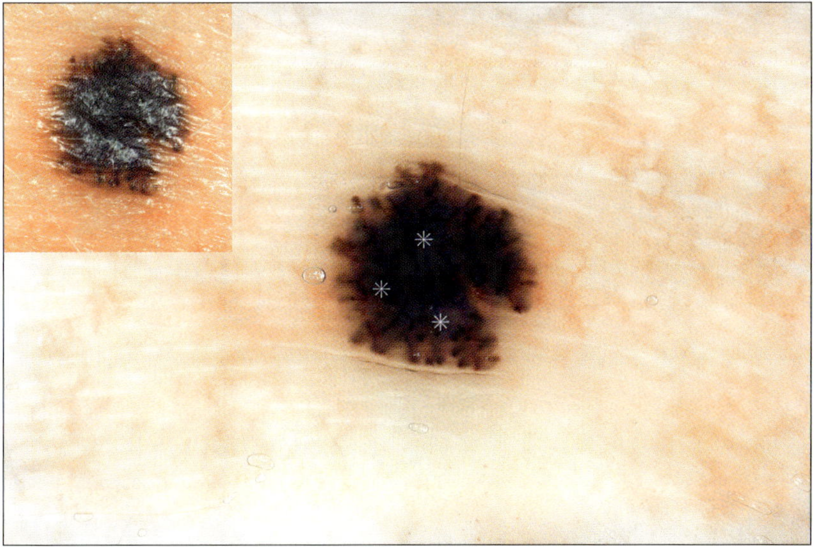

LISTA DE LOS 3 PUNTOS

Asimetría	✓
Retículo atípico	
Estructuras blanco azuladas	✓
Puntuación total	2

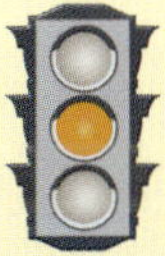

Figura 20 Nevus. El cuadro de criterios mostrado aquí se observa más a menudo en un nevus de Spitz, pero el diagnóstico diferencial debe incluir el nevus de Clark (displásico) y el melanoma. Existe una ligera asimetría de color y de estructura. No hay retículo pigmentado y sí estructuras blanco azuladas (*asteriscos*). La lista de los 3 puntos no valdrá para todas las lesiones y es importante tener en cuenta la historia clínica y la edad del paciente al decidir lo que hay que hacer.

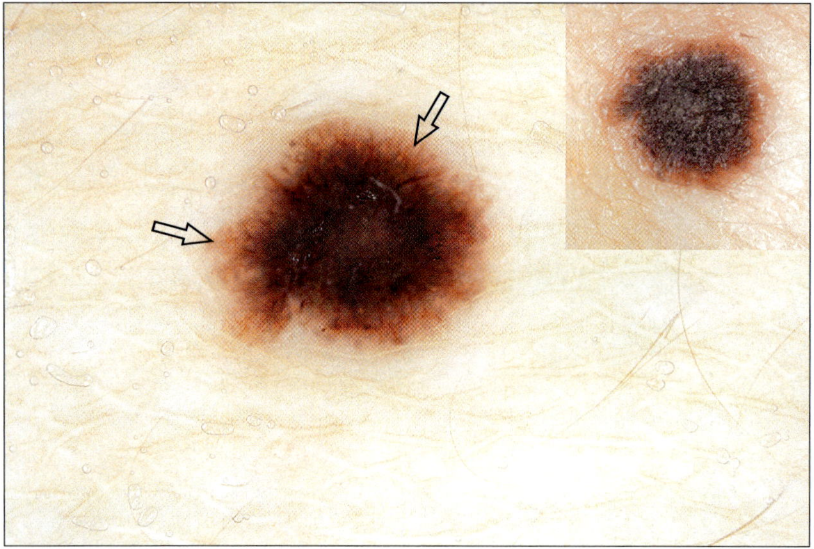

LISTA DE LOS 3 PUNTOS

Asimetría	☐
Retículo atípico	✓
Estructuras blanco azuladas	✓
Puntuación total	2

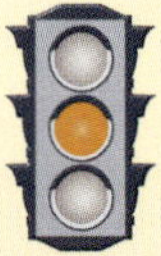

Figura 21 Nevus. Esta lesión muestra otro tipo de nevus de Spitz, esta vez con un retículo pigmentado atípico (*flechas*) y estructuras blanco azuladas.

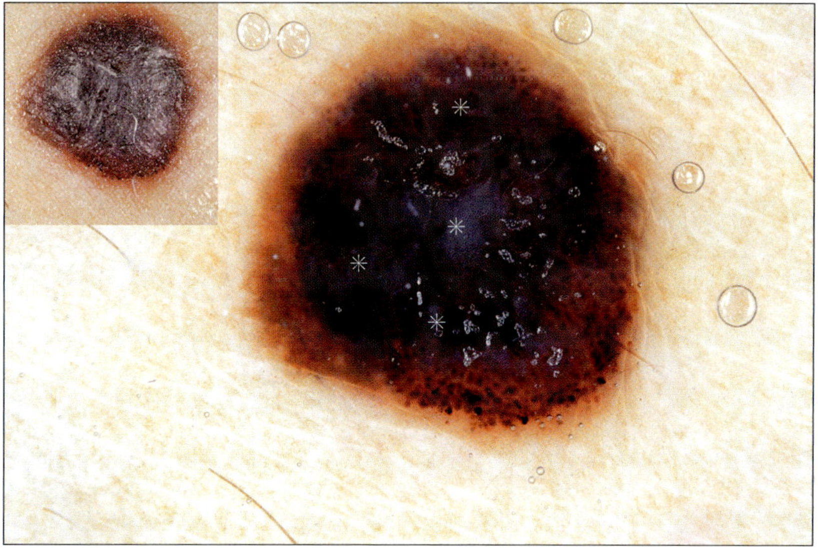

LISTA DE LOS 3 PUNTOS	
Asimetría	✓
Retículo atípico	
Estructuras blanco azuladas	✓
Puntuación total	2

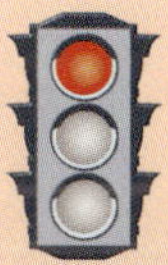

Figura 22 Melanoma. Esta lesión clínica banal presenta un aspecto dermatoscópico muy preocupante, con asimetría de color y de estructura. No se observa retículo pigmentado, pero sí estructuras blanco azuladas en toda la lesión (*asteriscos*).

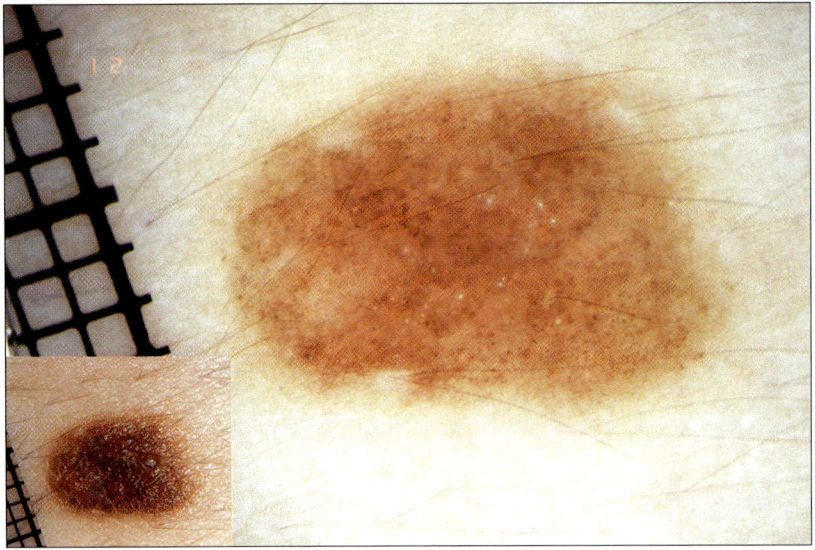

LISTA DE LOS 3 PUNTOS

Asimetría	✓
Retículo atípico	
Estructuras blanco azuladas	
Puntuación total	1

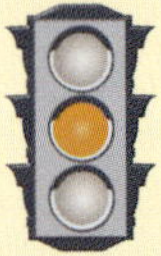

Figura 23 Nevus. Esta lesión es benigna. Compárese con las demás lesiones presentadas en este capítulo que tienen asimetría más evidente de color y estructura, retículo pigmentado atípico y estructuras blanco azuladas. Existe una ligera asimetría de color y estructura, aunque en condiciones naturales nunca se encuentra una simetría del 100%. No se observan retículo pigmentado ni estructuras blanco azuladas.

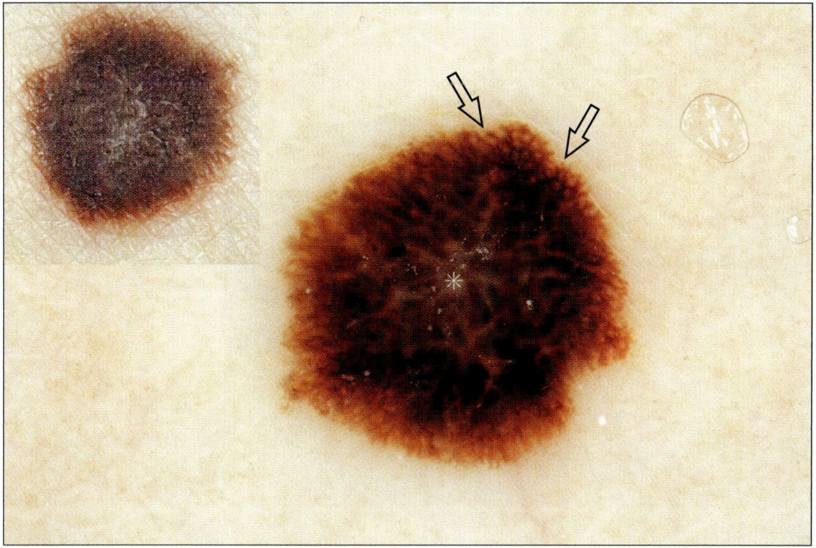

LISTA DE LOS 3 PUNTOS	
Asimetría	✓
Retículo atípico	✓
Estructuras blanco azuladas	✓
Puntuación total	3

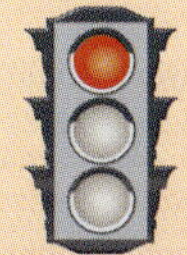

Figura 24 Nevus. En esta lesión se pueden encontrar todos los criterios de la lista de los tres puntos, por lo que debe extirparse. Existe asimetría y un retículo pigmentado atípico en los bordes (*flechas*). Se observan estructuras blanco azuladas en el centro de la lesión (*asterisco*).

LISTA DE LOS 3 PUNTOS	
Asimetría	✓
Retículo atípico	✓
Estructuras blanco azuladas	✓
Puntuación total	**3**

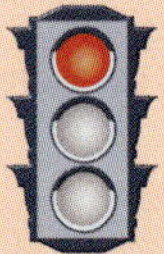

Figura 25 Melanoma. Esta lesión podría corresponder a un melanoma debido a la importante asimetría de color y estructura y a la presencia de estructuras blanco azuladas difusas en toda la lesión. Se encuentran varios focos de retículo pigmentado atípicos (*flecha*).

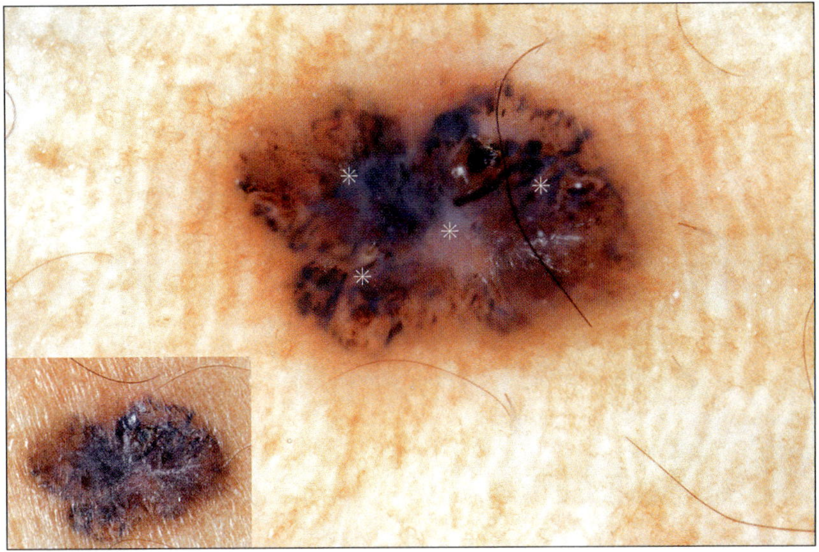

LISTA DE LOS 3 PUNTOS	
Asimetría	✓
Retículo atípico	
Estructuras blanco azuladas	✓
Puntuación total	2

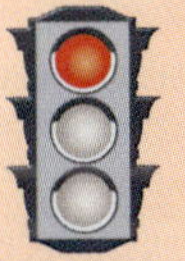

Figura 26 Carcinoma basocelular. No hay duda de que esta neoplasia pigmentada presenta dos criterios de la lista de los 3 puntos. Obsérvese la llamativa asimetría. No hay retículo pigmentado, pero sí se ven algunas estructuras blanco azuladas (*asteriscos*).

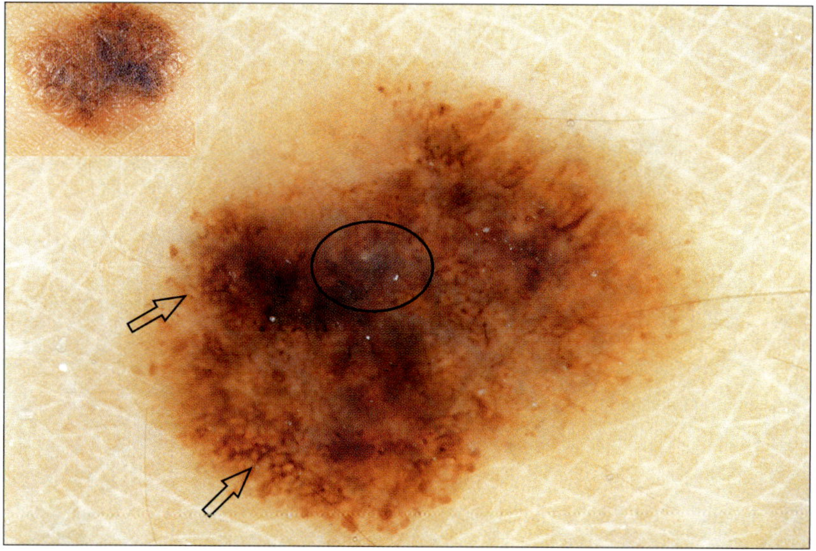

LISTA DE LOS 3 PUNTOS	
Asimetría	✓
Retículo atípico	✓
Estructuras blanco azuladas	✓
Puntuación total	3

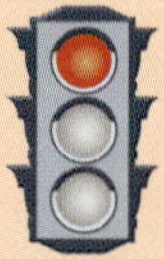

Figura 27 Melanoma. En esta lesión se ven claramente los tres criterios de la lista. Existe asimetría importante de color y estructura, con un retículo pigmentado atípico desarrollado (*flechas*) y estructuras blanco azuladas (*círculo*).

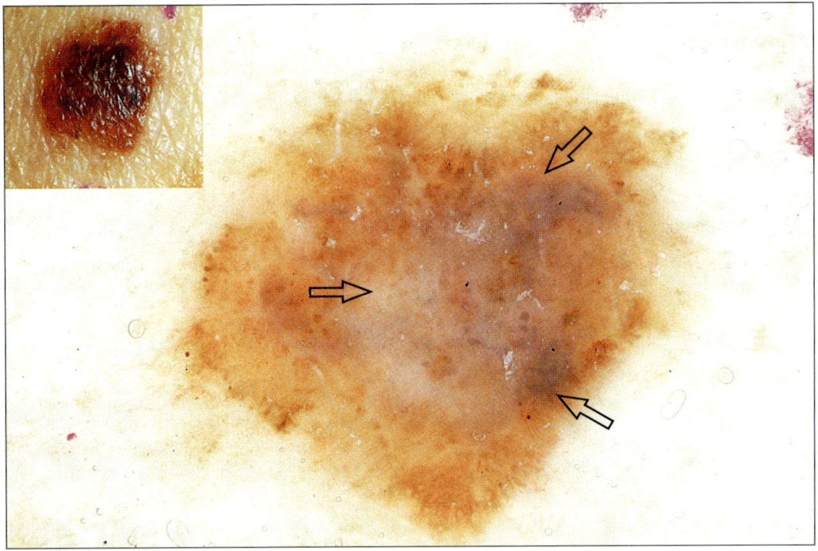

LISTA DE LOS 3 PUNTOS	
Asimetría	✓
Retículo atípico	
Estructuras blanco azuladas	✓
Puntuación total	2

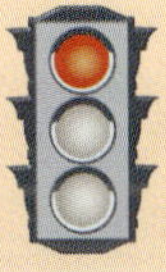

Figura 28 Melanoma. Las estructuras blanco azuladas (*flechas*), que ocupan la mayor parte de la lesión, crean una asimetría importante de color y estructura. No se observa retículo pigmentado atípico.

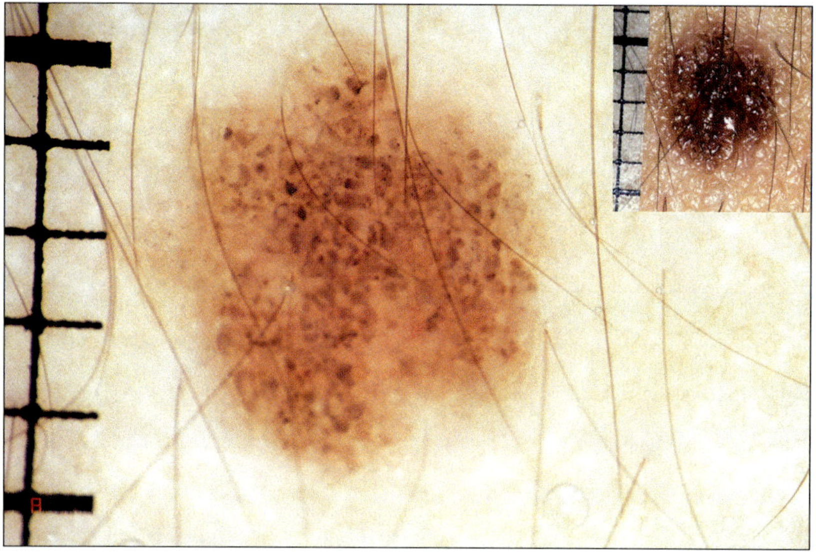

LISTA DE LOS 3 PUNTOS

Asimetría	✓
Retículo atípico	
Estructuras blanco azuladas	
Puntuación total	1

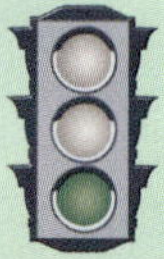

Figura 29 Nevus. En esta lesión sólo está presente uno de los criterios de la lista de los 3 puntos, por lo que se trata de una lesión benigna. La mitad inferior de la lesión no refleja la mitad superior, por lo que muestra una ligera asimetría. No se ven retículo pigmentado ni estructuras blanco azuladas.

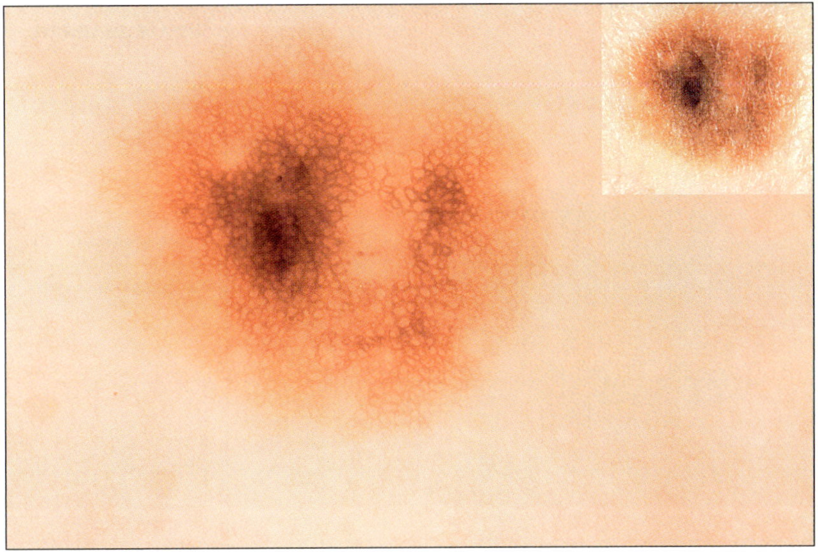

LISTA DE LOS 3 PUNTOS

Asimetría	✓
Retículo atípico	
Estructuras blanco azuladas	
Puntuación total	1

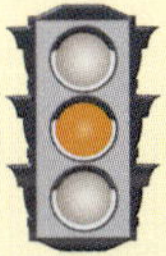

Figura 30 Nevus. La presencia de uno solo de los criterios de la lista de los 3 puntos no suele ser suficiente para establecer un diagnóstico de malignidad. Obsérvese la asimetría de color y estructura: el lado izquierdo de la lesión no es una imagen especular del lado derecho. No hay retículo pigmentado atípico ni estructuras blanco azuladas.

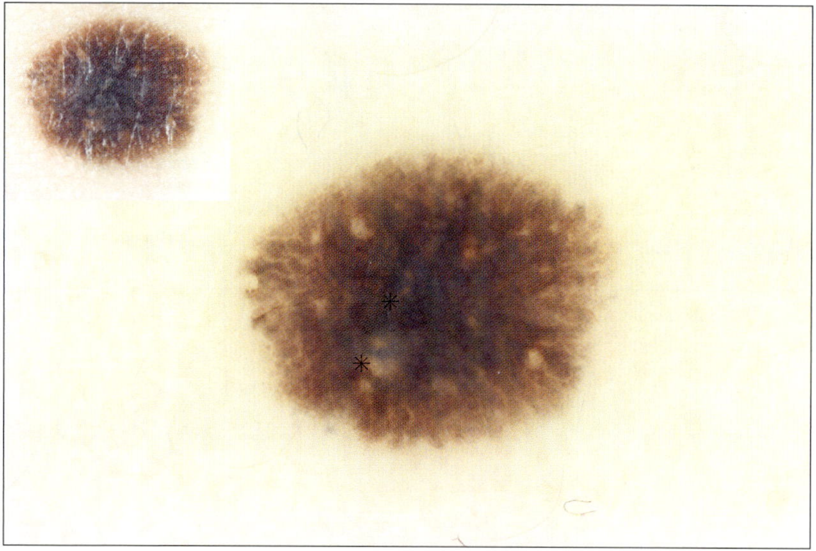

LISTA DE LOS 3 PUNTOS	
Asimetría	☐
Retículo atípico	☐
Estructuras blanco azuladas	✓
Puntuación total	1

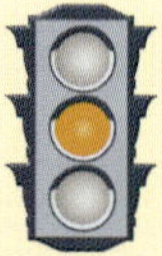

Figura 31 Nevus. Esta lesión es difícil de interpretar. Aunque sólo está presente uno de los criterios de la lista de los 3 puntos, el aspecto global puede hacer sospechar que se trate de un melanoma. La lesión es simétrica y no tiene retículo pigmentado. En el centro, las estructuras blanco azuladas son tan ligeras que probablemente sean difíciles de detectar (*asteriscos*).

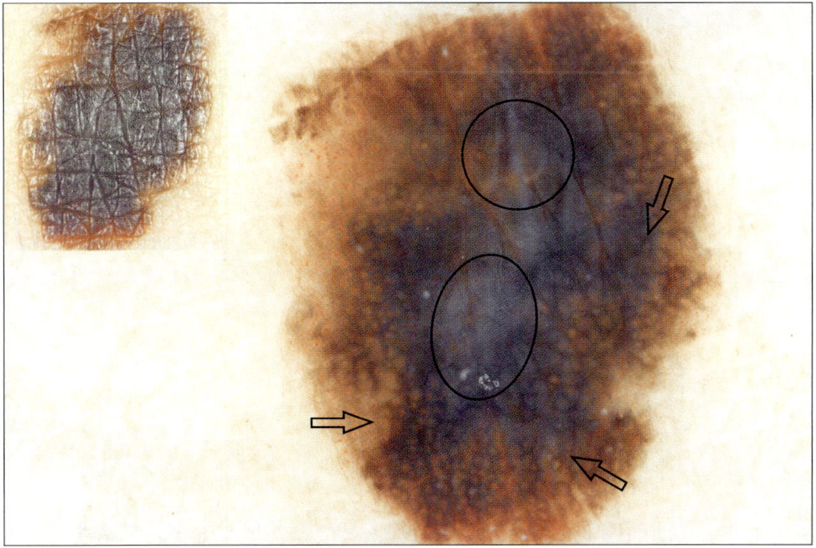

LISTA DE LOS 3 PUNTOS	
Asimetría	✓
Retículo atípico	✓
Estructuras blanco azuladas	✓
Puntuación total	3

Figura 32 Melanoma. En esta lesión están presentes todos los criterios de la lista de los 3 puntos, confirmando la impresión de que esta lesión es un melanoma. Aunque el contorno es simétrico, existe asimetría de color y de estructura en su interior. Se observa un retículo pigmentado engrosado claro (*flechas*), con pequeños focos de estructuras blanco azuladas (*círculos*) en el centro de la lesión. Este melanoma precoz puede no diagnosticarse si no se utiliza la dermatoscopia.

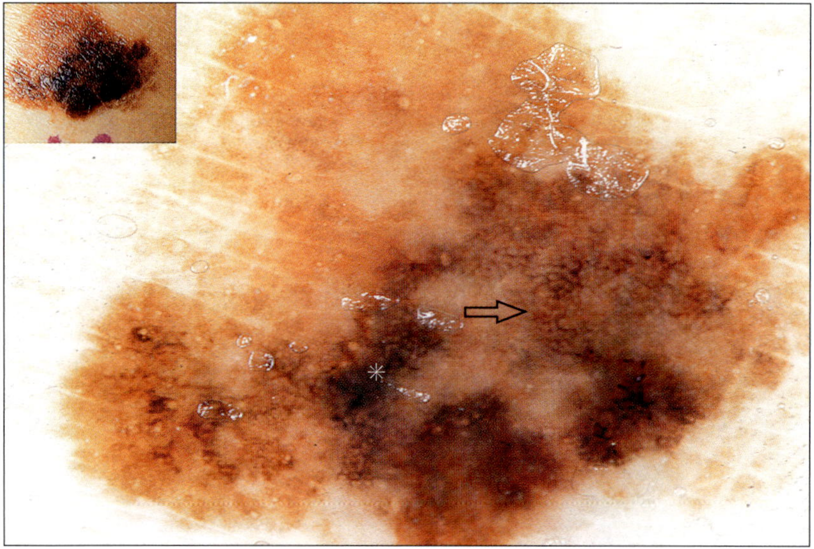

LISTA DE LOS 3 PUNTOS	
Asimetría	✓
Retículo atípico	✓
Estructuras blanco azuladas	✓
Puntuación total	**3**

Figura 33 Melanoma. Una vez más, se observan claramente las tres características de la lista de los 3 puntos e incluso un dermatoscopista inexperto debería sospechar inmediatamente que se trata de un melanoma. Existe asimetría clara de color y estructura, con zonas que presentan un retículo pigmentado atípico (*flecha*). Hay también zonas claras de estructuras blanco azuladas (*asterisco*).

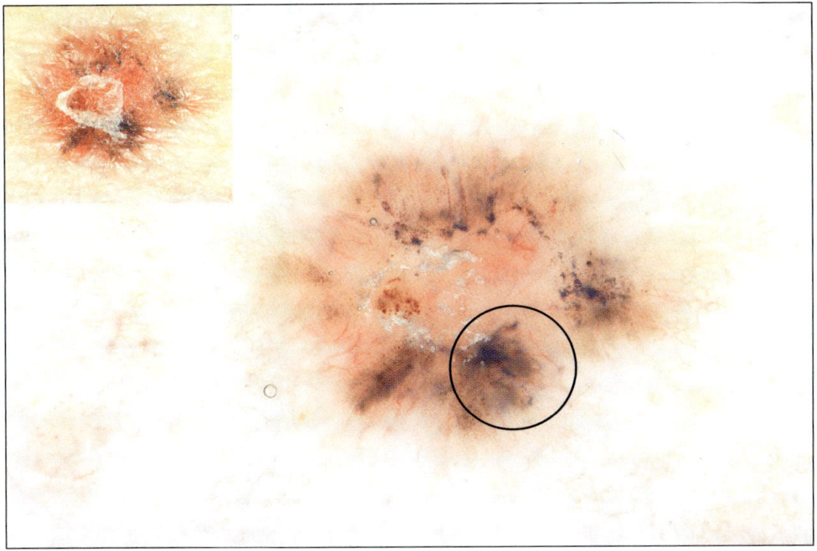

LISTA DE LOS 3 PUNTOS	
Asimetría	✓
Retículo atípico	
Estructuras blanco azuladas	✓
Puntuación total	2

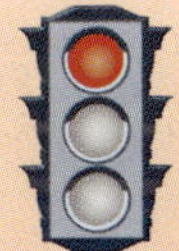

Figura 34 Carcinoma basocelular. La mitad inferior de esta lesión no es una imagen especular de la mitad superior, así como tampoco lo es el lado derecho del lado izquierdo; por tanto, esta es una lesión asimétrica. No se identifica un retículo pigmentado, pero existen numerosas estructuras blanco azuladas en toda la lesión (*círculo*). Recuérdese que cuando se identifican dos criterios, debe extirparse la lesión.

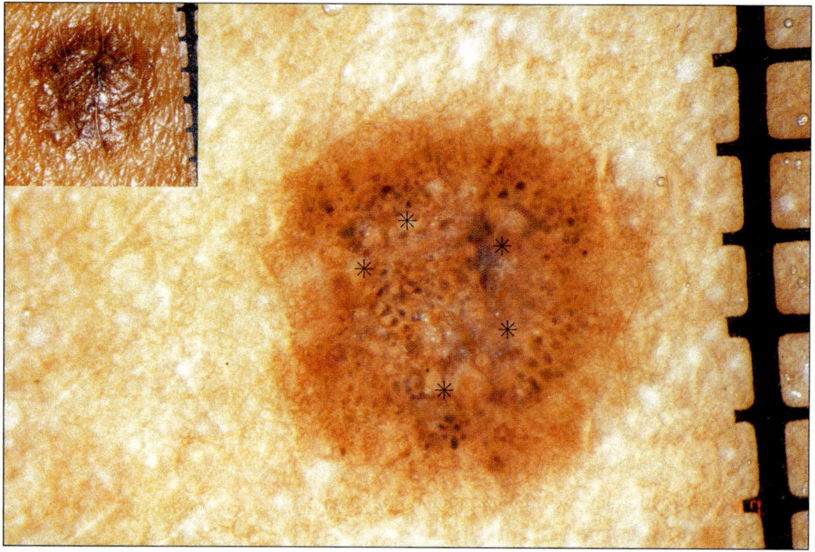

LISTA DE LOS 3 PUNTOS

Asimetría	✓
Retículo atípico	
Estructuras blanco azuladas	✓
Puntuación total	2

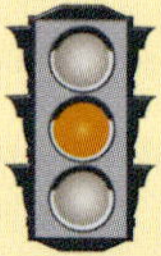

Figura 35 Nevus. A pesar de la importante asimetría de color y de estructura, esta lesión es benigna. No hay indicios de retículo pigmentado, aunque hay estructuras blanco azuladas (*asteriscos*). Ante una puntuación de 2, esta lesión debe extirparse o mostrarla a un dermatoscopista más experimentado.

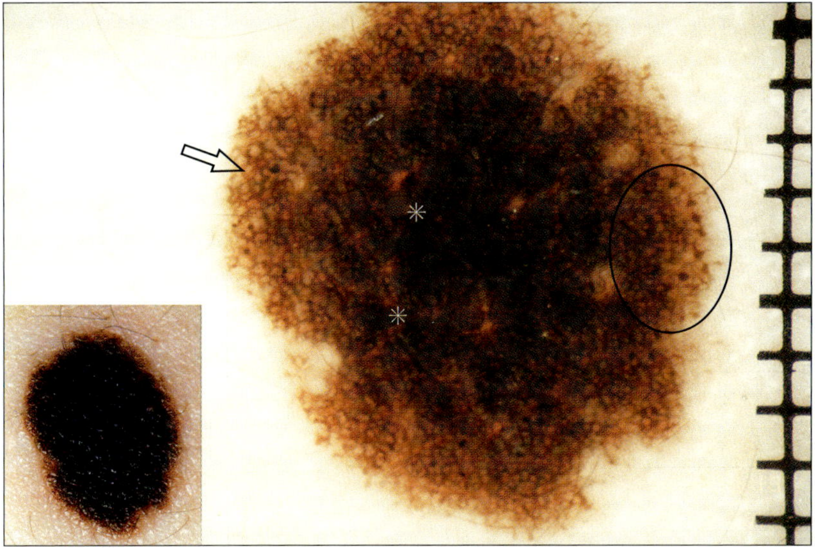

LISTA DE LOS 3 PUNTOS

Asimetría	✓
Retículo atípico	✓
Estructuras blanco azuladas	✓
Puntuación total	3

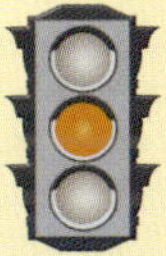

Figura 36 Nevus. Esta es una lesión difícil de diagnosticar, pues las tres características son muy poco intensas. Existe un retículo pigmentado atípico en el lado izquierdo (*flecha*) y glóbulos (*círculo*) en el lado derecho; se trata, por tanto, de una lesión asimétrica. Se pueden ver también estructuras blanco azuladas por toda la lesión (*asteriscos*).

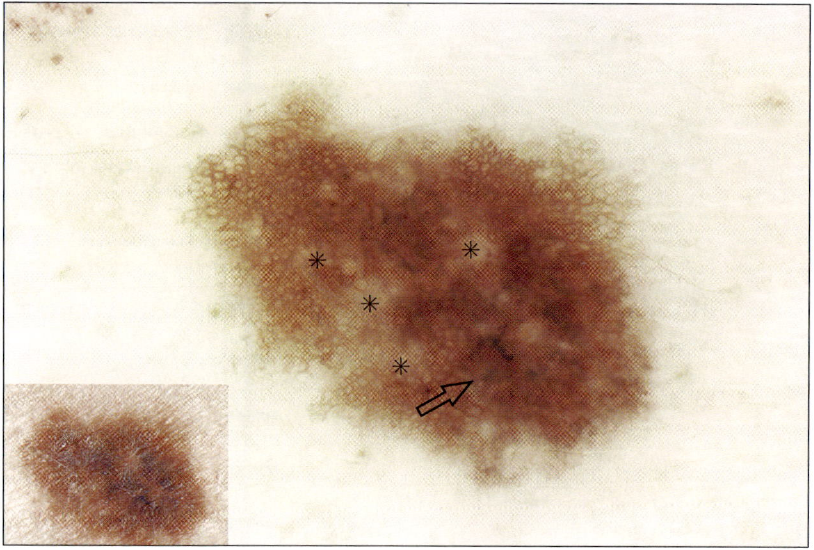

LISTA DE LOS 3 PUNTOS

Asimetría	✓
Retículo atípico	
Estructuras blanco azuladas	✓
Puntuación total	2

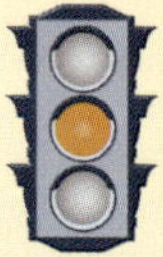

Figura 37 Nevus. Esta es una lesión muy asimétrica, pero con un retículo pigmentado típico. Se ven varios focos tenues de estructuras blanco azuladas (*flecha*). Ante la presencia de dos de los tres criterios de la lista de los 3 puntos, esta lesión se debe extirpar. No hay que confundir la hipopigmentación multifocal (*asteriscos*) con el color blanquecino que se puede ver en las estructuras blanco azuladas.

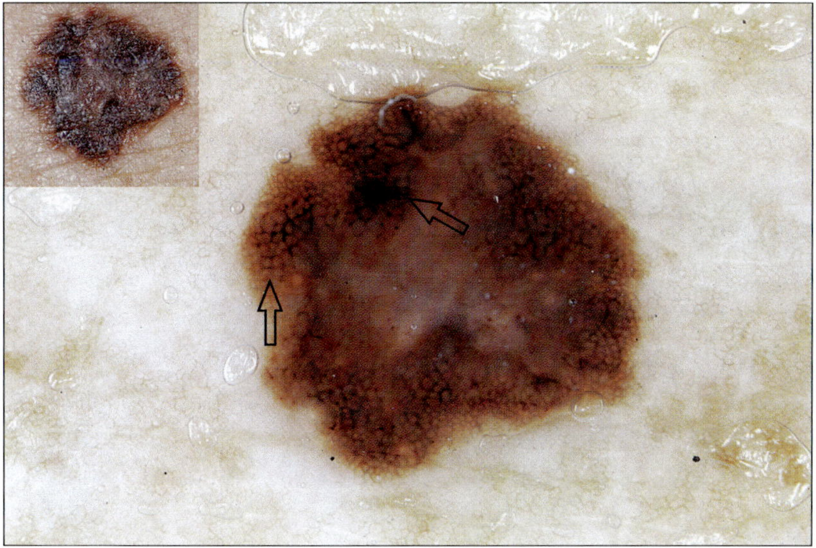

LISTA DE LOS 3 PUNTOS

Asimetría	✓
Retículo atípico	✓
Estructuras blanco azuladas	✓
Puntuación total	3

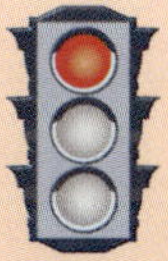

Figura 38 Melanoma. Los melanomas delgados suelen presentar los tres criterios de la lista de los 3 puntos, como se demuestra en este ejemplo. Existe asimetría de color y estructura, con algunos focos (*flechas*) de retículo pigmentado atípico. En el centro, se ve también un área de estructuras blanco azuladas. El diagnóstico diferencial dermatoscópico se debe realizar con nevus muy displásicos y con el melanoma *in situ* en regresión.

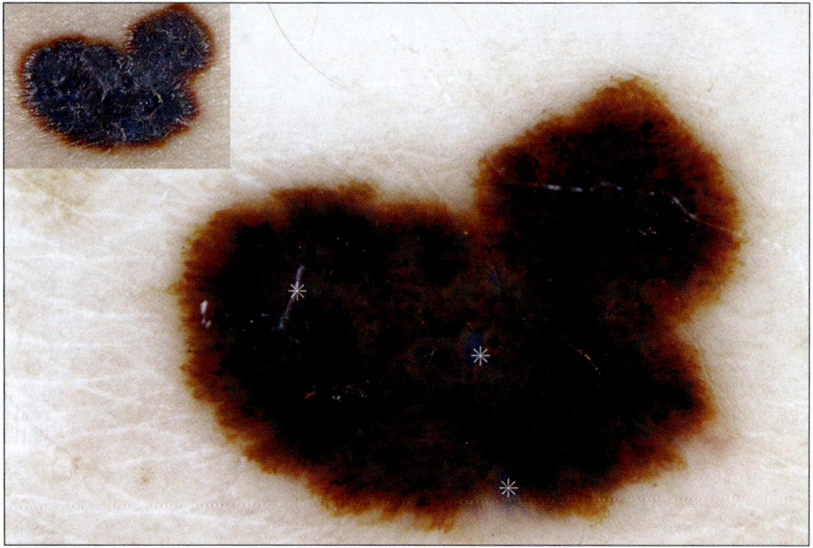

LISTA DE LOS 3 PUNTOS	
Asimetría	✓
Retículo atípico	
Estructuras blanco azuladas	✓
Puntuación total	2

Figura 39 Melanoma. Esta lesión oscura es preocupante. Obsérvese la importante asimetría y las múltiples estructuras blanco azuladas de tamaño y forma variable en toda la lesión (*asteriscos*). En presencia de dos de tres criterios claros, este melanoma no se puede pasar por alto si se utiliza la lista de los 3 puntos.

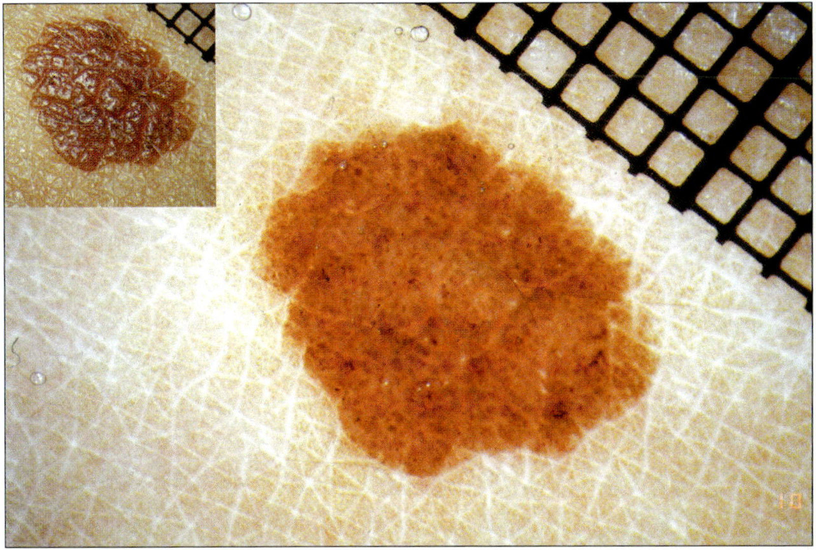

LISTA DE LOS 3 PUNTOS	
Asimetría	☐
Retículo atípico	☐
Estructuras blanco azuladas	☐
Puntuación total	0

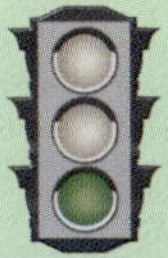

Figura 40 Nevus. Existe una evidente ausencia de criterios llamativos en esta lesión, en comparación con los melanomas que ya se han visto en este capítulo. No se observan retículo pigmentado atípico ni estructuras blanco azuladas.

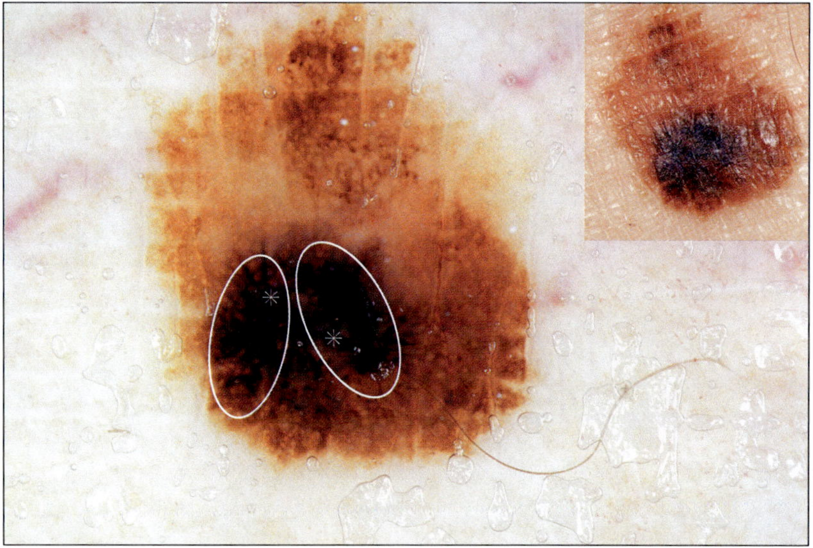

LISTA DE LOS 3 PUNTOS	
Asimetría	✓
Retículo atípico	✓
Estructuras blanco azuladas	✓
Puntuación total	3

Figura 41 Melanoma. Este es un ejemplo claro de un melanoma con una puntuación de 3 en la lista de los 3 puntos. Existe una importante asimetría de color y estructura. Dos zonas muestran variaciones de la morfología de un retículo pigmentado atípico (*círculos*), que parecen manchas (hiperpigmentación desestructurada). Además, se pueden ver pequeños focos de estructuras blanco azuladas, aunque con dificultad (*asteriscos*). Es preciso concentrarse siempre y dirigir toda la atención a la identificación de los criterios más importantes que pudieran estar presentes en una lesión.

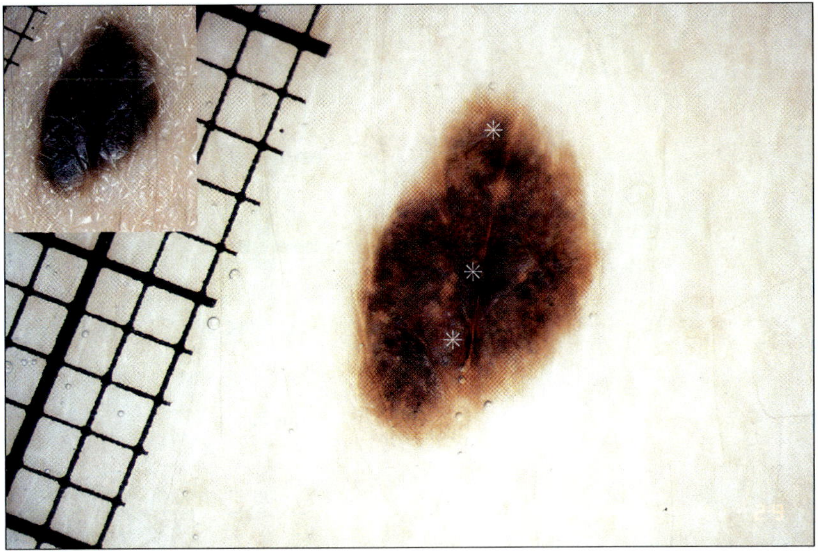

LISTA DE LOS 3 PUNTOS

Asimetría	☐
Retículo atípico	☐
Estructuras blanco azuladas	☑
Puntuación total	1

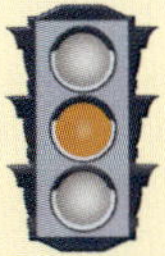

Figura 42 Nevus. Se observan numerosos focos de estructuras blanco azuladas en toda la lesión (*asteriscos*). No se observa retículo pigmentado atípico. A pesar de que la puntuación es sólo de 1, el color oscuro y las estructuras blanco azuladas son preocupantes. Aunque resultó ser un nevus de bajo riesgo, es mejor pasarse del lado de la seguridad y extirpar estas lesiones límite. A medida que se adquiere experiencia, se extirparán menos lesiones cutáneas de aspecto parecido a éste.

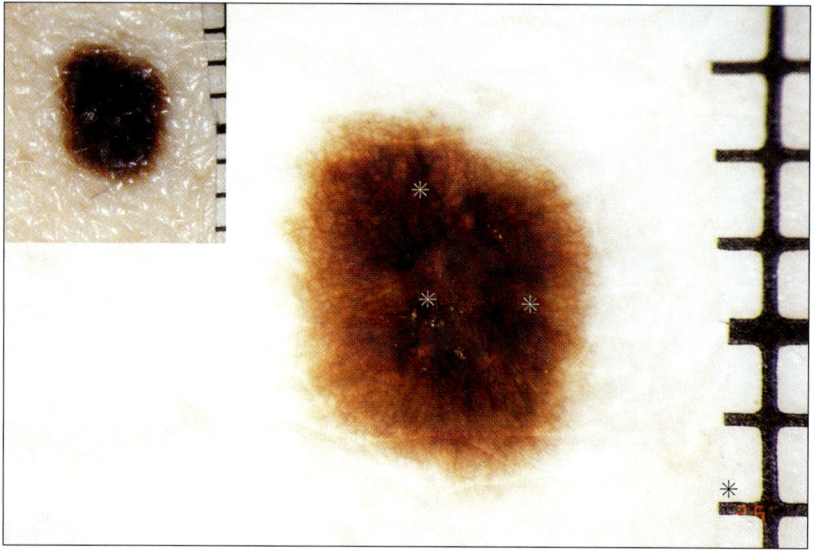

LISTA DE LOS 3 PUNTOS

Asimetría	☐
Retículo atípico	☐
Estructuras blanco azuladas	✓
Puntuación total	1

Figura 43 Nevus. Sólo se puede llegar a una puntuación de 2 en esta lesión, si se considera que es asimétrica. Esta imagen es similar a de la Figura 42. El retículo pigmentado es típico y, por tanto, no puntúa. Sin embargo, existen numerosos focos de estructuras blanco azuladas (*asteriscos*).

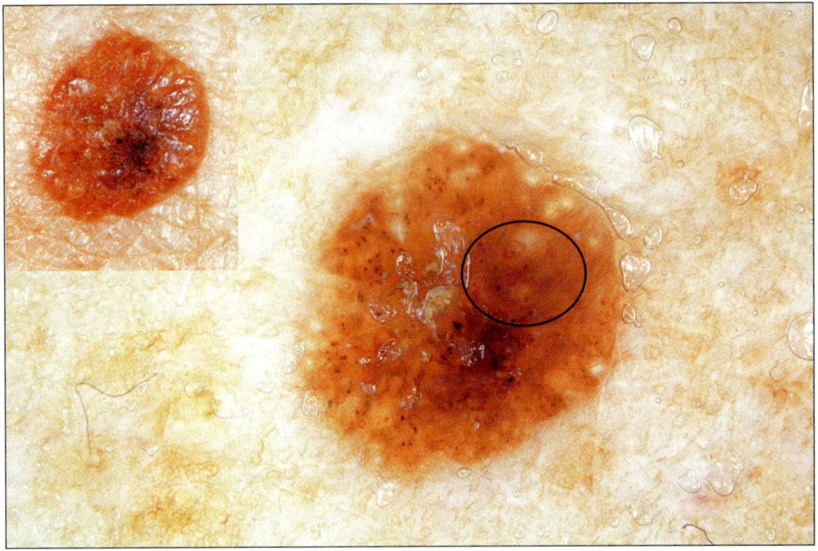

LISTA DE LOS 3 PUNTOS

Asimetría	✓
Retículo atípico	
Estructuras blanco azuladas	✓
Puntuación total	2

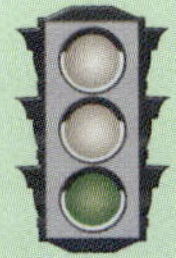

Figura 44 Queratosis seborreica. Siguiendo rigurosamente la lista de los 3 puntos, se dará a esta lesión una puntuación de 2. Existe asimetría de color y estructura, con una estructura blanco azulada (*círculo*). No hay retículo pigmentado. Con una puntuación de 2, el dermatoscopista inexperto debe extirpar esta lesión, aunque toda regla tiene su excepción. Con experiencia, los médicos pueden llegar a adquirir confianza en el diagnóstico de la queratosis seborreica.

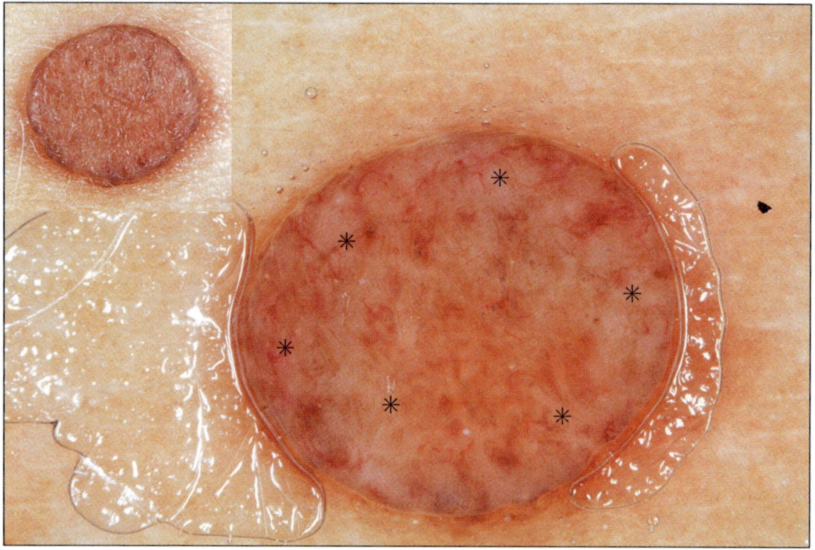

LISTA DE LOS 3 PUNTOS	
Asimetría	☐
Retículo atípico	☐
Estructuras blanco azuladas	✓
Puntuación total	**1**

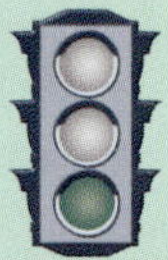

Figura 45 Nevus. Esta lesión tiene una puntuación de 1 en la lista de los 3 puntos. Es simétrica y no hay retículo pigmentado. Hay estructuras blanco azuladas (*asteriscos*), en este caso blanco óseo, claramente visibles. Este ejemplo puede servir para ilustrar el posible peligro de esta lista de los 3 puntos, porque los carcinomas de células basales nodulares pueden parecerse a los nevus dérmicos en la dermatoscopia, especialmente cuando no se exploran con cuidado las estructuras vasculares.

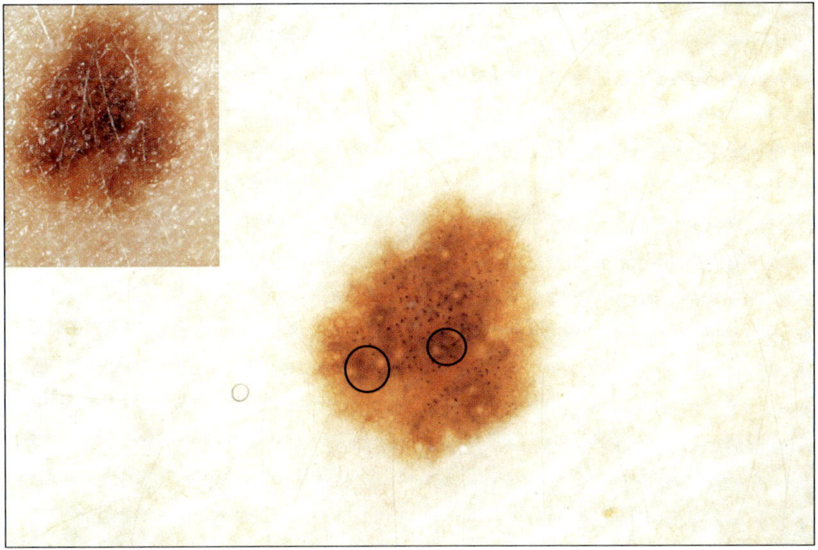

LISTA DE LOS 3 PUNTOS

Asimetría	✓
Retículo atípico	
Estructuras blanco azuladas	✓
Puntuación total	2

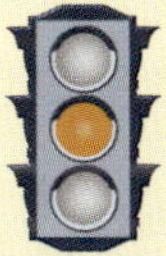

Figura 46 Nevus. Esta es otra lesión difícil de diagnosticar, porque la puntuación en la lista de los 3 puntos puede ser de 1 o de 2. Recuérdese siempre que si una lesión puede ser de alto riesgo, hay que extirparla o seguir muy de cerca al paciente. Existe una asimetría ligera, pero clara, de las estructuras dermatoscópicas, pero no hay retículo pigmentado. Se pueden ver indicios muy tenues de estructuras blanco azuladas (*círculos*).

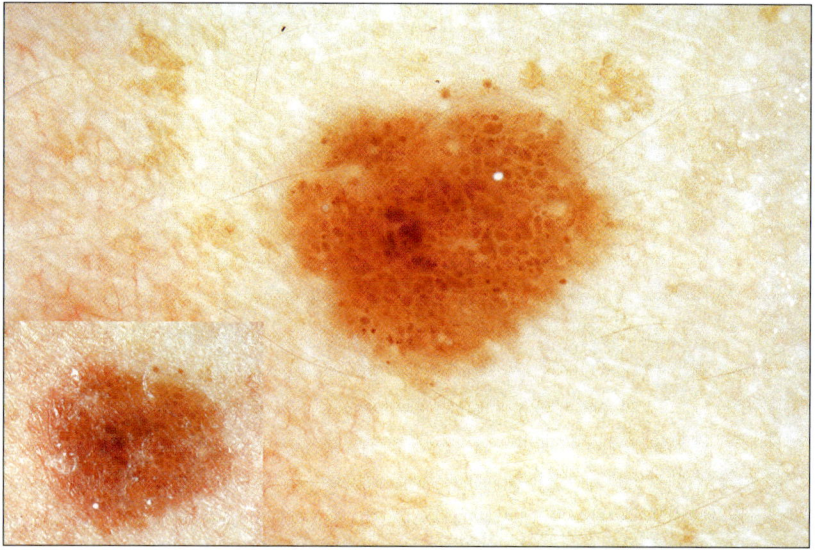

LISTA DE LOS 3 PUNTOS

Asimetría	✓
Retículo atípico	
Estructuras blanco azuladas	
Puntuación total	1

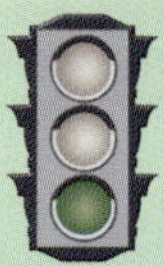

Figura 47 Nevus. La puntuación de esta lesión en la lista de los 3 puntos es sólo de 1, con ligera asimetría de color y estructura.

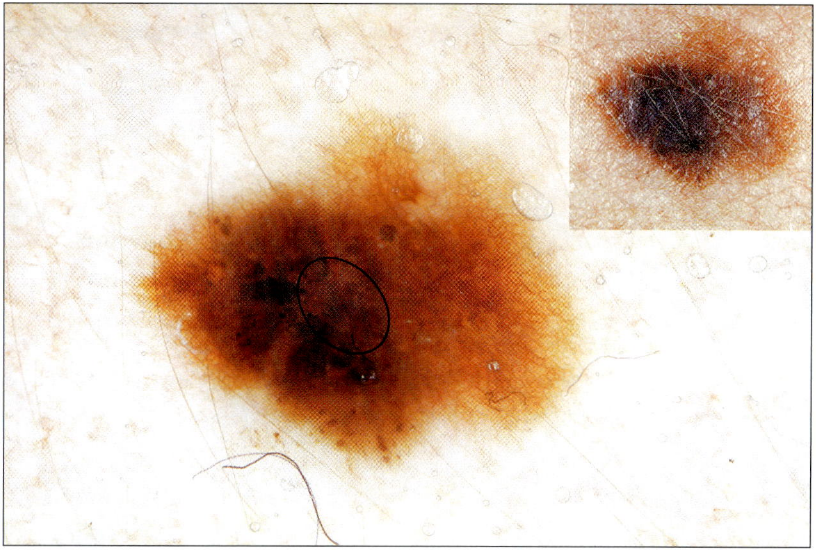

LISTA DE LOS 3 PUNTOS

Asimetría	✓
Retículo atípico	
Estructuras blanco azuladas	✓
Puntuación total	2

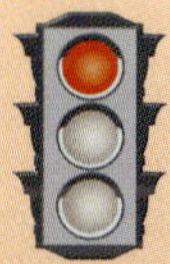

Figura 48 **Nevus.** Resulta fácil tomar una decisión respecto a esta lesión desde el punto de vista del tratamiento, debido a la presencia de dos de los tres criterios de la lista, que indican que debe extirparse. Existe una notable asimetría de color y estructura y se encuentran estructuras blanco azuladas (*círculo*) en la mitad izquierda de la lesión. Sin embargo, el retículo pigmentado no es atípico.

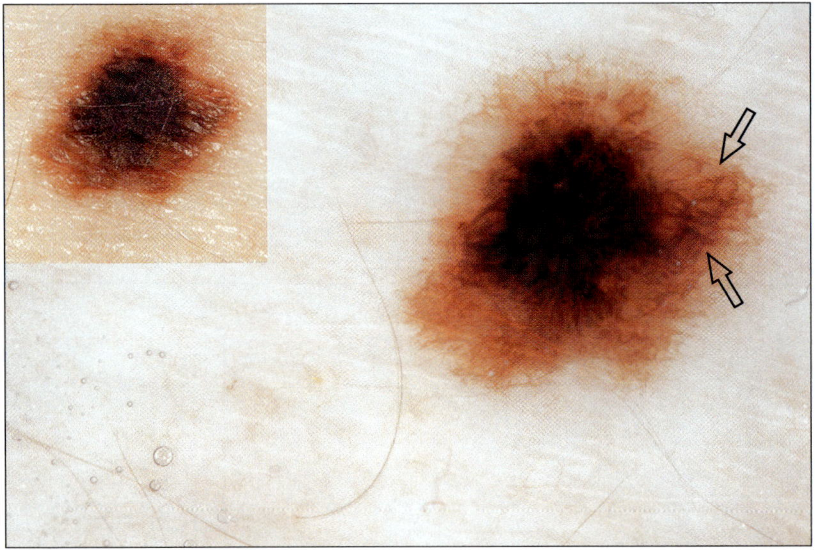

LISTA DE LOS 3 PUNTOS

Asimetría	✓
Retículo atípico	✓
Estructuras blanco azuladas	
Puntuación total	2

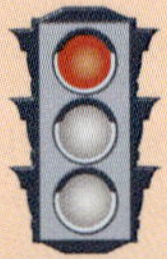

Figura 49 Nevus. Esta imagen dermatoscópica es preocupante y muestra dos de los tres criterios de la lista. Existe asimetría de color y de estructura, así como un retículo pigmentado con engrosamiento atípico ramificado (*flechas*). El médico inexperto debe extirpar una lesión con este aspecto dermatoscópico, aunque el informe anatomopatológico no debería ser de alto riesgo.

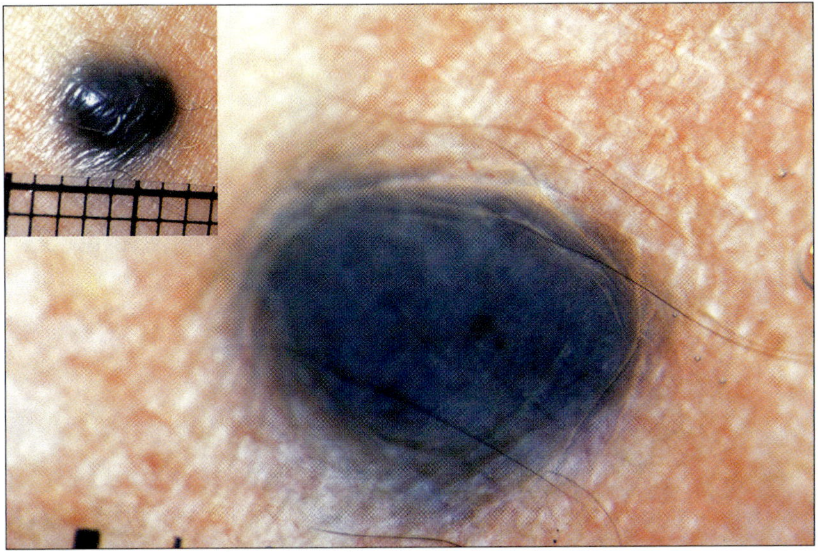

LISTA DE LOS 3 PUNTOS

Asimetría	☐
Retículo atípico	☐
Estructuras blanco azuladas	✓
Puntuación total	1

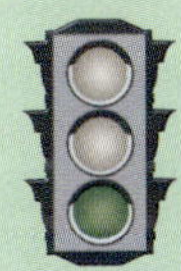

Figura 50 Nevus. Esta imagen presenta un nevus azul, al que evidentemente corresponde una puntuación de 1 según la lista de los 3 puntos. Esta lesión es simétrica, sin retículo pigmentado, aunque se ven estructuras blanco azuladas distribuidas homogéneamente por toda la lesión. El aspecto dermatoscópico de los nevus azules es característico, aunque siempre hay que ser precavido al hacer un diagnóstico, pues raras veces los melanomas nodulares y los melanomas metastásicos pueden parecer nevus azules.

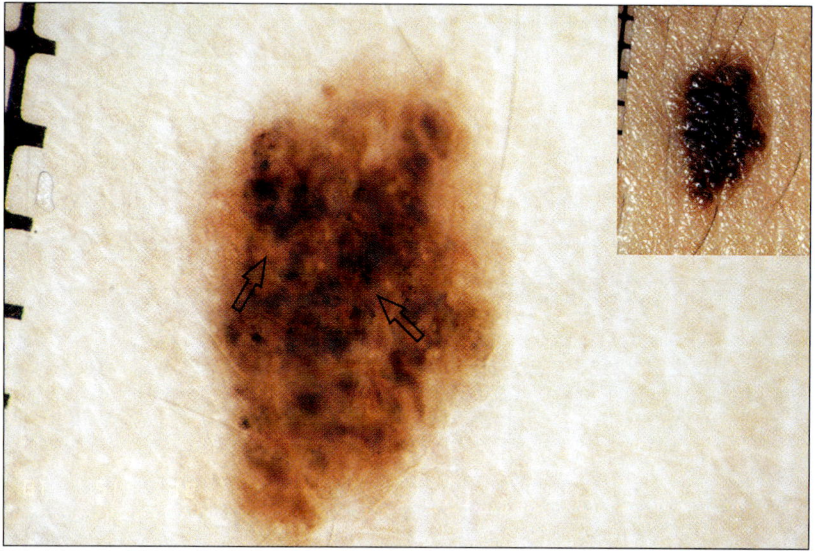

LISTA DE LOS 3 PUNTOS

Asimetría	✓
Retículo atípico	
Estructuras blanco azuladas	✓
Puntuación total	2

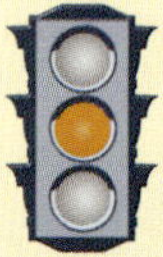

Figura 51 Nevus. Una vez más, el tratamiento de esta lesión después de evaluarla con la lista de los 3 puntos es sencillo. Con una puntuación de 2, podría tratarse de una lesión de alto riesgo. Existe una importante asimetría de color y estructura. Se observan focos de estructuras blanco azuladas (*flechas*), principalmente en la mitad superior de la lesión. No se ve retículo pigmentado. La contradicción entre la puntuación positiva de la lista de los 3 puntos y la patología banal puede explicarse por la pigmentación desigual de nidos de melanocitos en la unión de la dermis papilar.

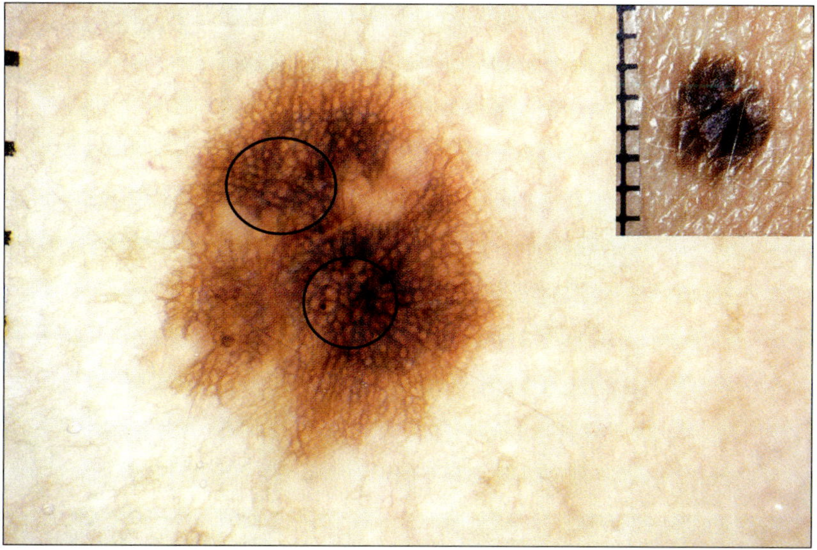

LISTA DE LOS 3 PUNTOS	
Asimetría	✓
Retículo atípico	✓
Estructuras blanco azuladas	
Puntuación total	2

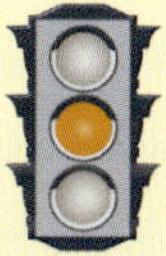

Figura 52 **Nevus.** La puntuación para esta lesión, según la lista de los 3 puntos, es de 2. Existe ligera asimetría de estructura, con focos de retículo pigmentado atípicos (*círculos*).

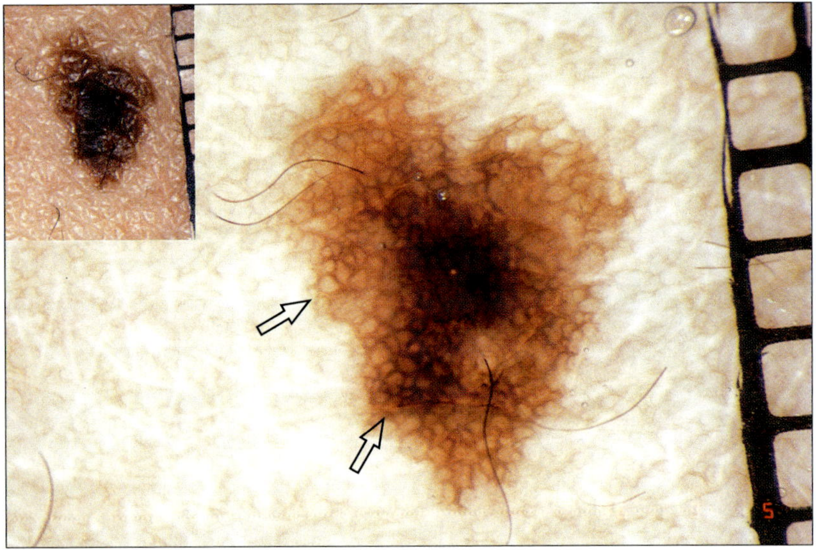

LISTA DE LOS 3 PUNTOS

Asimetría	✓
Retículo atípico	✓
Estructuras blanco azuladas	
Puntuación total	2

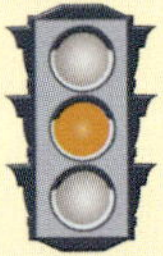

Figura 53 Nevus. Esta lesión tiene también una puntuación de 2 en la lista de los 3 puntos. Este ejemplo muestra las limitaciones de la lista de los 3 puntos. Existe asimetría porque la mitad inferior no es un reflejo especular de la superior. Obsérvese también que el retículo pigmentado es atípico (*flechas*). No se observan estructuras blanco azuladas.

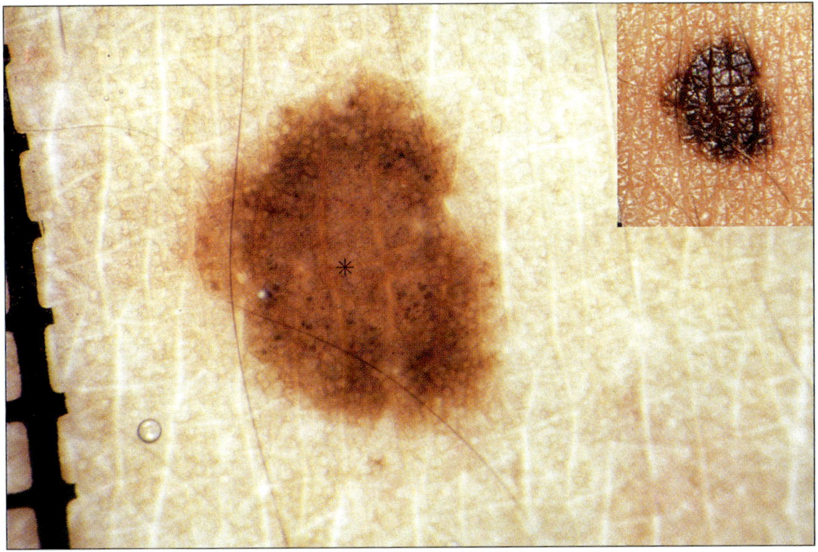

LISTA DE LOS 3 PUNTOS	
Asimetría	✓
Retículo atípico	
Estructuras blanco azuladas	
Puntuación total	1

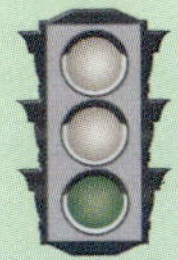

Figura 54 Nevus. Esta lesión es asimétrica porque la mitad izquierda no es una imagen especular de la parte derecha. Los segmentos del retículo pigmentado no son gruesos ni están ramificados; por tanto, no son atípicos. No hay que confundir la hipopigmentación central (*asterisco*) con estructuras blanco azuladas.

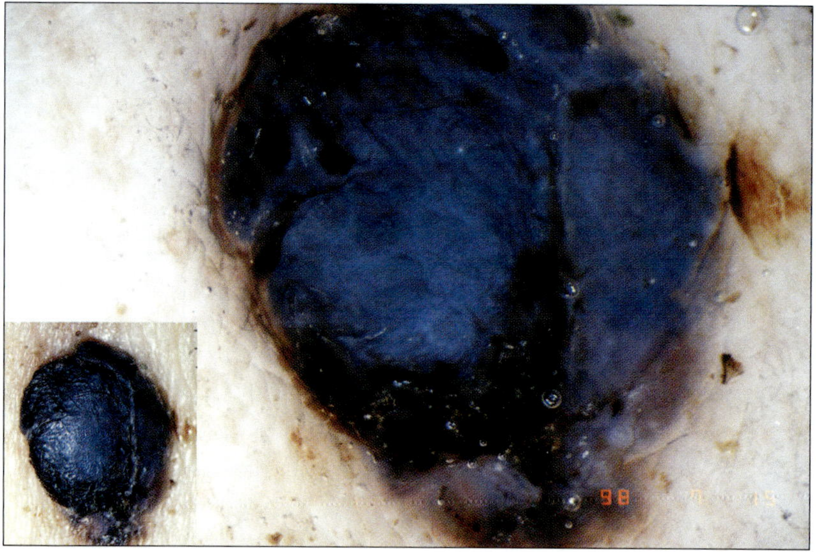

LISTA DE LOS 3 PUNTOS	
Asimetría	✓
Retículo atípico	
Estructuras blanco azuladas	✓
Puntuación total	2

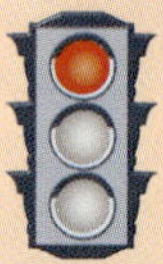

Figura 55 Melanoma. En esta lesión se observan dos características positivas muy evidentes: la asimetría y las estructuras blanco azuladas. Puesto que la lesión es nodular, debe extirparse. En toda la lesión son evidentes la asimetría clara de color y de estructura y las estructuras blanco azuladas llamativas. No se observa retículo pigmentado, ni siquiera en la periferia. En los melanomas nodulares gruesos es habitual la ausencia completa de retículo pigmentado. Esta lesión se diagnóstico por la clínica como queratosis seborreica, pero el paciente tuvo suerte de que el aspecto sospechoso en la dermatoscopia indicase la extirpación.

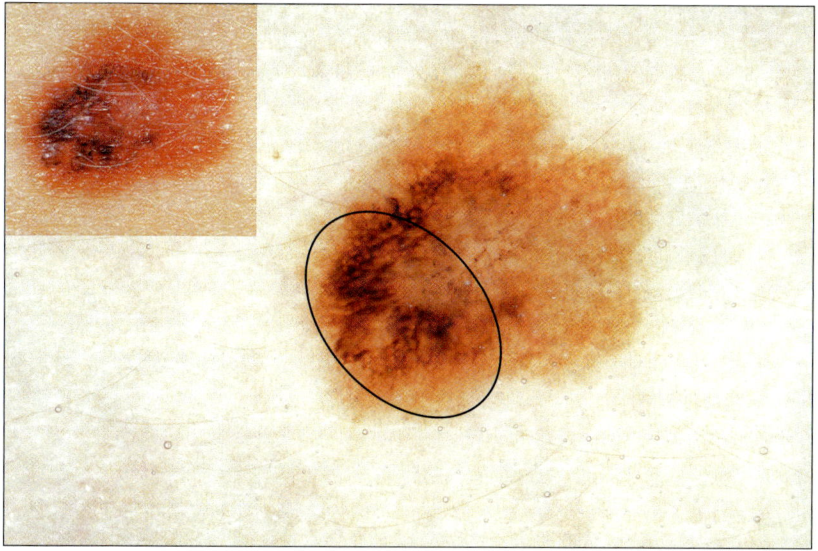

LISTA DE LOS 3 PUNTOS

Asimetría	✓
Retículo atípico	✓
Estructuras blanco azuladas	
Puntuación total	2

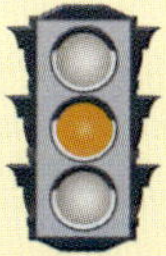

Figura 56 Nevus. El retículo pigmentado atípico (*círculo*) de esta lesión asimétrica es preocupante, por lo que debe extirparse. No se observan estructuras blanco azuladas. Aunque la histología fue benigna, este cuadro dermatoscópico se puede observar también en los melanomas *in situ*.

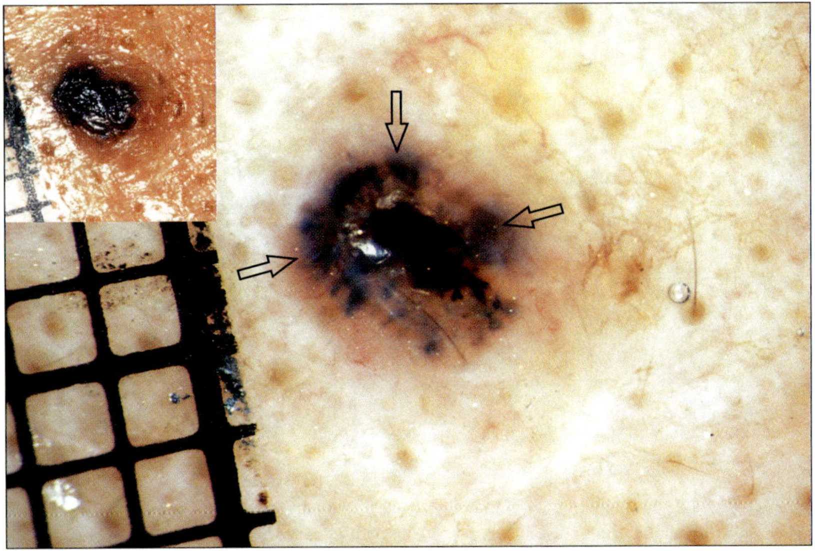

LISTA DE LOS 3 PUNTOS	
Asimetría	✓
Retículo atípico	
Estructuras blanco azuladas	✓
Puntuación total	2

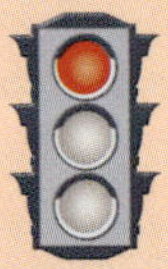

Figura 57 Carcinoma basocelular. La puntuación de esta lesión en la lista de los 3 puntos fue de 2; debido a su aspecto nodular, se recomienda su extirpación. Obsérvese la asimetría de color y estructura y la presencia de varias estructuras blanco azuladas (*flechas*). No es posible identificar retículo pigmentado.

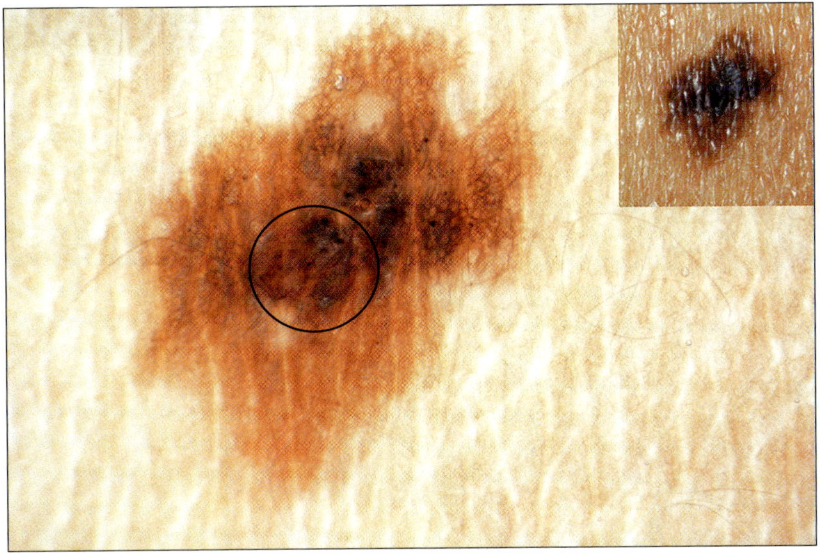

LISTA DE LOS 3 PUNTOS	
Asimetría	✓
Retículo atípico	
Estructuras blanco azuladas	✓
Puntuación total	2

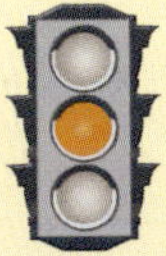

Figura 58 Nevus. Están presentes dos de los tres criterios de lista de los 3 puntos. Existe importante asimetría de color y estructura y algunas estructuras blanco azuladas (*círculo*).

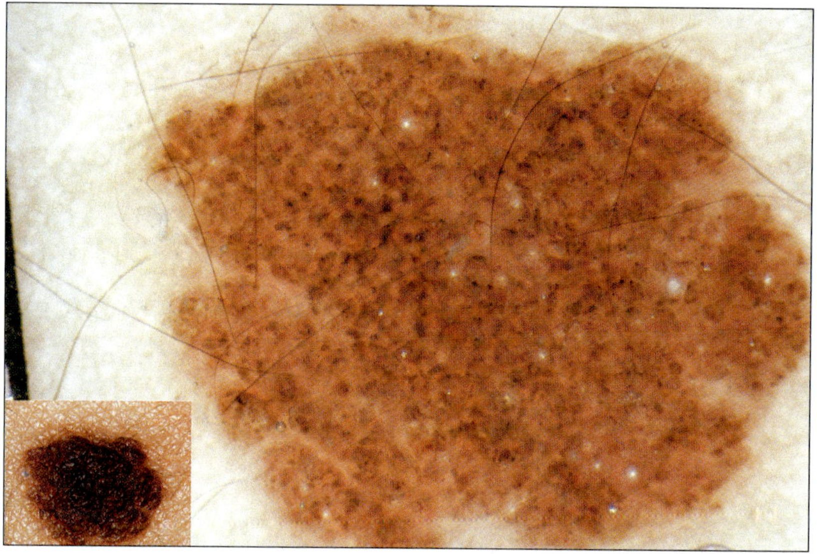

LISTA DE LOS 3 PUNTOS	
Asimetría	
Retículo atípico	
Estructuras blanco azuladas	
Puntuación total	0

Figura 59 **Nevus.** La puntuación de esta lesión en lista de los 3 puntos es de 0.

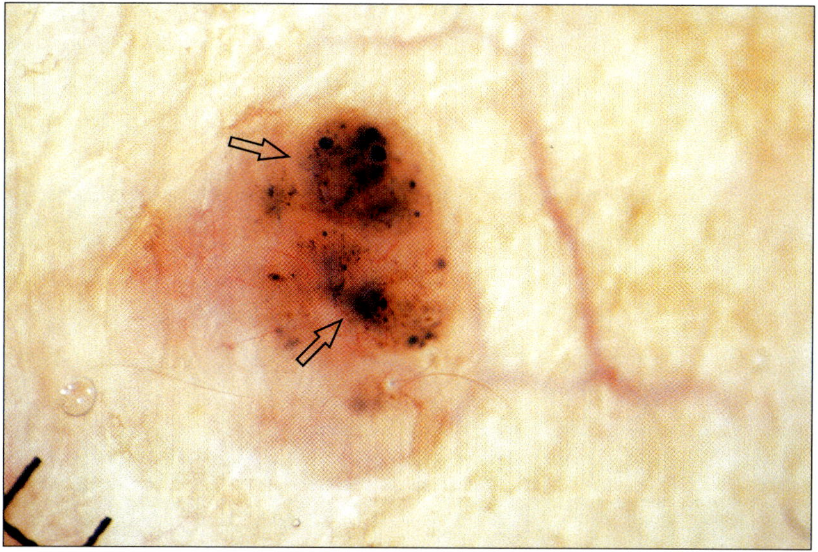

LISTA DE LOS 3 PUNTOS

Asimetría	✓
Retículo atípico	
Estructuras blanco azuladas	✓
Puntuación total	2

Figura 60 Carcinoma basocelular. La puntuación de esta lesión nodular es de 2, por lo que debe extirparse. Existe asimetría de color y de estructura. Obsérvense las escasas estructuras blanco azuladas (*flechas*) en ausencia de retículo pigmentado.

2 Análisis de patrones

Criterios dermatoscópicos para diagnósticos específicos

El análisis dermatoscópico de las lesiones pigmentadas se basa en cuatro algoritmos:

- análisis de características;
- la regla del ABCD;
- la lista de comprobación de 11 puntos de Menzies, y
- la lista de comprobación de 7 puntos.

El denominador común de todos estos algoritmos diagnósticos es la identificación y el análisis de los criterios dermatoscópicos observados en estas lesiones. La mayoría de los dermatólogos que participaron en la segunda reunión para el consenso estaban a favor del análisis de patrones. El principio básico es que las lesiones pigmentadas de la piel se caracterizan por patrones globales y combinaciones de criterios locales.

CINCO PATRONES DERMATOSCÓPICOS GLOBALES PARA LOS NEVUS MELANOCÍTICOS

PATRÓN RETICULADO

El reticulado es el patrón global más habitual en las lesiones melanocíticas. Se caracteriza por una red de pigmento que cubre la mayor parte de una lesión. La red de pigmento tiene aspecto de retículo de segmentos lineales (en forma de panal) en diferentes tonos de negro, marrón o gris. Las modificaciones de la red de pigmento varían con los cambios en el comportamiento biológico de las lesiones cutáneas melanocíticas y, por tanto, estas variaciones merecen una atención especial.

PATRÓN GLOBULAR

En el interior de estas lesiones melanocíticas se encuentran estructuras de color marrón, de varios tamaños y de forma redondeada u oval. Este patrón se puede encontrar en los nevus de Clark (displásicos) y melanocíticos congénitos y adquiridos.

PATRÓN HOMOGÉNEO

Este patrón se caracteriza por una coloración difusa, uniforme y sin estructura, que ocupa la mayor parte de la lesión. El color varía entre negro, marrón, gris, azul, blanco o rojo. La característica morfológica de los nevus azules es una coloración azulada predominante.

PATRÓN EN ESTALLIDO DE ESTRELLAS

El patrón en estallido de estrellas se caracteriza por la presencia de líneas, puntos y glóbulos pigmentados que adoptan una disposición radial en la periferia de una lesión melanocítica. Este patrón es la morfología estereotípica de los nevus de Spitz.

PATRÓN INESPECÍFICO

En algunos casos, no es posible clasificar a una lesión melanocítica en ninguno de los patrones globales presentados anteriormente, por lo que se incluye en el grupo de «patrón inespecífico». Este patrón puede encontrarse en el melanoma.

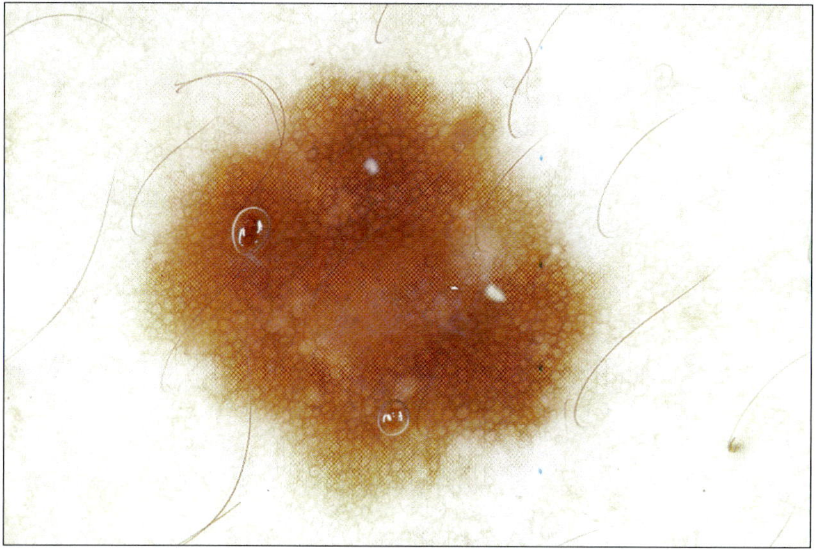

CINCO PATRONES GLOBALES DE LOS NEVUS MELANOCÍTICOS

- Patrón reticulado ✓
- Patrón globular ☐
- Patrón homogéneo ☐
- Patrón en estallido de estrellas ☐
- Patrón inespecífico ☐

Figura 61 Nevus. El tipo reticulado es probablemente la característica dermatoscópica más habitual de un nevus melanocítico plano adquirido. Se caracteriza por una red de pigmento típica que se desvanece en la periferia. Se observan también algunas pequeñas islas de hipopigmentación, un hallazgo frecuente en los nevus benignos. Habitualmente es posible hacer la diferenciación histopatológica entre un nevus de la unión y un nevus compuesto, pero esta diferenciación no siempre es posible hacerla con la dermatoscopia. Además, esta cuestión carece de relevancia clínica.

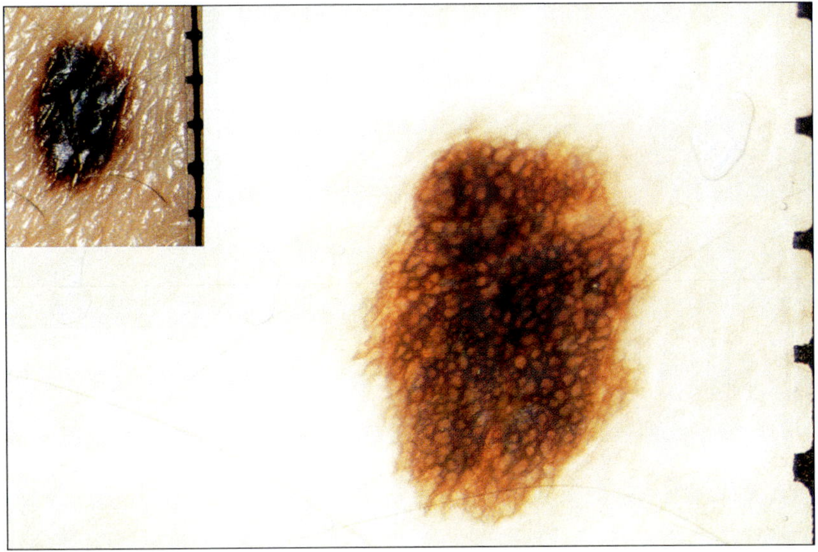

CINCO PATRONES GLOBALES DE LOS NEVUS MELANOCÍTICOS

- Patrón reticulado ☑
- Patrón globular ☐
- Patrón homogéneo ☐
- Patrón en estallido de estrellas ☐
- Patrón inespecífico ☐

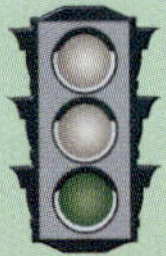

Figura 62 Nevus. Se presenta otro ejemplo de morfología observada en el tipo reticulado de nevus banal. La calidad del retículo pigmentado típico muestra líneas más oscuras y más gruesas. La naturaleza benigna de la lesión se manifiesta por el desvanecimiento del retículo pigmentado hacia la periferia.

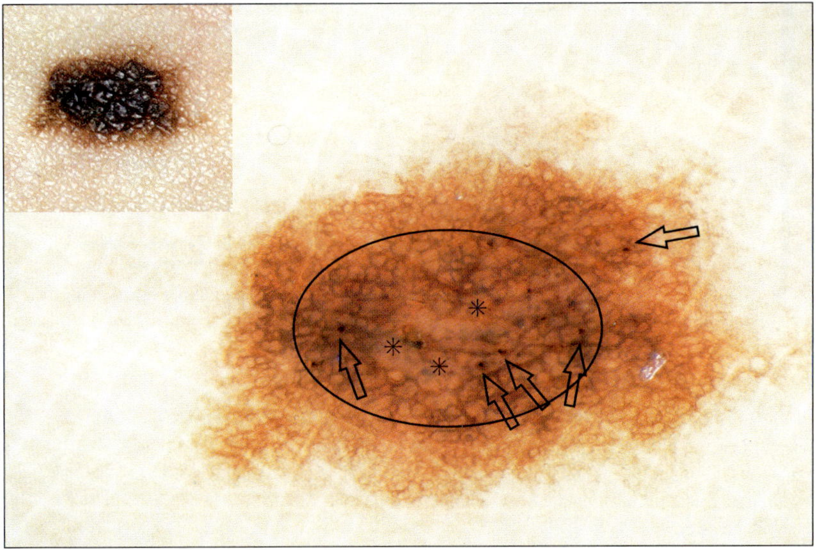

CINCO PATRONES GLOBALES DE LOS NEVUS MELANOCÍTICOS

- Patrón reticulado ☑
- Patrón globular ☐
- Patrón homogéneo ☐
- Patrón en estallido de estrellas ☐
- Patrón inespecífico ☐

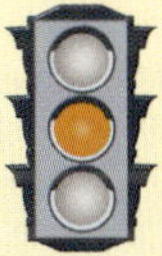

Figura 63 Nevus. Esta es una lesión de tipo reticulado, con algunos puntos. En el centro de la lesión, las líneas del retículo pigmentado son ligeramente más gruesas y están más pigmentadas (*círculo*). Además, se observan algunos puntos de color marrón oscuro (*flechas*) e indicios de una estructura blanco azulada (*asteriscos*). Una vez más, obsérvese el desvanecimiento del retículo pigmentado por toda la periferia de la lesión, lo que constituye una clave importante de que se trata de una lesión melanocítica benigna. Se conoce también como nevus de Clark, displásico o atípico; no se trata de un melanoma.

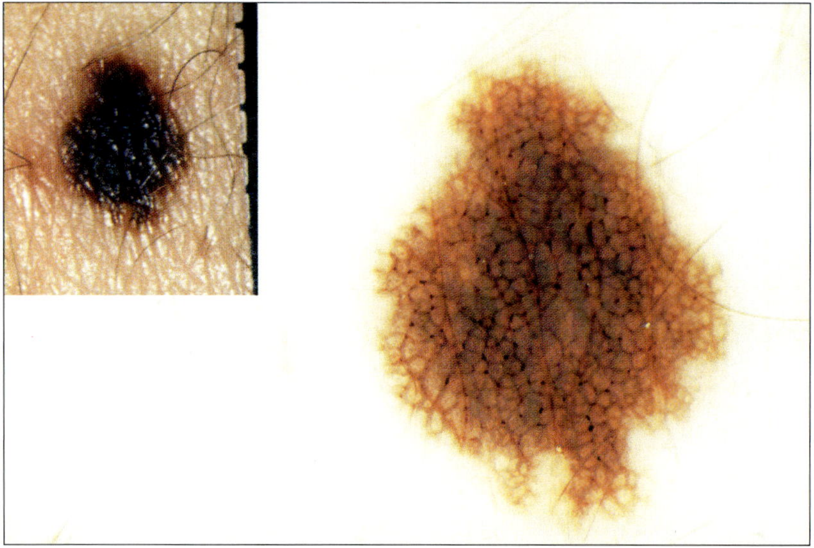

CINCO PATRONES GLOBALES DE LOS NEVUS MELANOCÍTICOS

- [x] Patrón reticulado
- [ ] Patrón globular
- [ ] Patrón homogéneo
- [ ] Patrón en estallido de estrellas
- [ ] Patrón inespecífico

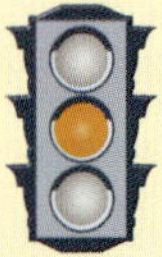

Figura 64 Nevus. Esta lesión se caracteriza por un retículo pigmentado típico y numerosos puntos, situados en los puntos de cruce de las líneas del retículo. En el fondo, pueden verse estructuras blanco azuladas difusas, que cubren la mayor parte de la lesión. En la histopatología, estas estructuras blanco azuladas difusas representan un infiltrado denso de melanófagos en la dermis papilar. La dermatoscopia no permite distinguir entre nevus de la unión y compuestos.

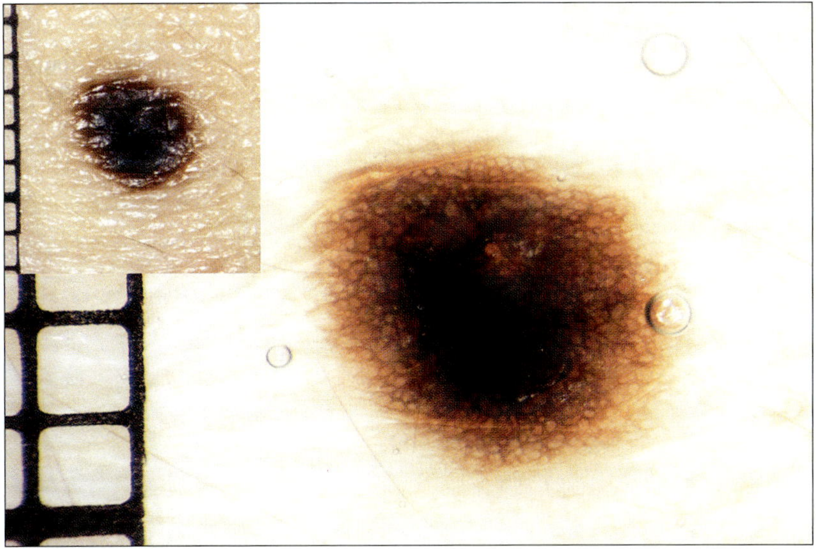

CINCO PATRONES GLOBALES DE LOS NEVUS MELANOCÍTICOS

Patrón reticulado	✓
Patrón globular	☐
Patrón homogéneo	✓
Patrón en estallido de estrellas	☐
Patrón inespecífico	☐

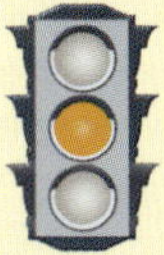

Figura 65 Nevus. Un patrón reticulado-homogéneo, como el observado aquí, puede verse en los nevus banales. En el centro, se observa pigmentación negra homogénea (laminilla negra) y en la periferia una distribución anular de un retículo pigmentado típico. Una vez más, el retículo pigmentado se desvanece en la periferia, lo que indica la naturaleza benigna. Si se tratara de una lesión solitaria, el diagnóstico diferencial se realizaría con el melanoma *in situ*. La mayor parte de las personas con este aspecto dermatoscópico tienen múltiples nevus de aspecto similar, lo que indica patología de bajo riesgo. La abrasión con esparadrapo elimina la laminilla negra y permite ver si existen estructuras típicas o atípicas subyacentes.

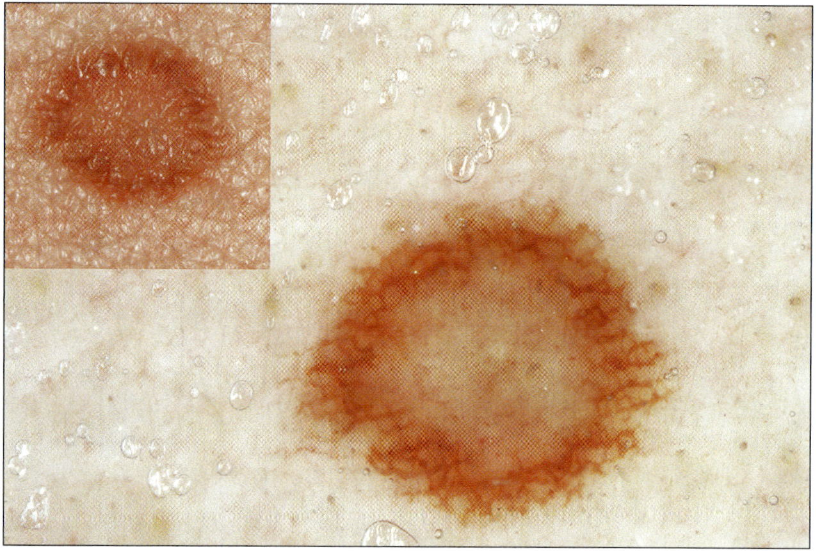

CINCO PATRONES GLOBALES DE LOS NEVUS MELANOCÍTICOS

- Patrón reticulado ☑
- Patrón globular ☐
- Patrón homogéneo ☑
- Patrón en estallido de estrellas ☐
- Patrón inespecífico ☐

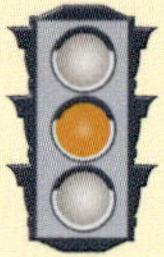

Figura 66 Nevus. El infrecuente tipo de patrón reticulado-homogéneo presentado aquí se observa con mayor frecuencia en pacientes pediátricos. En el centro de la lesión existe una hipopigmentación homogénea (que no debe confundirse con el color blanco óseo o lechoso de la regresión), que está rodeada por un anillo pequeño de retículo pigmentado. Las líneas del retículo son gruesas y la malla es ligeramente irregular. Sin embargo, la arquitectura global de la red es simétrica y regular.

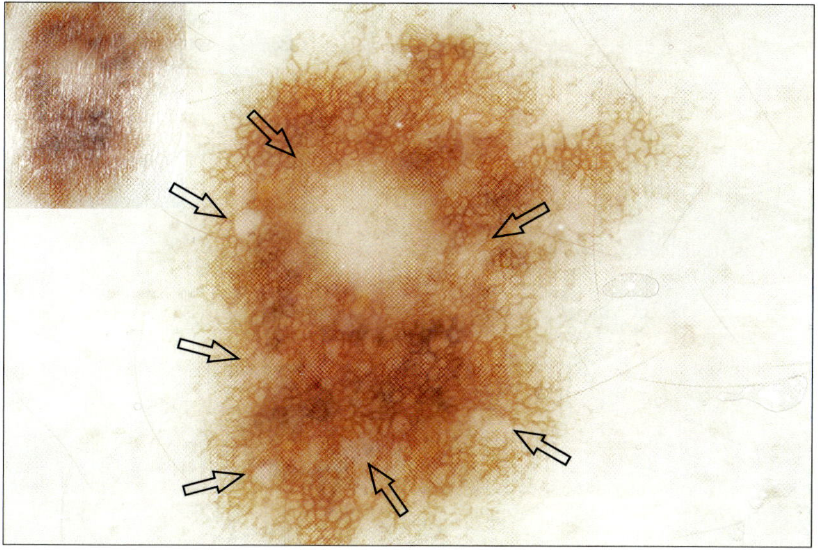

CINCO PATRONES GLOBALES DE LOS NEVUS MELANOCÍTICOS

Patrón reticulado	✓
Patrón globular	☐
Patrón homogéneo	✓
Patrón en estallido de estrellas	☐
Patrón inespecífico	☐

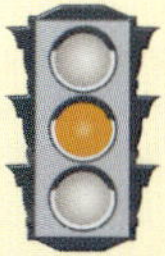

Figura 67 Nevus. En esta imagen se observa un patrón reticulado estereotípico. El retículo pigmentado es típico, pero su distribución es desigual y se desvanece en la periferia. Además, hay áreas de hipopigmentación en toda la lesión (*flechas*). Este nevus no presenta ninguno de los criterios utilizados para diagnosticar el melanoma (criterios específicos del melanoma). Debido a la distribución desigual del retículo pigmentado y a las variaciones en los tonos de la coloración marrón, el dermatoscopista inexperto consideraría la escisión o el seguimiento estrecho clínico y dermatoscópico.

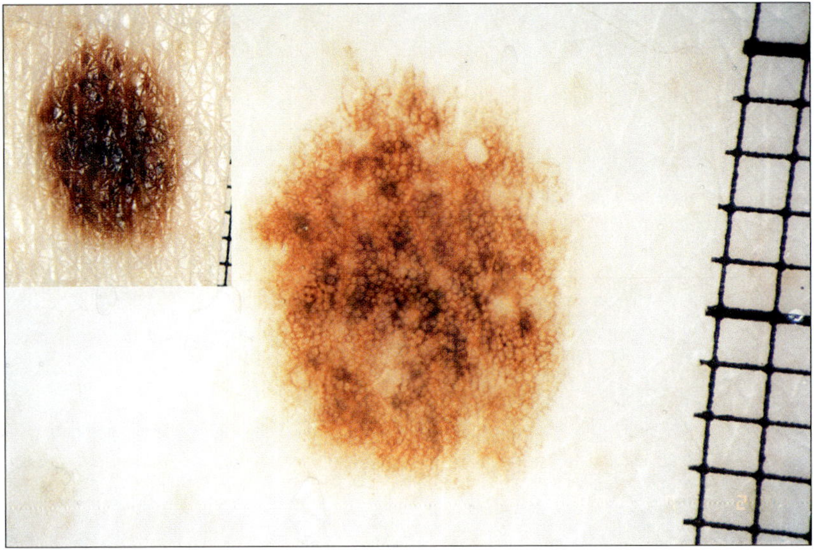

CINCO PATRONES GLOBALES DE LOS NEVUS MELANOCÍTICOS

- Patrón reticulado ☑
- Patrón globular ☐
- Patrón homogéneo ☐
- Patrón en estallido de estrellas ☐
- Patrón inespecífico ☐

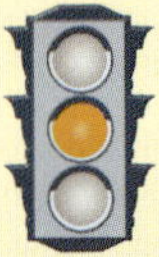

Figura 68 Nevus. El patrón reticulado en parches mostrado en esta imagen se asocia a una distribución desigual de un retículo pigmentado típico. La intensidad de la pigmentación de las líneas es alterna, dando a este retículo pigmentado un aspecto en parches, similar al de la Figura 67. El principio general a recordar es que cualquier desigualdad de criterios de aspecto relativamente normal es una causa menor de preocupación.

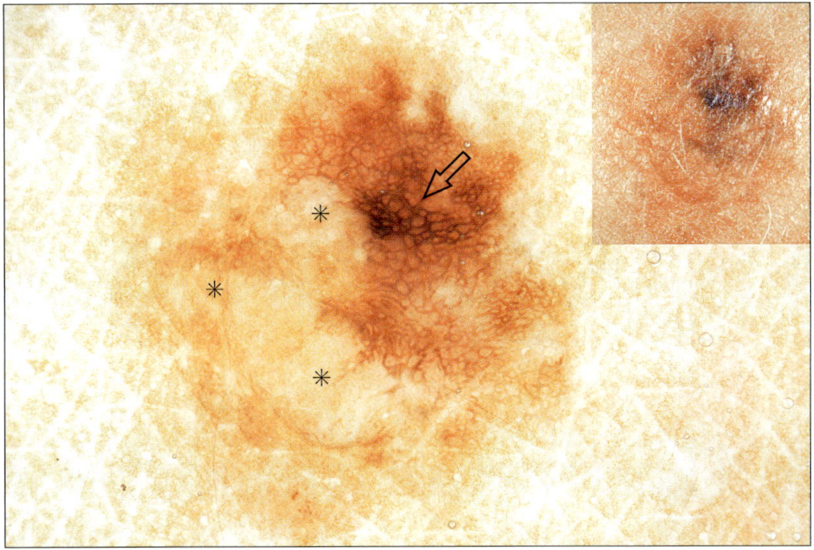

CINCO PATRONES GLOBALES DE LOS NEVUS MELANOCÍTICOS

Patrón reticulado	✓
Patrón globular	☐
Patrón homogéneo	✓
Patrón en estallido de estrellas	☐
Patrón inespecífico	☐

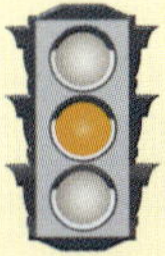

Figura 69 Nevus. Este nevus muestra una variación de la morfología del patrón reticulado. Obsérvese la zona de retículo pigmentado atípico en la parte superior de esta lesión, caracterizada por pigmentación más oscura y engrosamiento de los segmentos lineales (*flecha*). La gran área de hipopigmentación (*asteriscos*) no es una zona de regresión, como la que se vería en un melanoma. La coloración no es blanca ósea o lechosa. En caso de duda, se debe extirpar.

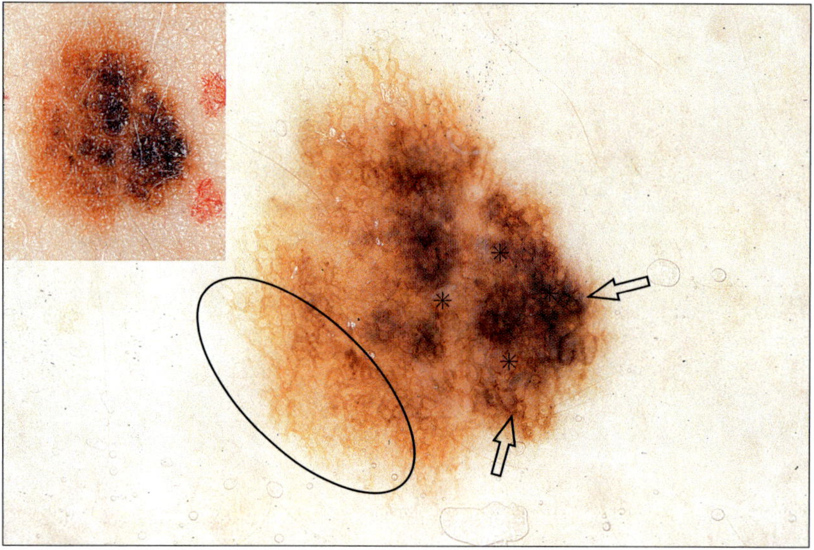

CINCO PATRONES GLOBALES DE LOS NEVUS MELANOCÍTICOS

- Patrón reticulado ✓
- Patrón globular
- Patrón homogéneo
- Patrón en estallido de estrellas
- Patrón inespecífico

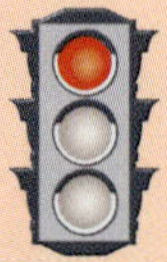

Figura 70 Nevus. Este cuadro dermatoscópico es muy preocupante. El patrón reticulado con hiperpigmentación excéntrica simula en la dermatoscopia un melanoma *in situ* que crece sobre un nevus previo. La mitad derecha de esta lesión se caracteriza por un retículo pigmentado atípico (*flechas*) entremezclado con estructuras blanco azuladas (*asteriscos*). En el lado izquierdo, hay un retículo pigmentado suave (*círculo*) característico de un nevus benigno. No hay que dudar en extirpar una lesión con un aspecto como éste tan pronto como sea posible. El diagnóstico histopatológico final en el 10% de las lesiones de aspecto similar es el de melanoma *in situ* en un nevus previo. En este caso, el diagnóstico fue de nevus de Clark (displásico), de tipo compuesto.

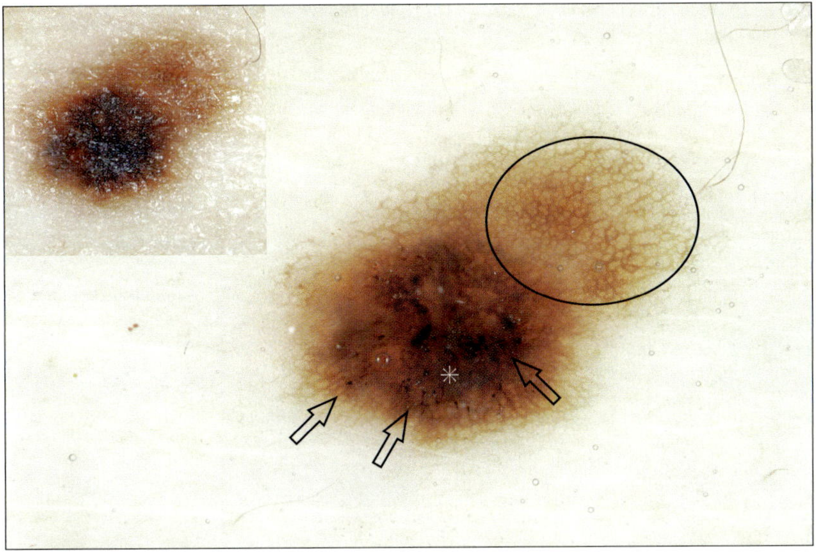

CINCO PATRONES GLOBALES DE LOS NEVUS MELANOCÍTICOS	
Patrón reticulado	✓
Patrón globular	☐
Patrón homogéneo	☐
Patrón en estallido de estrellas	☐
Patrón inespecífico	☐

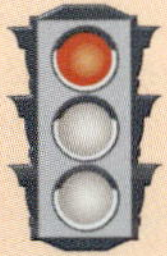

Figura 71 Nevus. Este nevus muestra también hiperpigmentación excéntrica y simula un melanoma asociado a un nevus previo. Se caracteriza por dos áreas diferentes: en el área superior derecha presenta un retículo pigmentado típico (*círculo*); en el lado inferior izquierdo presenta una pigmentación entre marrón oscura y negra y varios puntos y glóbulos irregulares (*flechas*), así como indicios de una estructura blanco azulada (*asterisco*). Esta lesión sin duda debe extirparse, pues existen criterios específicos de melanoma (que se describen más adelante en este mismo capítulo): puntos y glóbulos irregulares y estructuras blanco azuladas. A pesar del sospechoso aspecto dermatoscópico, esta lesión resultó ser un nevus de Clark (displásico).

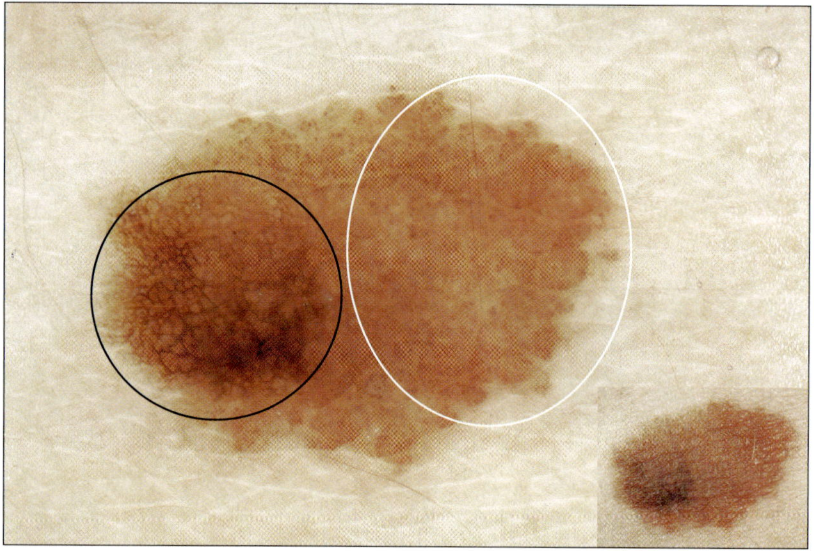

CINCO PATRONES GLOBALES DE LOS NEVUS MELANOCÍTICOS

Patrón reticulado	✓
Patrón globular	✓
Patrón homogéneo	☐
Patrón en estallido de estrellas	☐
Patrón inespecífico	☐

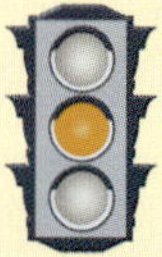

Figura 72 Nevus. El patrón reticulado (*círculo negro*) y globular (*círculo blanco*) con hiperpigmentación excéntrica mostrado aquí plantea una vez más la posibilidad de que se trate de un melanoma. El lado derecho de la lesión muestra áreas de hipopigmentación difusa y numerosos puntos y glóbulos uniformes. El lado izquierdo muestra un retículo pigmentado atípico claro (*círculo negro*) con segmentos lineales ramificados y engrosados. Esta lesión se extirpó y en la histopatología se diagnosticó como un nevus de Clark (displásico), de tipo compuesto.

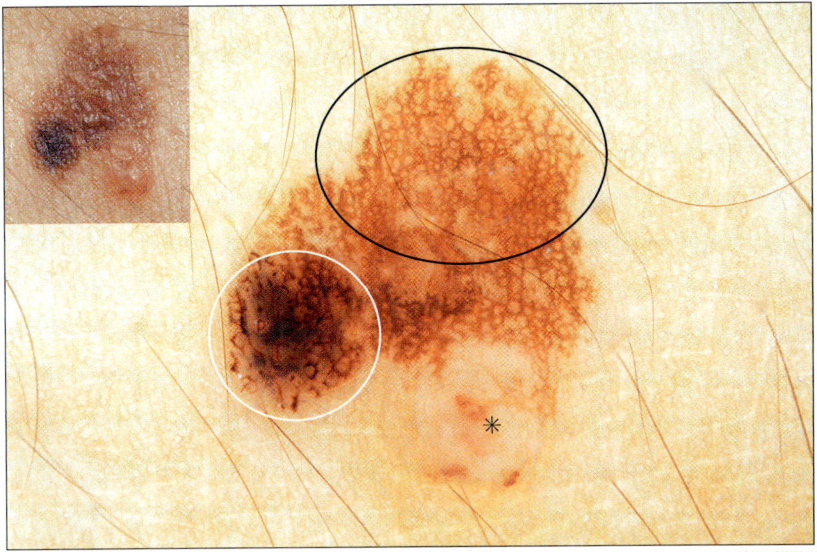

CINCO PATRONES GLOBALES DE LOS NEVUS MELANOCÍTICOS

- Patrón reticulado ✓
- Patrón globular ☐
- Patrón homogéneo ✓
- Patrón en estallido de estrellas ☐
- Patrón inespecífico ☐

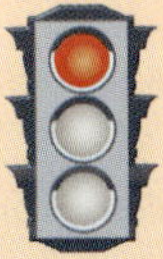

Figura 73 Nevus. Se presenta aquí otra lesión con patrón reticulado e hiperpigmentación excéntrica, formada por tres áreas diferentes (patrón multicomponente): un patrón reticulado en la mitad superior caracterizado por un retículo pigmentado típico pero ligeramente engrosado (*círculo negro*); una parte inferior con hipopigmentación redonda, que clínicamente se parece a una pápula pequeña (*asterisco*); otra zona redondeada pequeña con un retículo pigmentado atípico en la esquina izquierda (*círculo blanco*). Se ve también en esta zona una estructura blanco azulada tenue. Esta lesión se extirpó y se diagnosticó por histopatología como un nevus de Clark (displásico), de tipo compuesto. A pesar del diagnóstico benigno de todos estos casos, la hiperpigmentación excéntrica debe ser siempre causa de preocupación.

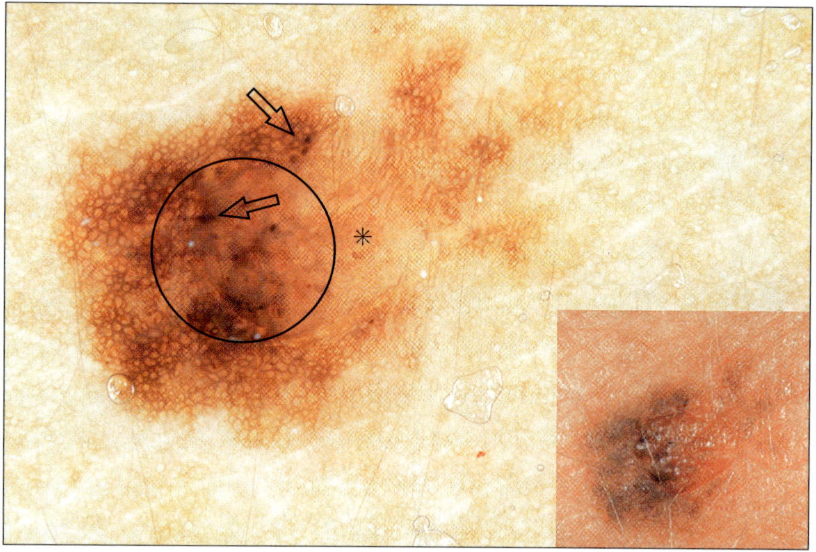

CINCO PATRONES GLOBALES DE LOS NEVUS MELANOCÍTICOS

- [x] Patrón reticulado
- [ ] Patrón globular
- [ ] Patrón homogéneo
- [ ] Patrón en estallido de estrellas
- [ ] Patrón inespecífico

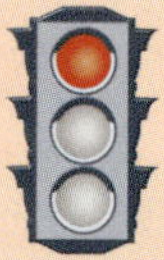

Figura 74 Nevus. Esta lesión muestra un retículo pigmentado suficiente como para calificarla de patrón reticulado. Existe una zona central de hipopigmentación (*asterisco*) y algunos puntos y glóbulos (*flechas*) irregulares. El retículo pigmentado presenta diferentes calidades a lo largo de la lesión. Está engrosado en el centro y se adelgaza hacia la periferia. La estructura blanco azulada (*círculo*) es un signo importante e indica que se trata de una lesión de posible alto riesgo. En la histopatología, se diagnosticó como un tipo compuesto de nevus de Clark (displásico). Los dermatoscopistas inexpertos no deben dudar en extirpar lesiones con un aspecto como éste.

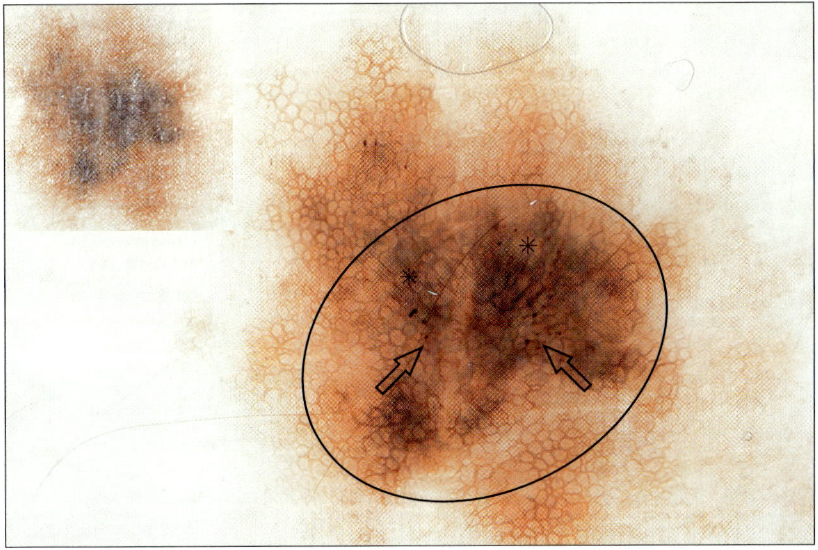

CINCO PATRONES GLOBALES DE LOS NEVUS MELANOCÍTICOS

Patrón reticulado	✓
Patrón globular	
Patrón homogéneo	
Patrón en estallido de estrellas	
Patrón inespecífico	

Figura 75 Nevus. Este es otro ejemplo de patrón reticulado, con un retículo pigmentado ligeramente atípico que se va adelgazando hacia la periferia. En el centro se observa una hiperpigmentación (*círculo*) con algunos puntos y glóbulos irregulares (*flechas*) y estructuras blanco azuladas tenues (*asteriscos*). Estos signos son suficientes para justificar la escisión. En el campo de los nevus de Clark (displásicos), resulta difícil determinar si la lesión se considera dermatoscópicamente de bajo o de alto riesgo; por tanto, el mejor consejo para los principiantes es que extirpen todas las lesiones con zonas grisáceas.

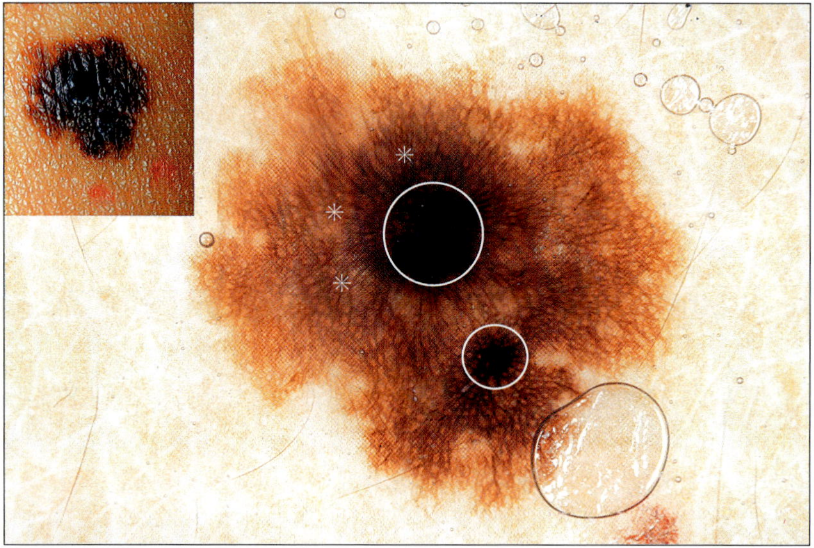

CINCO PATRONES GLOBALES DE LOS NEVUS MELANOCÍTICOS

Patrón reticulado	✓
Patrón globular	☐
Patrón homogéneo	☐
Patrón en estallido de estrellas	☐
Patrón inespecífico	☐

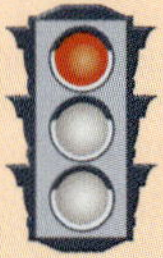

Figura 76 Nevus. Esta lesión tiene un patrón reticulado con hiperpigmentación central. En el centro de la lesión hay dos manchas negras irregulares (*círculos*). La mayor está rodeada por estructuras blanco azuladas (*asteriscos*). El retículo pigmentado es atípico porque el color varía de intensidad y las líneas están engrosadas y ramificadas. Aunque esta lesión es benigna, simula un melanoma y debe extirparse.

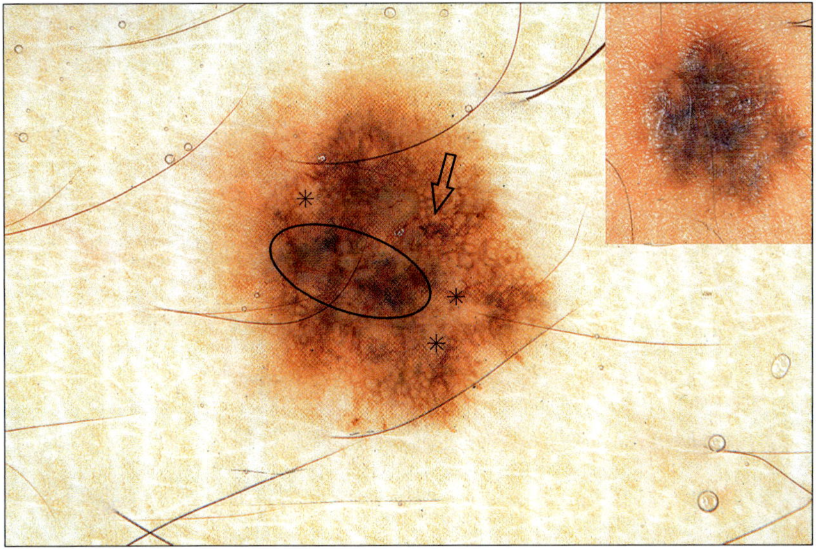

CINCO PATRONES GLOBALES DE LOS NEVUS MELANOCÍTICOS

Patrón reticulado	✓
Patrón globular	☐
Patrón homogéneo	☐
Patrón en estallido de estrellas	☐
Patrón inespecífico	☐

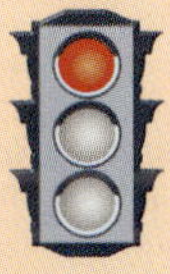

Figura 77 Nevus. Este es otro ejemplo de la variación de la morfología con el patrón reticulado. El retículo pigmentado es en su mayor parte típico, con tendencia a adelgazarse en la periferia, aunque hay algunas zonas en las que se presenta engrosado y ramificado (*flecha*). Se observan también áreas hipopigmentadas (*asteriscos*) y algunas estructuras blanco azuladas tenues (*círculo*). Este nevus de Clark (displásico) simula un melanoma *in situ*, por lo que debe extirparse.

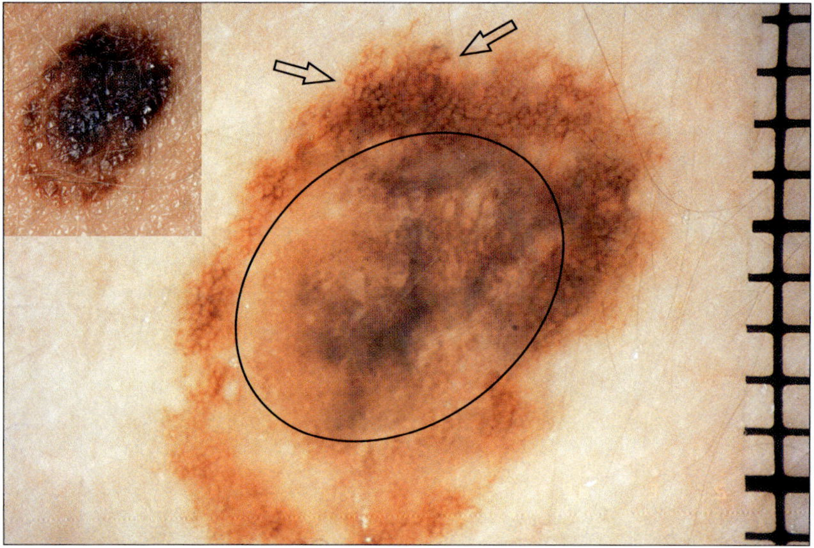

CINCO PATRONES GLOBALES DE LOS NEVUS MELANOCÍTICOS

Patrón reticulado	✓
Patrón globular	☐
Patrón homogéneo	✓
Patrón en estallido de estrellas	☐
Patrón inespecífico	☐

Figura 78 Nevus. Este nevus simula un melanoma superficial y está indicada su escisión. En el centro presenta estructuras blanco azuladas (*círculo*) y un retículo pigmentado atípico, con una distribución anular en la periferia. En la mitad superior de la lesión, el retículo pigmentado termina bruscamente en el borde (*flechas*). Esta imagen justifica una segunda opinión anatomopatológica, dado su parecido con un melanoma. No existe un «patrón de referencia» desde el punto de vista histopatológico. El dermatoanatomopatólogo experimentado a menudo da un diagnóstico diferente para la misma lesión melanocítica. No dude en obtener una segunda opinión.

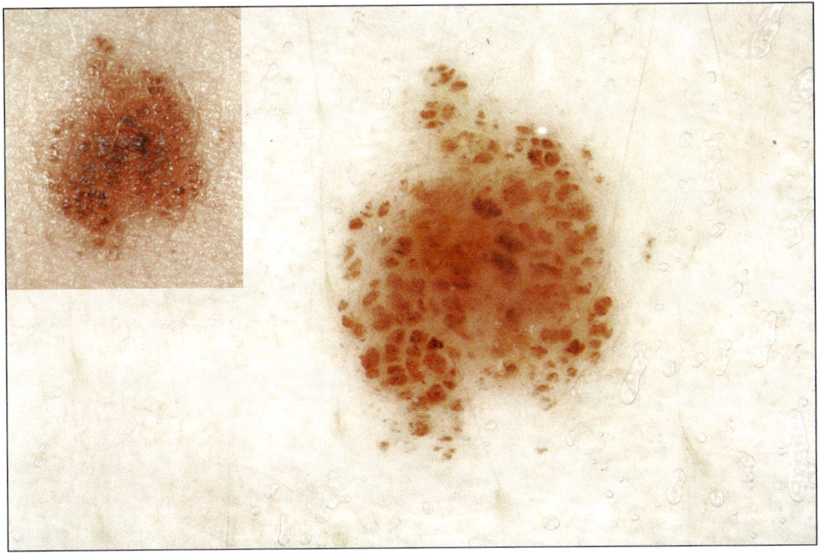

CINCO PATRONES GLOBALES DE LOS NEVUS MELANOCÍTICOS

Patrón reticulado	☐
Patrón globular	☑
Patrón homogéneo	☐
Patrón en estallido de estrellas	☐
Patrón inespecífico	☐

Figura 79 Nevus. En esta imagen se muestra un patrón globular estereotípico de un nevus benigno. Hay numerosos puntos y glóbulos de forma similar y de varios tamaños por toda la lesión. No se observan criterios dermatoscópicos específicos de melanoma. Este patrón se observa con mayor frecuencia en adolescentes, aunque también se puede ver en adultos. La histopatología podría corresponder a un nevus de la unión o a uno compuesto.

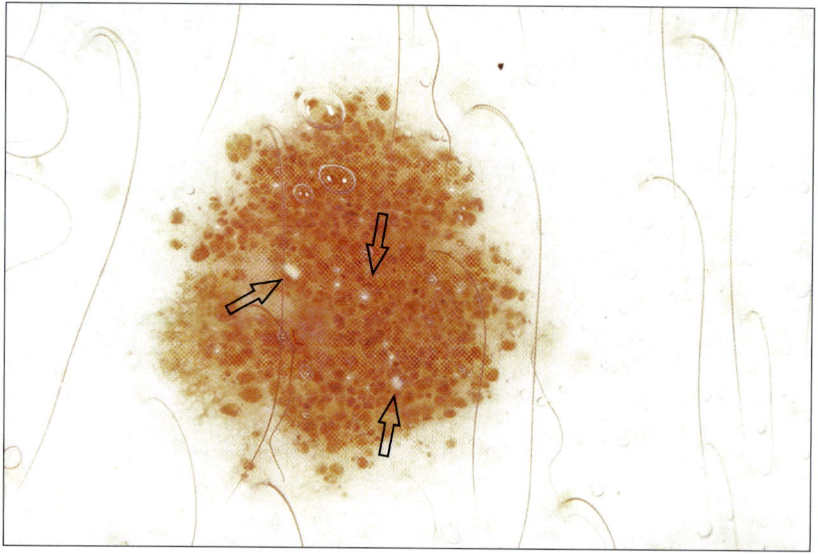

CINCO PATRONES GLOBALES DE LOS NEVUS MELANOCÍTICOS

- Patrón reticulado ☐
- Patrón globular ☑
- Patrón homogéneo ☐
- Patrón en estallido de estrellas ☐
- Patrón inespecífico ☐

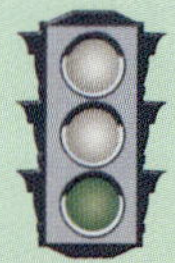

Figura 80 Nevus. Se muestra aquí una de las muchas variaciones de la morfología del patrón globular observadas. El aspecto más relevante de esta lesión es la distribución uniforme de puntos y glóbulos de aspecto similar y formando grupos compactos. Además, hay algunos quistes tipo milio en el centro de la lesión (*flechas*). Estos quistes tipo milio no sólo se ven en la queratosis seborreica.

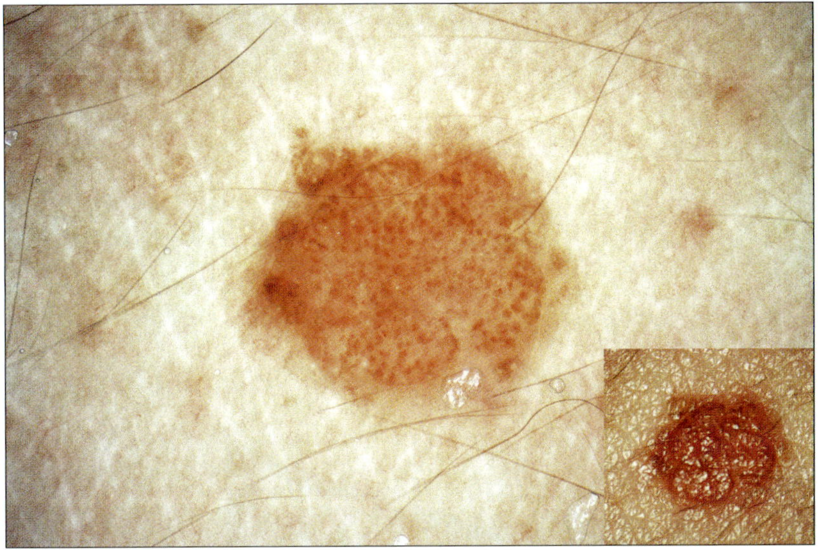

CINCO PATRONES GLOBALES DE LOS NEVUS MELANOCÍTICOS

Patrón reticulado	☐
Patrón globular	☑
Patrón homogéneo	☐
Patrón en estallido de estrellas	☐
Patrón inespecífico	☐

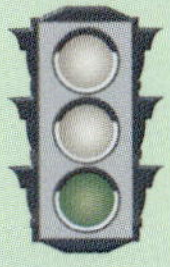

Figura 81 Nevus. Este patrón globular muestra puntos y glóbulos que no forman grupos muy densos, tienen tamaños y formas similares y una distribución ligeramente desigual. En esta lesión banal no se observan criterios específicos de melanoma.

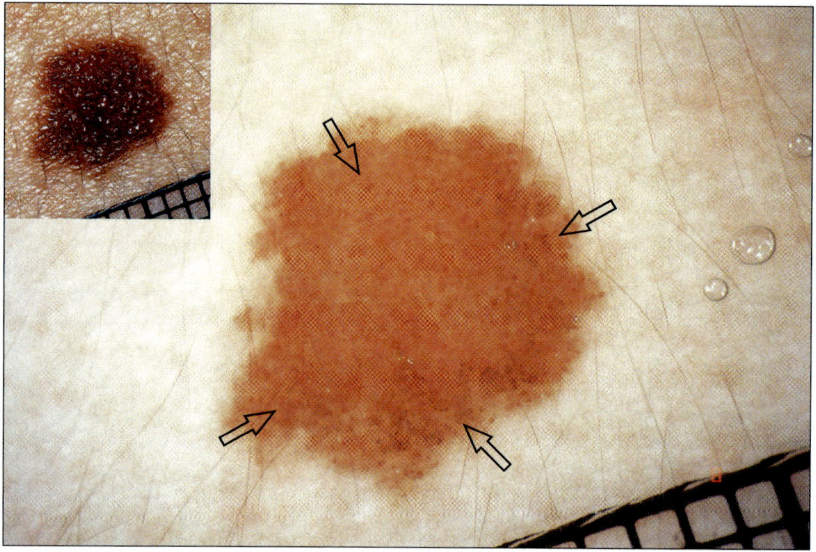

CINCO PATRONES GLOBALES DE LOS NEVUS MELANOCÍTICOS

Patrón reticulado	☐
Patrón globular	☑
Patrón homogéneo	☐
Patrón en estallido de estrellas	☐
Patrón inespecífico	☐

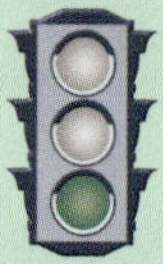

Figura 82 Nevus. La mayor parte de esta lesión se caracteriza por una pigmentación homogénea de color marrón claro y puntos y glóbulos suaves (*flechas*).

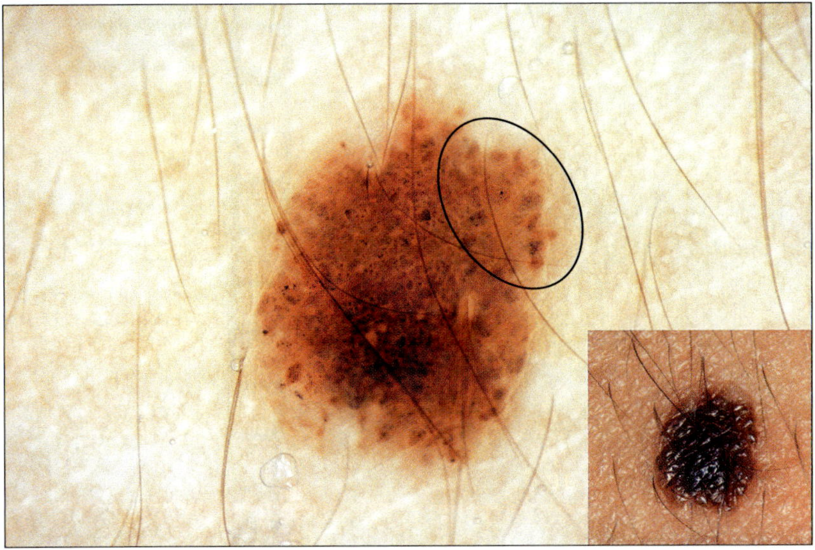

CINCO PATRONES GLOBALES DE LOS NEVUS MELANOCÍTICOS

Patrón reticulado	☐
Patrón globular	☑
Patrón homogéneo	☐
Patrón en estallido de estrellas	☐
Patrón inespecífico	☐

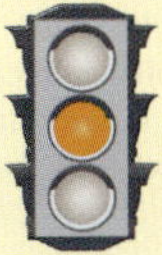

Figura 83 Nevus. Esta imagen muestra una variación preocupante del patrón globular. Hay numerosos puntos y glóbulos distribuidos de forma desigual por toda la lesión (*círculo*), que varían en forma y en tamaño.

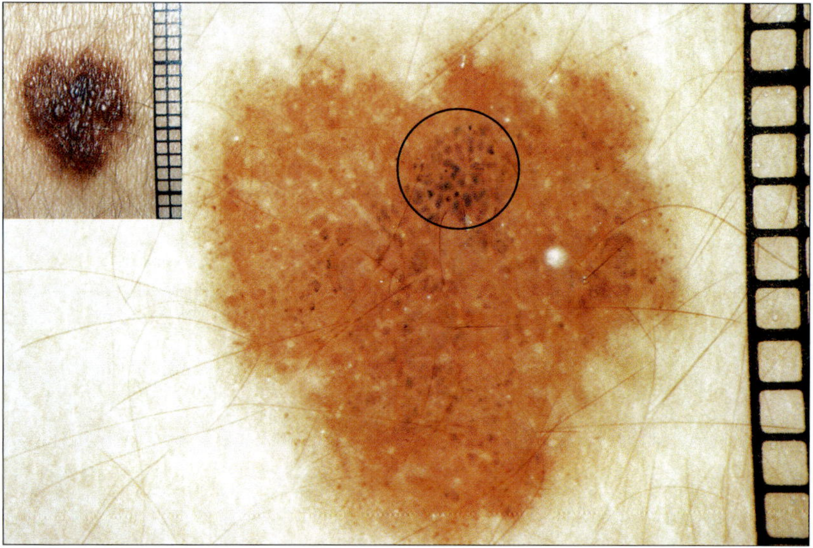

CINCO PATRONES GLOBALES DE LOS NEVUS MELANOCÍTICOS

Patrón reticulado	☐
Patrón globular	✓
Patrón homogéneo	☐
Patrón en estallido de estrellas	☐
Patrón inespecífico	☐

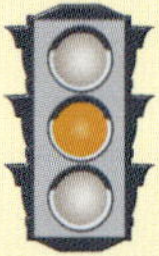

Figura 84 Nevus. Aquí se presenta otro tipo globular de nevus. Hay numerosos puntos y glóbulos de color marrón claro a azul grisáceo, de tamaños y formas similares, distribuidos de manera uniforme por toda la lesión. La única zona preocupante es la correspondiente a un grupo de unos 15-20 glóbulos de color gris (*círculo*), que obligó a la escisión inmediata de este tipo compuesto de nevus de Clark (displásico). Hay que estudiar detenidamente las lesiones para detectar posibles criterios de alto riesgo, aunque sean leves.

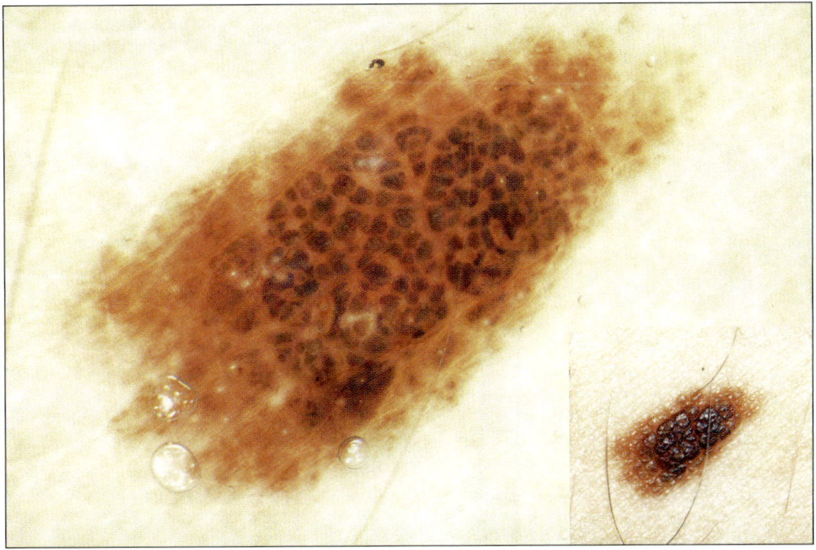

CINCO PATRONES GLOBALES DE LOS NEVUS MELANOCÍTICOS

Patrón reticulado	☐
Patrón globular	✓
Patrón homogéneo	☐
Patrón en estallido de estrellas	☐
Patrón inespecífico	☐

Figura 85 Nevus. Este es otro ejemplo estereotípico del patrón globular de nevus, en el que los glóbulos se ven con facilidad. En el centro de esta lesión se observan numerosos puntos y glóbulos de color marrón oscuro, de forma rectangular (en empedrado), y rodeados por un halo de pigmentación marrón. En la dermatoscopia, esta lesión da la impresión de tener un carácter papilomatoso o prominente. El estudio histopatológico reveló que se trataba de un nevus compuesto.

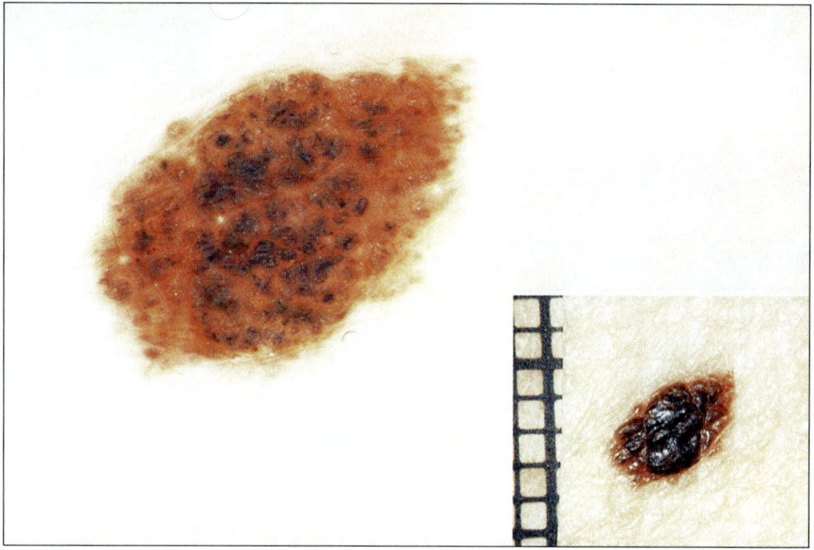

CINCO PATRONES GLOBALES DE LOS NEVUS MELANOCÍTICOS

Patrón reticulado	☐
Patrón globular	✓
Patrón homogéneo	☐
Patrón en estallido de estrellas	☐
Patrón inespecífico	☐

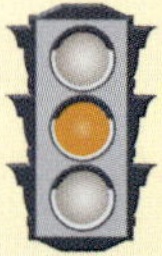

Figura 86 Nevus. El patrón globular observado aquí es similar al de la Figura 85, aunque los glóbulos no se ven tan fácilmente. La lesión está formada por puntos y glóbulos grises densamente agrupados. No se observan otros criterios dermatoscópicos. La variación de color podría resultar alarmante para el dermatoscopista inexperto. Recuerde, ante la duda, extirpación. En este caso era un nevus benigno. Después de ver y extirpar unas cuantas lesiones con este aspecto dermatoscópico, el dermatoscopista se sentirá más cómodo no extirpando lesiones como ésta.

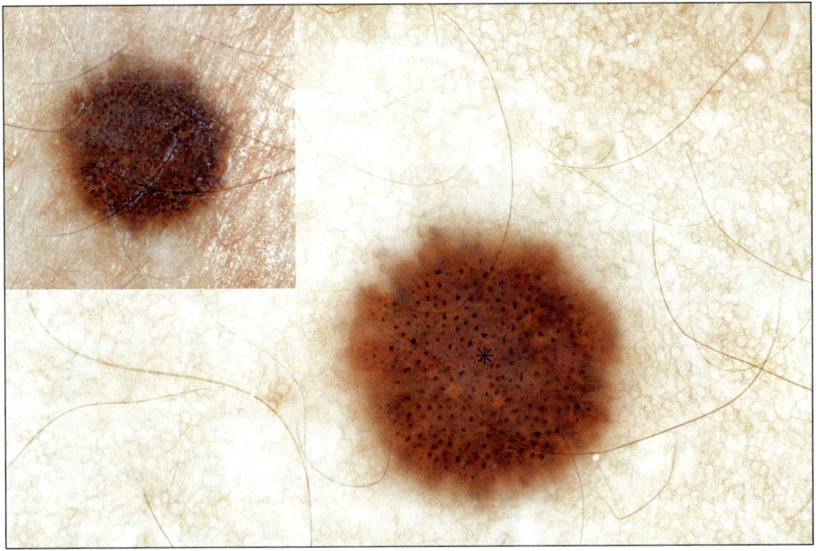

CINCO PATRONES GLOBALES DE LOS NEVUS MELANOCÍTICOS

Patrón reticulado	☐
Patrón globular	✓
Patrón homogéneo	☐
Patrón en estallido de estrellas	☐
Patrón inespecífico	☐

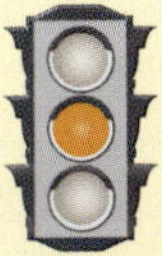

Figura 87 Nevus. Esta lesión muestra otra variante del patrón globular. Contiene numerosos puntos y glóbulos diminutos, de color pardo grisáceo, distribuidos de manera uniforme por toda la lesión. Se observa una estructura blanco azulada (*asterisco*) clara en el centro. Una estructura blanco azulada y puntos y glóbulos difusos es un patrón que se encuentra en los nevus de Spitz. Este es un spitzoide.

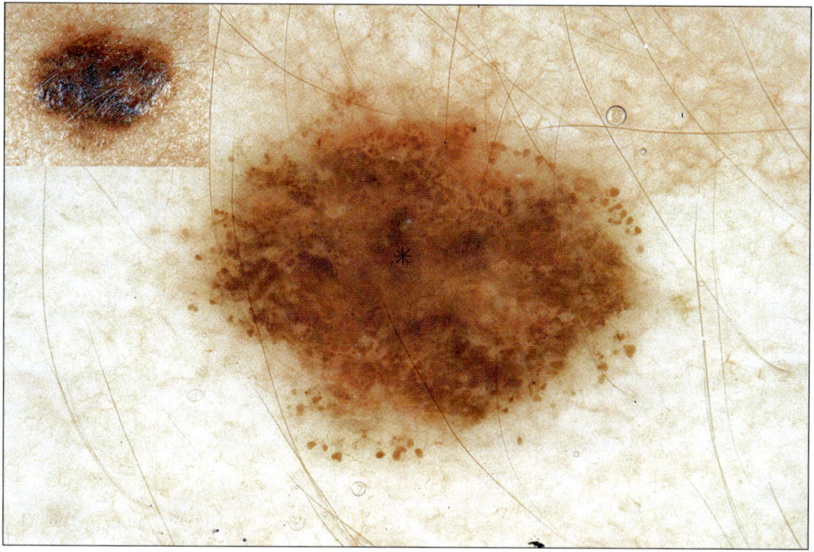

CINCO PATRONES GLOBALES DE LOS NEVUS MELANOCÍTICOS

Patrón reticulado	☐
Patrón globular	✓
Patrón homogéneo	☐
Patrón en estallido de estrellas	☐
Patrón inespecífico	☐

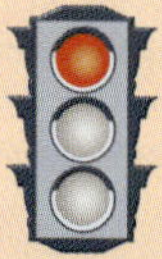

Figura 88 Nevus. Se ven estructuras blanco azuladas (*asterisco*) en el centro de este tipo globular de nevus. Un dato importante es la presencia de puntos y glóbulos en la periferia. Esto indica que se trata de una lesión activa en evolución y se observa en los nevus banales, los nevus de Clark (displásicos) y los melanomas. Debido a la asimetría en la dermatoscopia y al reborde periférico de puntos y glóbulos, esta lesión se extirpó. Histopatológicamente, se trataba de un tipo compuesto de nevus de Clark (displásico). El reborde periférico de puntos y glóbulos indica que se trata de una lesión en evolución. ¡Cuidado!

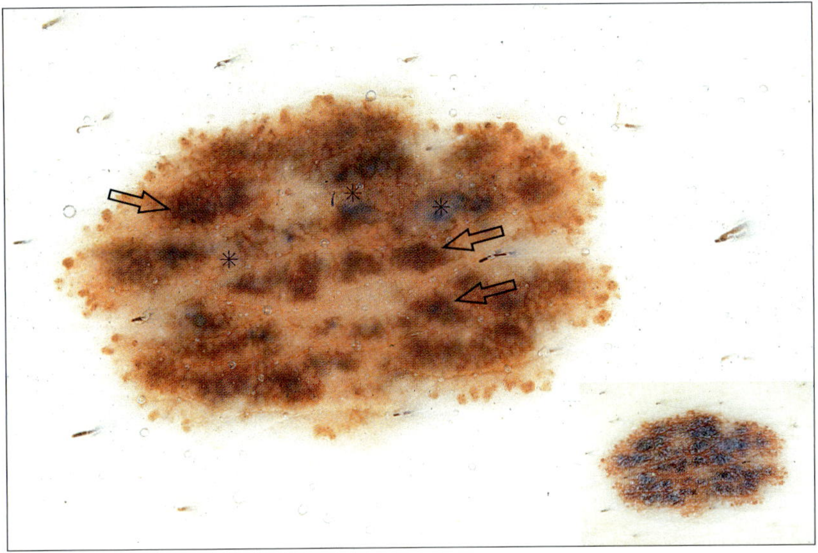

CINCO PATRONES GLOBALES DE LOS NEVUS MELANOCÍTICOS

Patrón reticulado	☐
Patrón globular	☑
Patrón homogéneo	☐
Patrón en estallido de estrellas	☐
Patrón inespecífico	☐

Figura 89 Nevus. Esta proliferación melanocítica parece de alto riesgo, pues se caracteriza por una distribución en parches de un retículo pigmentado por lo demás típico, rodeado por numerosos puntos y glóbulos normales, que siguen una distribución anular en la periferia. Además, hay algunas estructuras blanco azuladas claramente visibles (*asteriscos*) y numerosas manchas pigmentadas irregulares (*flechas*). El diagnóstico diferencial dermatoscópico incluye un nevus de Clark (displásico) de alto riesgo o un melanoma con regresión. El diagnóstico histopatológico final fue un tipo compuesto de nevus de Clark (displásico).

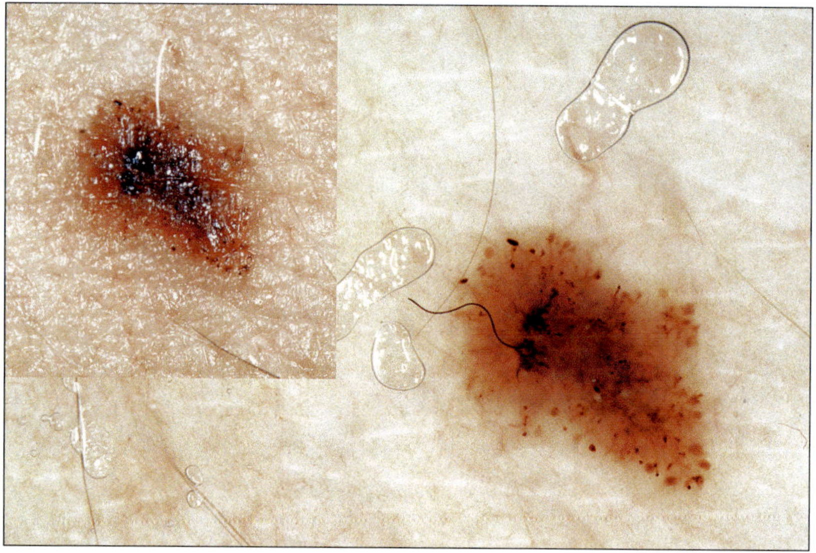

CINCO PATRONES GLOBALES DE LOS NEVUS MELANOCÍTICOS

- [ ] Patrón reticulado
- [x] Patrón globular
- [ ] Patrón homogéneo
- [ ] Patrón en estallido de estrellas
- [ ] Patrón inespecífico

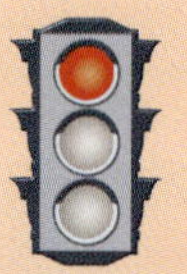

Figura 90 Nevus. En toda esta lesión, se observan numerosos puntos y glóbulos de color pardusco, irregularmente distribuidos. Aunque es muy pequeña, es llamativa la asimetría dermatoscópica. El color rosado es una clave importante de que podría tratarse de una lesión de alto riesgo, lo que justifica una segunda opinión histopatológica debido al diagnóstico de benignidad, a pesar del aspecto de alto riesgo.

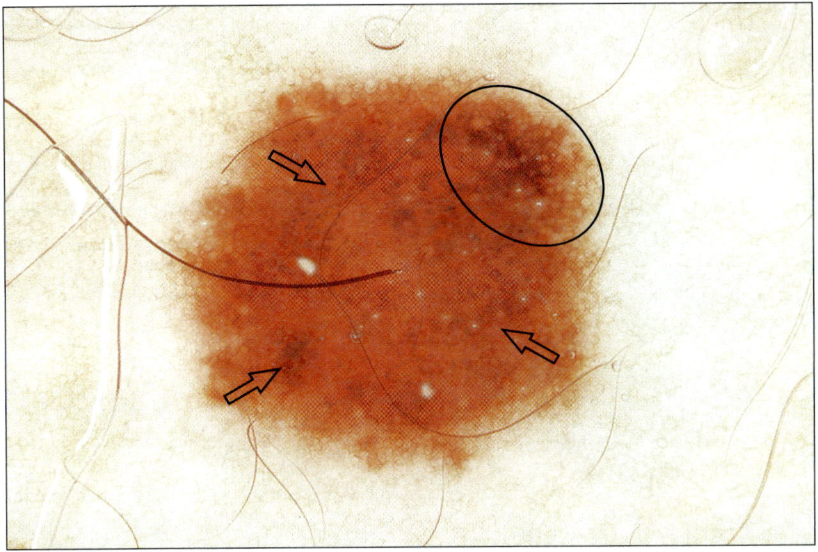

CINCO PATRONES GLOBALES DE LOS NEVUS MELANOCÍTICOS

- [ ] Patrón reticulado
- [ ] Patrón globular
- [x] Patrón homogéneo
- [ ] Patrón en estallido de estrellas
- [ ] Patrón inespecífico

Figura 91 Nevus. Este es un tipo homogéneo de nevus, ya que la mayor parte de esta lesión no presenta rasgos distintivos. El estudio detenido muestra indicios de puntos y glóbulos (*flechas*) y una delicada red de pigmentación (*círculo*). Los puntos blancos son artefactos por reflejo del aceite y no verdaderos quistes tipo milio.

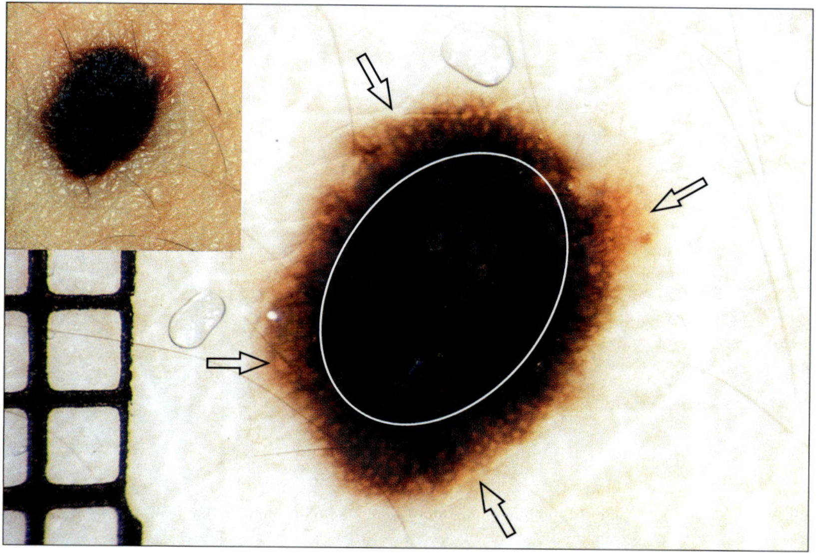

CINCO PATRONES GLOBALES DE LOS NEVUS MELANOCÍTICOS

Patrón reticulado	✓
Patrón globular	
Patrón homogéneo	✓
Patrón en estallido de estrellas	
Patrón inespecífico	

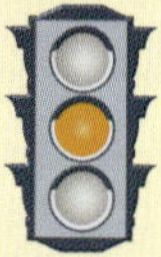

Figura 92 Nevus. Este es un tipo reticulado (*flechas*) homogéneo (*círculo*) de nevus, que habitualmente se denomina «nevus negro». Una zona homogénea de color negro azabache («laminilla negra») ocupa la mayor parte de la lesión, rodeada por un pequeño halo de retículo pigmentado típico. Clínica y dermatoscópicamente, este cuadro simula un melanoma *in situ* y, por tanto, a menudo se extirpa. La paraqueratosis pigmentada representa el sustrato morfológico de la «laminilla negra». En presencia de múltiples lesiones, se biopsia una para establecer una relación clinicoanatomopatológica dermatoscópica. Se puede recurrir a la abrasión con esparadrapo para intentar eliminar la laminilla negra.

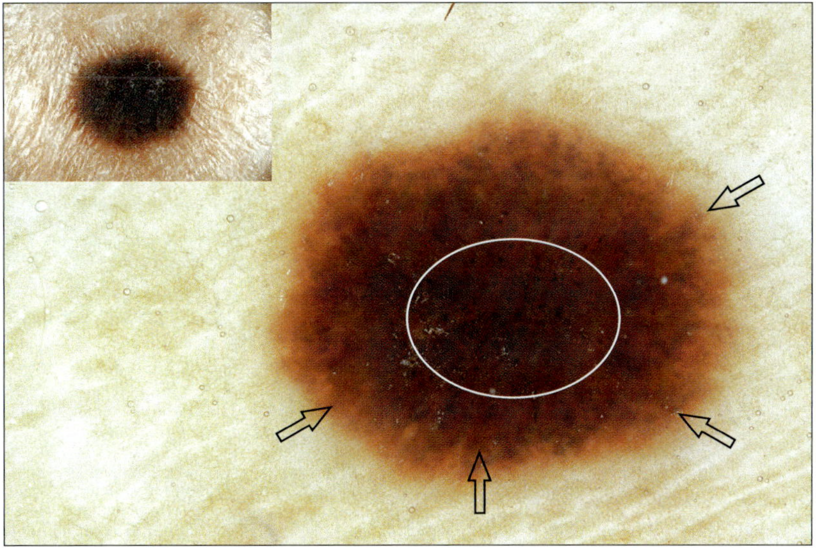

CINCO PATRONES GLOBALES DE LOS NEVUS MELANOCÍTICOS

Patrón reticulado	☐
Patrón globular	☐
Patrón homogéneo	☑
Patrón en estallido de estrellas	☐
Patrón inespecífico	☐

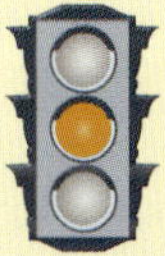

Figura 93 Nevus. Esta lesión se caracteriza por una pigmentación homogénea difusa. Hay un borde tenue de segmentos lineales orientados radialmente en la periferia, que representan proyecciones (*flechas*) y estructuras blanco azuladas en el centro (*círculo*). El diagnóstico diferencial dermatoscópico incluye el nevus de Clark (displásico) y el de Spitz.

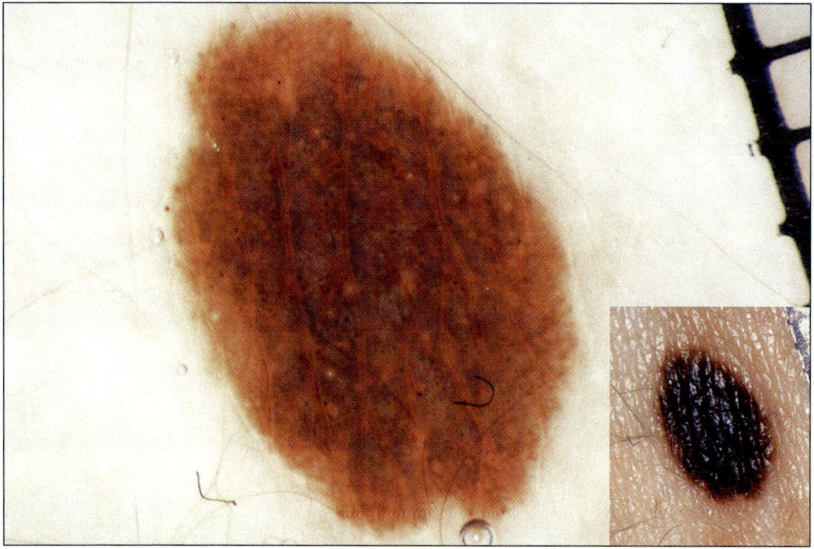

CINCO PATRONES GLOBALES DE LOS NEVUS MELANOCÍTICOS

- [ ] Patrón reticulado
- [ ] Patrón globular
- [x] Patrón homogéneo
- [ ] Patrón en estallido de estrellas
- [ ] Patrón inespecífico

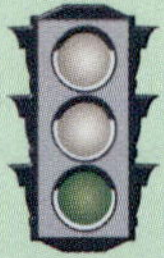

Figura 94 Nevus. Aparte de las estructuras blanco azuladas, esta lesión presenta el color marrón difuso, uniforme, característico del patrón homogéneo.

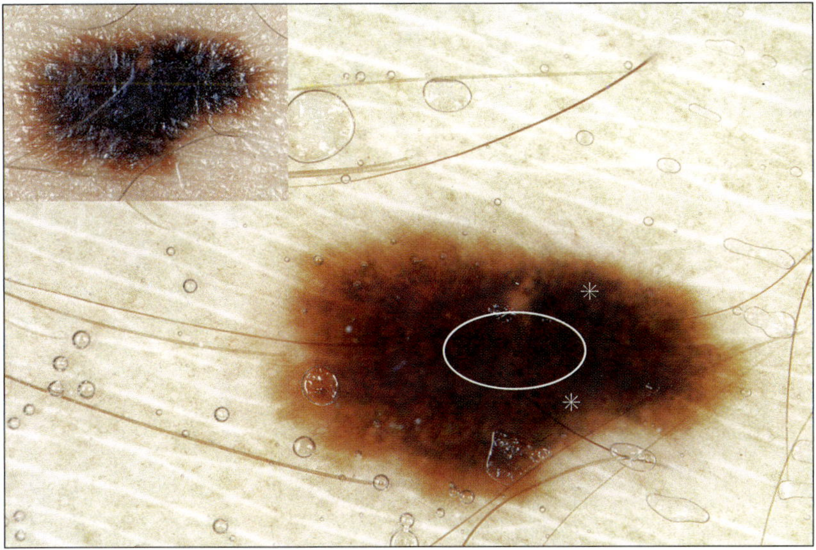

CINCO PATRONES GLOBALES DE LOS NEVUS MELANOCÍTICOS

Patrón reticulado	☐
Patrón globular	☐
Patrón homogéneo	☑
Patrón en estallido de estrellas	☐
Patrón inespecífico	☐

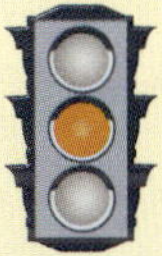

Figura 95 Nevus. Se ve una pigmentación homogénea difusa por toda esta lesión. En el centro hay algunos puntos y glóbulos (*círculo*). En la periferia, se observa un retículo pigmentado tenue y hay también estructuras blanco azuladas (*asteriscos*) por toda la lesión. Esta última característica se debe a la presencia de macrófagos en la dermis papilar. La única característica llamativa es la pigmentación difusa.

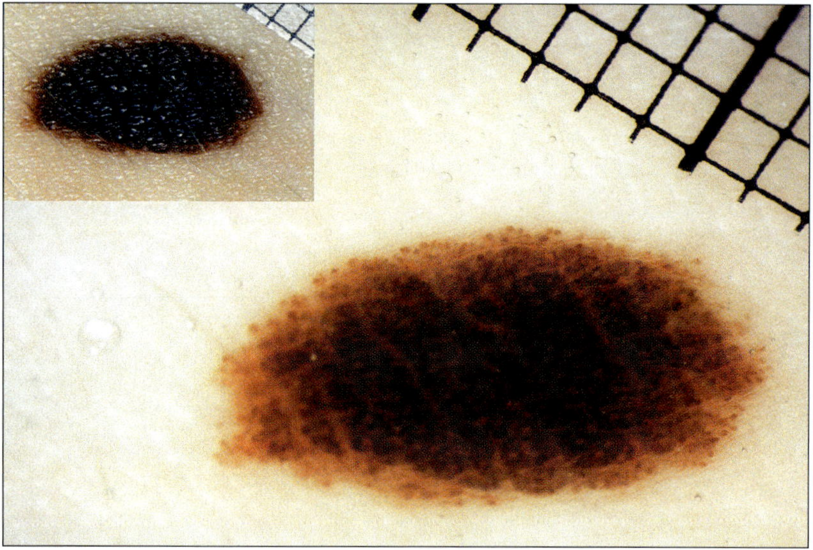

CINCO PATRONES GLOBALES DE LOS NEVUS MELANOCÍTICOS

- Patrón reticulado ☐
- Patrón globular ☐
- Patrón homogéneo ✓
- Patrón en estallido de estrellas ☐
- Patrón inespecífico ☐

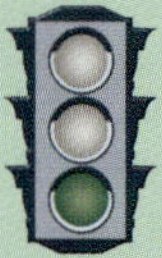

Figura 96 Nevus. Una pigmentación homogénea difusa ocupa el interior de esta lesión. En el centro y en la periferia hay algunos puntos y glóbulos. La única característica destacable es la pigmentación difusa. Hay que examinar una segunda vez para observar otras características.

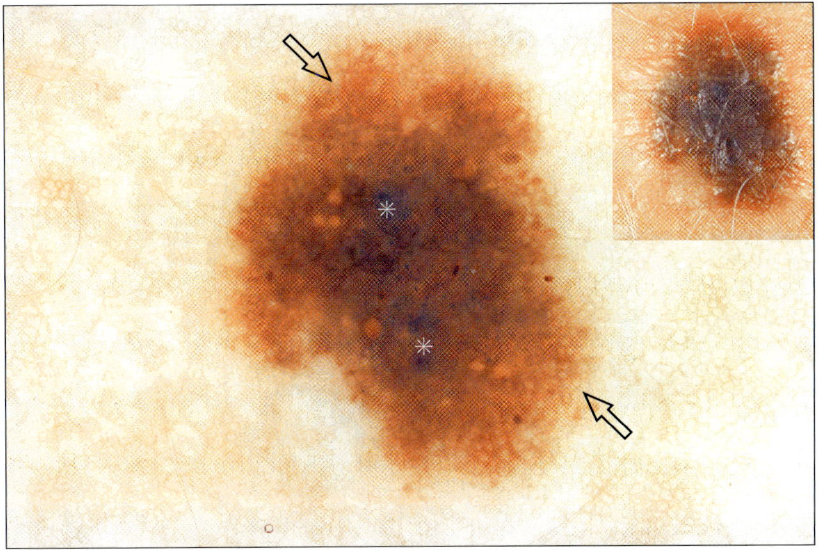

CINCO PATRONES GLOBALES DE LOS NEVUS MELANOCÍTICOS

Patrón reticulado	✓
Patrón globular	
Patrón homogéneo	✓
Patrón en estallido de estrellas	
Patrón inespecífico	

Figura 97 Nevus. Este es un nevus de tipo homogéneo reticulado (*flechas*), que se caracteriza por pigmentación marrón difusa, rodeada por un retículo pigmentado típico y puntos y glóbulos. Además, es clara la presencia en el centro de estructuras blanco azuladas (*asteriscos*). El diagnóstico diferencial dermatoscópico incluye melanoma *in situ* y nevus de Clark (displásico).

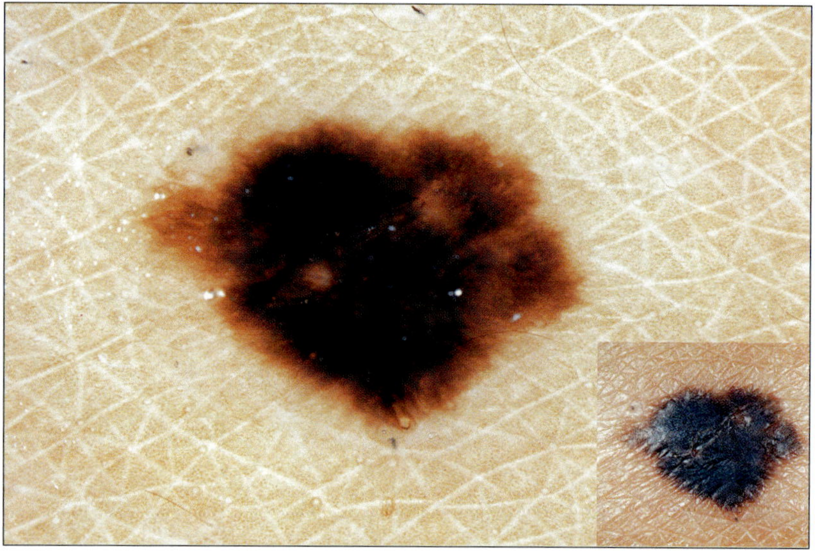

CINCO PATRONES GLOBALES DE LOS NEVUS MELANOCÍTICOS

Patrón reticulado	✓
Patrón globular	☐
Patrón homogéneo	✓
Patrón en estallido de estrellas	☐
Patrón inespecífico	☐

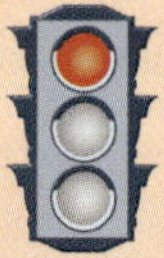

Figura 98 Nevus. Esta lesión es una variación del tipo homogéneo reticulado de nevus, que recuerda al llamado «nevus negro». Se observan numerosas zonas homogéneas negro azabache en la periferia. Utilice la abrasión con esparadrapo para esta lesión negra que parece un melanoma *in situ*.

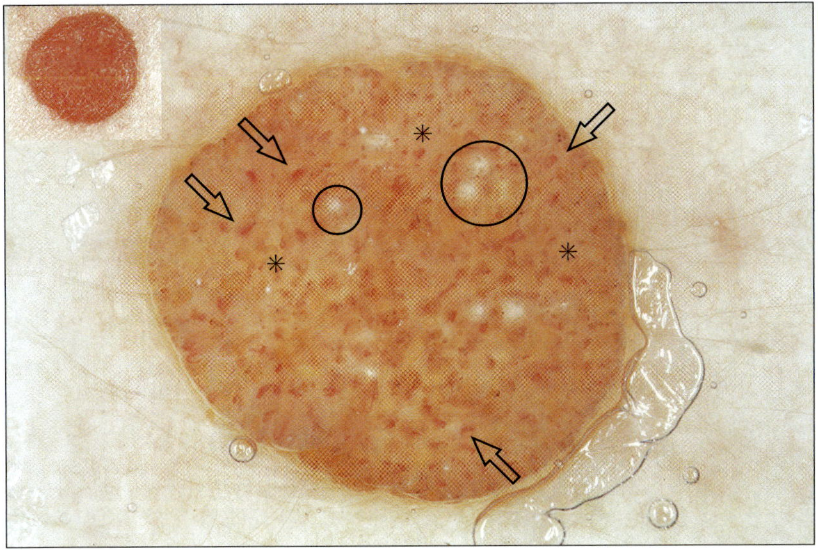

CINCO PATRONES GLOBALES DE LOS NEVUS MELANOCÍTICOS

Patrón reticulado	☐
Patrón globular	☑
Patrón homogéneo	☐
Patrón en estallido de estrellas	☐
Patrón inespecífico	☐

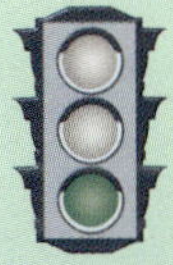

Figura 99 Nevus. Este es un nevus melanocítico en forma de cúpula que muestra un patrón globular suave, con numerosos puntos y glóbulos de color marrón claro, por toda la lesión. Se pueden ver también múltiples vasos sanguíneos con aspecto de puntos (*asteriscos*) y comas (*flechas*). Se observan también algunos quistes tipo milio (*círculos*), pero no se trata de una queratosis seborreica. Clínicamente, esta lesión se podría confundir con un carcinoma basocelular, pero los vasos de un carcinoma de este tipo son gruesos y ramificados (con arborizaciones) y no serían de color amarillo.

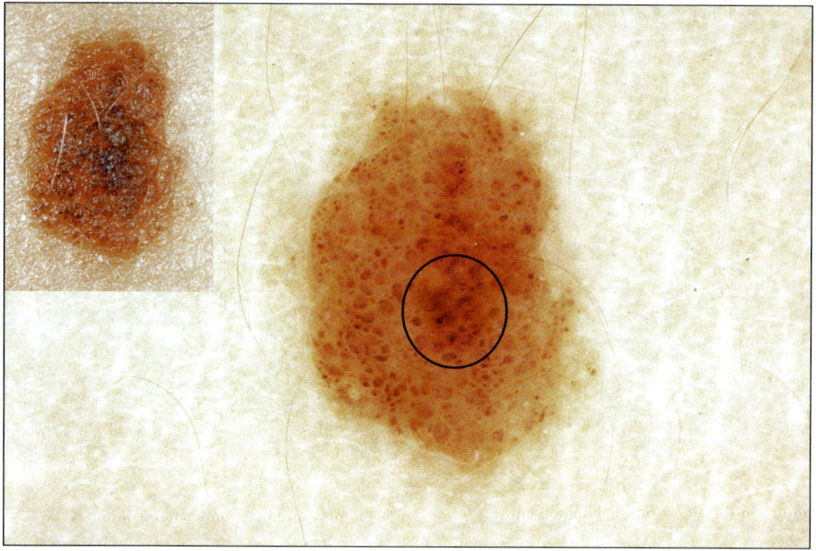

CINCO PATRONES GLOBALES DE LOS NEVUS MELANOCÍTICOS

Patrón reticulado	☐
Patrón globular	☑
Patrón homogéneo	☐
Patrón en estallido de estrellas	☐
Patrón inespecífico	☐

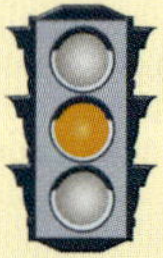

Figura 100 Nevus. Esta lesión tiene un patrón globular que contiene numerosos puntos y glóbulos de color pardusco azulado, de tamaño y forma variables y con una mancha central irregular de color pardusco (*círculo*).

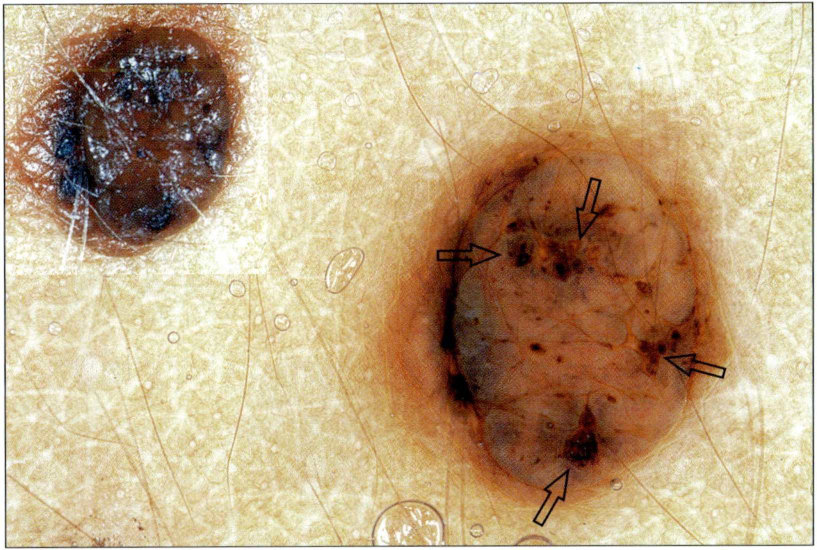

CINCO PATRONES GLOBALES DE LOS NEVUS MELANOCÍTICOS

Patrón reticulado	☐
Patrón globular	☑
Patrón homogéneo	☐
Patrón en estallido de estrellas	☐
Patrón inespecífico	☐

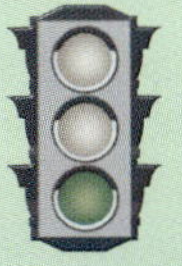

Figura 101 Nevus. Este nódulo sésil clínicamente extenso tiene una superficie papilomatosa y algunas aberturas tipo comedón, de formas irregulares (*flechas*). A veces, no es posible distinguir estas aberturas tipo comedón de los glóbulos. Las finas líneas pigmentadas no corresponden al retículo pigmentado, sino a la pigmentación de los surcos de la lesión. La naturaleza blanda y compresible apunta a que se trata de una lesión de bajo riesgo. Hay que palpar las lesiones sospechosas, pero ante la duda deben extirparse.

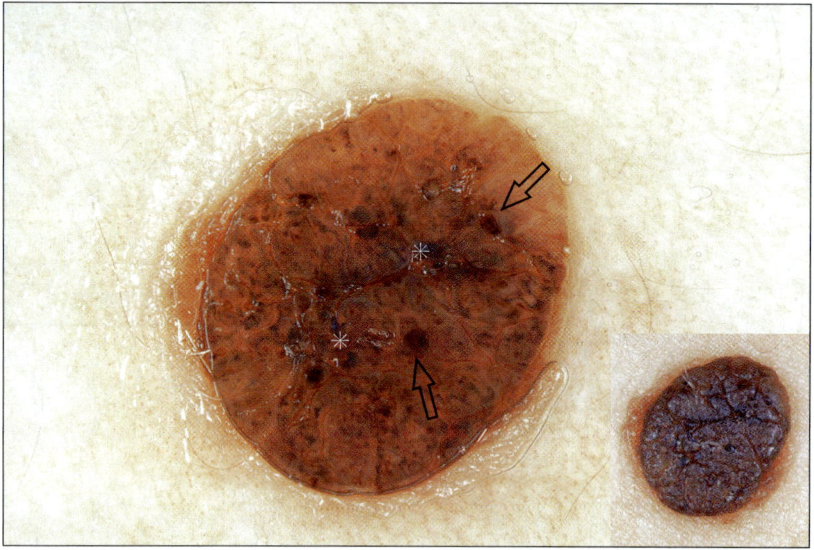

CINCO PATRONES GLOBALES DE LOS NEVUS MELANOCÍTICOS

Patrón reticulado	☐
Patrón globular	✓
Patrón homogéneo	☐
Patrón en estallido de estrellas	☐
Patrón inespecífico	☐

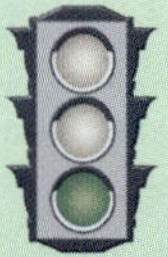

Figura 102 Nevus. Este es otro nódulo sésil extenso, caracterizado por presentar una superficie papilomatosa. Presenta algunos orificios tipo comedón (*flechas*) y algunos puntos y glóbulos azulados (*asteriscos*). Estos últimos pueden confundirse con estructuras blanco azuladas.

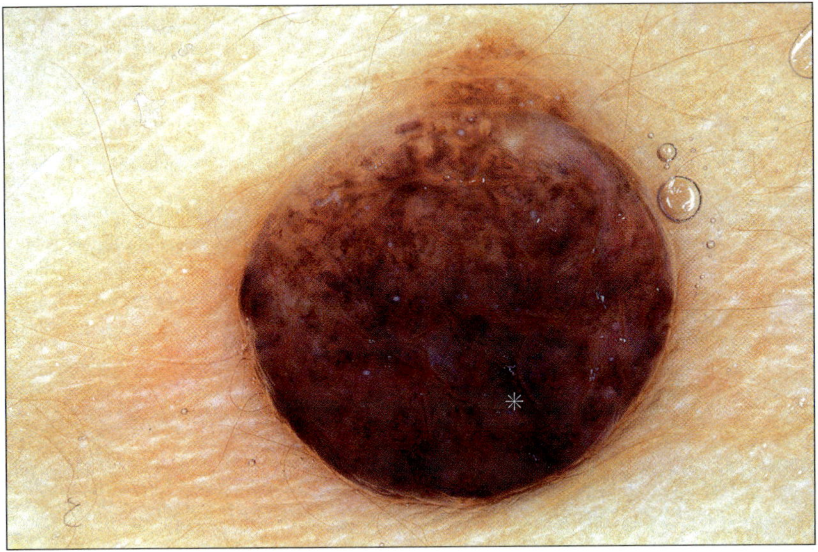

CINCO PATRONES GLOBALES DE LOS NEVUS MELANOCÍTICOS

Patrón reticulado	☐
Patrón globular	☑
Patrón homogéneo	☐
Patrón en estallido de estrellas	☐
Patrón inespecífico	☐

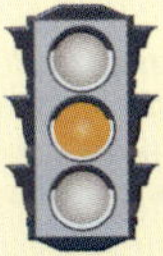

Figura 103 Nevus. Se presenta aquí otro nevus dérmico papilomatoso. Se observan estructuras blanco azuladas tenues (*asterisco*) en la mitad inferior de este nódulo en forma de cúpula. Esta es otra lesión que hay que palpar. La posibilidad de comprimirla y la facilidad para desplazarla de un lado a otro son buenos signos clínicos a favor de una naturaleza benigna.

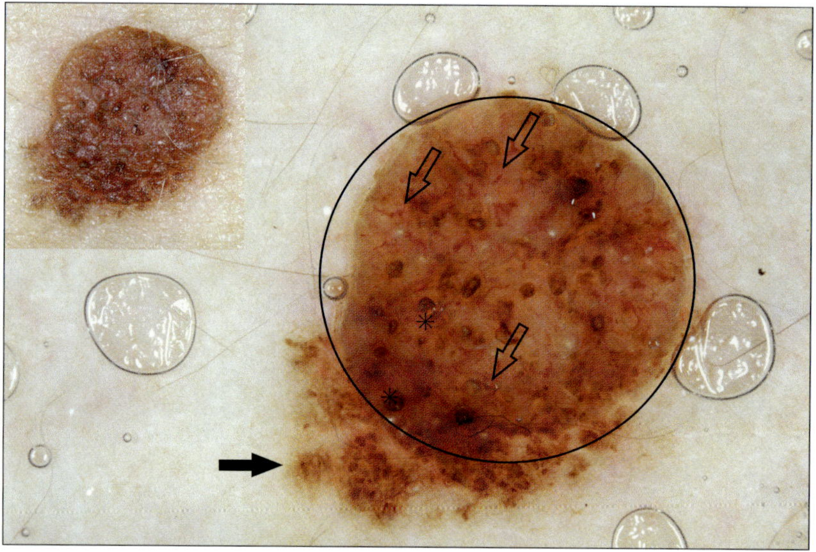

CINCO PATRONES GLOBALES DE LOS NEVUS MELANOCÍTICOS

- Patrón reticulado ☐
- Patrón globular ☑
- Patrón homogéneo ☐
- Patrón en estallido de estrellas ☐
- Patrón inespecífico ☐

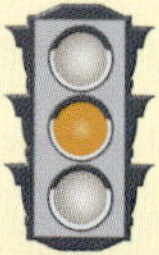

Figura 104 Nevus. Es frecuente encontrar un nevus papilomatoso (*círculo*) en transición con un nevus melanocítico plano (*flecha negra*). El componente plano puede dar a la lesión un aspecto clínico preocupante, que en la mayor parte de los casos no es de alto riesgo cuando se contempla con dermatoscopia. El nódulo en forma de cúpula se caracteriza por numerosas aberturas tipo comedón (*asteriscos*). Además, se observan vasos en forma de coma (*flechas huecas*) por toda la lesión. Los vasos en forma de coma no son característicos de un melanoma. En el margen inferior, se observa un área parduzca plana, con puntos y glóbulos homogéneos.

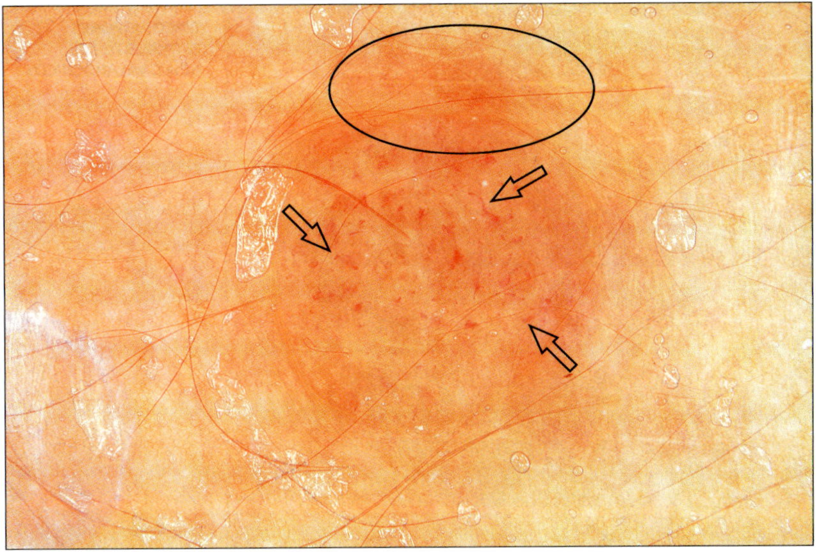

CINCO PATRONES GLOBALES DE LOS NEVUS MELANOCÍTICOS

Patrón reticulado	☐
Patrón globular	☐
Patrón homogéneo	☐
Patrón en estallido de estrellas	☐
Patrón inespecífico	✓

Figura 105 Nevus. Este nevus dérmico no presenta prácticamente ningún rasgo distintivo, pero los vasos sanguíneos (*flechas*) podrían hacernos considerar un carcinoma basocelular en el diagnóstico diferencial. Los vasos del carcinoma basocelular son lineales y ramificados (arborización). Este nódulo en forma de cúpula ligeramente elevado tiene un color entre marrón claro y amarillento y un componente macular plano de color tostado (*círculo*).

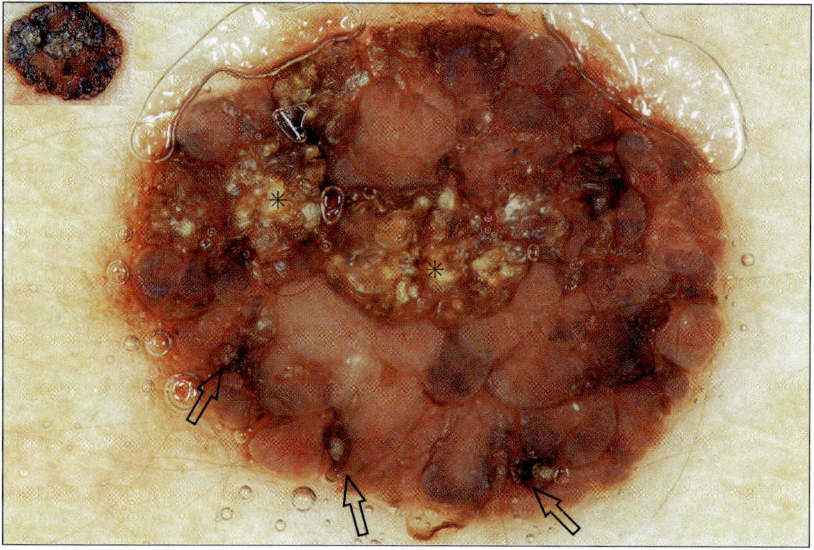

CINCO PATRONES GLOBALES DE LOS NEVUS MELANOCÍTICOS

Patrón reticulado	☐
Patrón globular	✓
Patrón homogéneo	☐
Patrón en estallido de estrellas	☐
Patrón inespecífico	☐

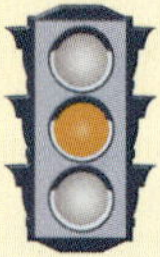

Figura 106 Nevus. En este cuadro dermatoscópico anómalo se observan varias estructuras papilares exofíticas densamente agrupadas y crestas, que tienen el aspecto de glóbulos. Hay también algunas criptas y surcos irregulares (*flechas*), que representan una variación de la morfología observada con las aberturas tipo comedón. En el centro hay una acumulación de material queratósico blanco amarillento (*asteriscos*). Al palpar esta lesión, será blanda, lo que constituye un criterio a favor de un nevus benigno.

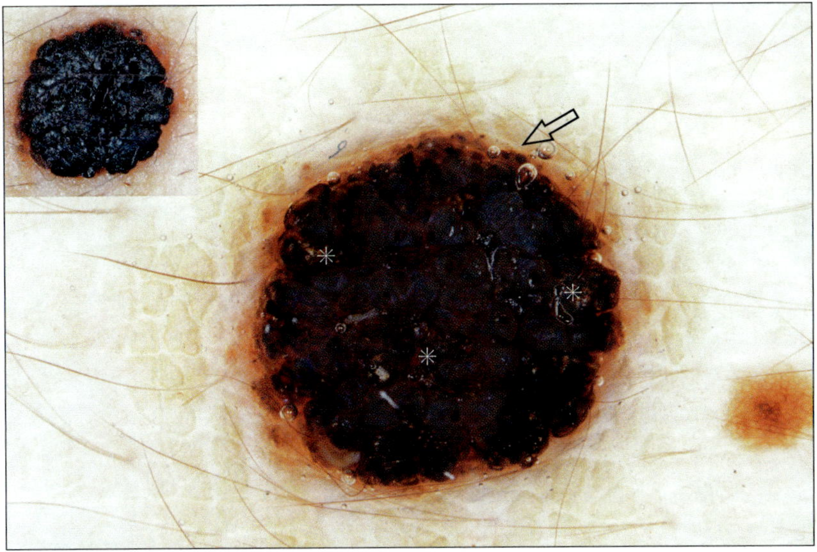

CINCO PATRONES GLOBALES DE LOS NEVUS MELANOCÍTICOS

Patrón reticulado	☐
Patrón globular	☑
Patrón homogéneo	☐
Patrón en estallido de estrellas	☐
Patrón inespecífico	☐

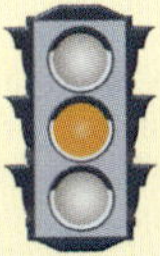

Figura 107 Nevus. Esta lesión es similar a la de la Figura 106 y está formada por estructuras papilares exofíticas densamente agrupadas, entremezcladas con surcos (*asteriscos*). Además, hay algunos puntos y glóbulos marrones homogéneos (*flecha*) y estructuras blanco azuladas. En la esquina inferior derecha se observa un pequeño nevus banal de tipo reticulado.

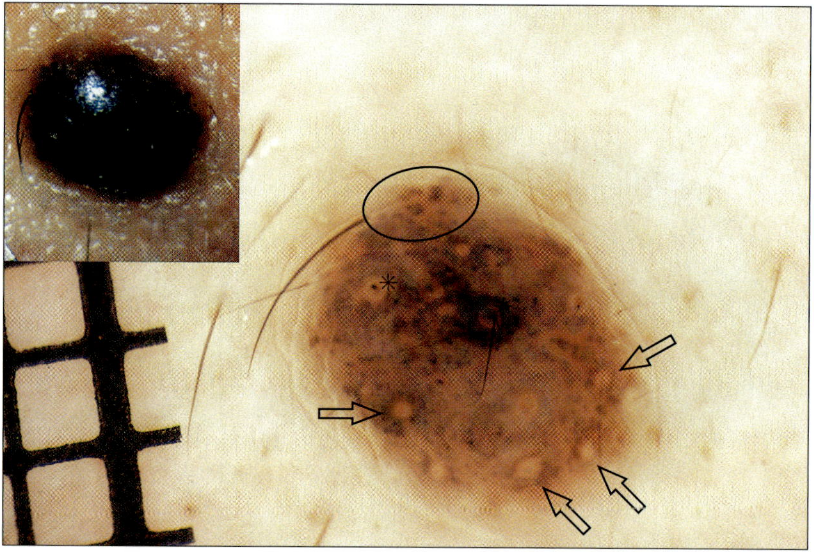

CINCO PATRONES GLOBALES DE LOS NEVUS MELANOCÍTICOS

- Patrón reticulado ☐
- Patrón globular ☐
- Patrón homogéneo ☐
- Patrón en estallido de estrellas ☐
- Patrón inespecífico ✓

Figura 108 Nevus. Este nevus de la cara, ligeramente prominente, se caracteriza por algunos puntos y glóbulos oscuros (*círculo*). Una característica llamativa es la presencia de orificios redondeados (*flechas*) que representan folículos pilosos. Una vista a mayor aumento muestra la presencia de pelos (*asteriscos*) en el centro de algunos folículos. Se observa una pigmentación negra alrededor de un folículo piloso, lo que hace sospechar que se trate de un melanoma y justifica la extirpación de la lesión.

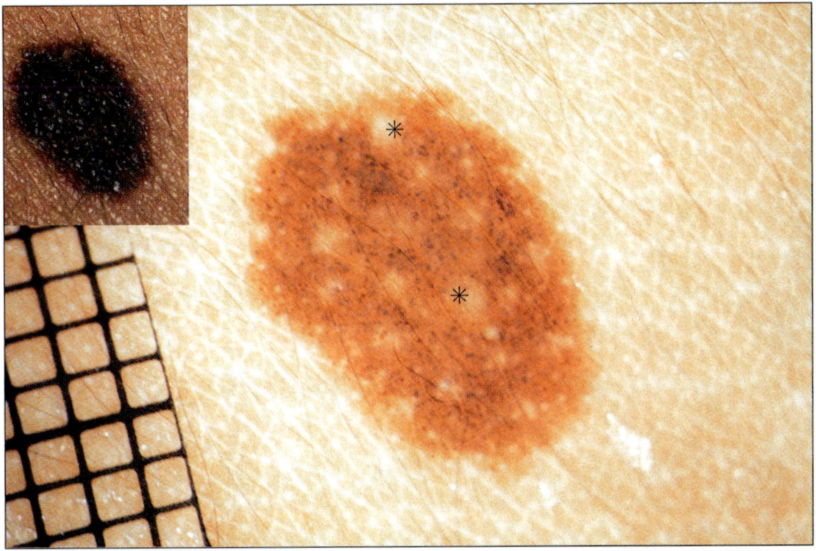

CINCO PATRONES GLOBALES DE LOS NEVUS MELANOCÍTICOS

Patrón reticulado	☐
Patrón globular	✓
Patrón homogéneo	☐
Patrón en estallido de estrellas	☐
Patrón inespecífico	☐

Figura 109 Nevus. En esta imagen se presenta un tipo muy tenue de patrón globular en un nevus melanocítico plano con numerosos puntos diminutos e hipopigmentación multifocal (*asteriscos*). Este patrón se puede observar en los nevus congénitos o de Clark (displásicos).

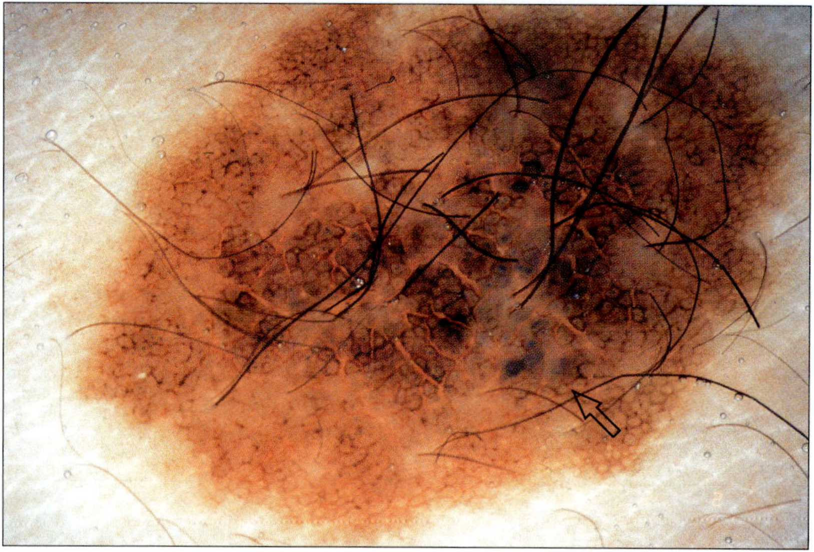

CINCO PATRONES GLOBALES DE LOS NEVUS MELANOCÍTICOS

- [x] Patrón reticulado
- [ ] Patrón globular
- [ ] Patrón homogéneo
- [ ] Patrón en estallido de estrellas
- [ ] Patrón inespecífico

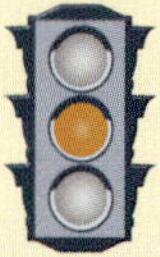

Figura 110 Nevus. Esta imagen muestra uno de los patrones estereotípicos observados en los nevus congénitos. Se trata de un patrón reticulado con islotes de color claro desestructurados, similares a los presentados en la Figura 109, pero más llamativos. El retículo pigmentado en la porción central tiene una pigmentación más intensa y las líneas están engrosadas en comparación con las de la periferia. Hay también un foco de estructuras blanco azuladas (*flecha*). No es raro que los nevus congénitos tengan un aspecto preocupante con la dermatoscopia, pero no así en el estudio histológico. Islotes de piel normal + islotes de criterios = nevus melanocítico congénito.

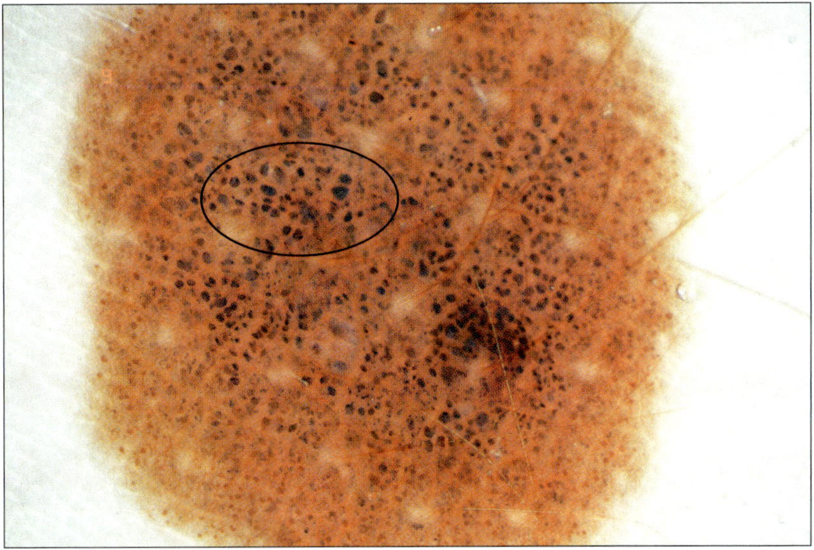

CINCO PATRONES GLOBALES DE LOS NEVUS MELANOCÍTICOS

Patrón reticulado	☐
Patrón globular	☑
Patrón homogéneo	☐
Patrón en estallido de estrellas	☐
Patrón inespecífico	☐

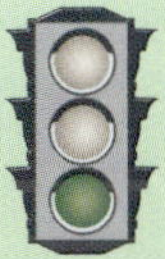

Figura 111 Nevus. El patrón globular observado aquí se entremezcla con orificios blancos redondeados y se caracteriza por numerosos diminutos puntos y glóbulos azulados (*círculo*), situados preferentemente en el centro de la lesión, y muchos glóbulos de color pardusco claro, en la periferia. La arquitectura dermatoscópica global de esta lesión es simétrica y regular y no está indicada la escisión.

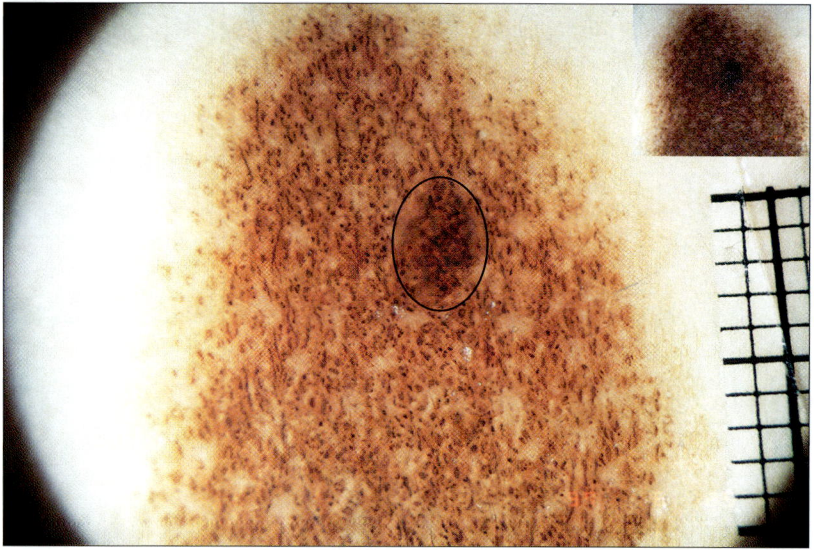

CINCO PATRONES GLOBALES DE LOS NEVUS MELANOCÍTICOS

- Patrón reticulado ☐
- Patrón globular ☑
- Patrón homogéneo ☐
- Patrón en estallido de estrellas ☐
- Patrón inespecífico ☐

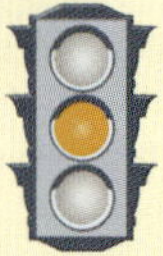

Figura 112 Nevus. Esta lesión muestra otra de las muchas variaciones del patrón globular, con numerosas áreas redondeadas hipopigmentadas. Este patrón es muy sugestivo de nevus melanocítico congénito. Numerosos puntos y glóbulos parduscos están distribuidos de manera uniforme por toda la lesión. En la zona superior hay un área pigmentada ovalada, de color marrón oscuro. Esta mancha (*círculo*) podría representar una patología de alto riesgo, razón por la cual debe extirparse esta lesión.

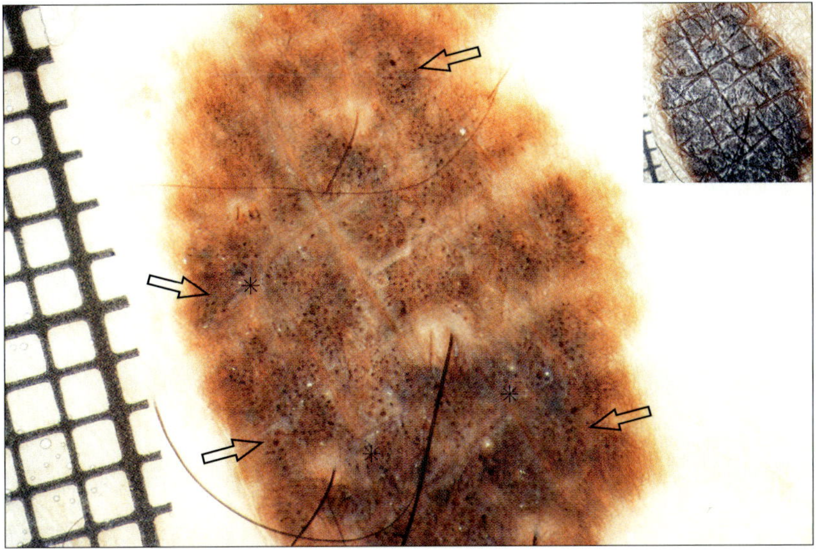

CINCO PATRONES GLOBALES DE LOS NEVUS MELANOCÍTICOS

Patrón reticulado	☐
Patrón globular	☑
Patrón homogéneo	☐
Patrón en estallido de estrellas	☐
Patrón inespecífico	☐

Figura 113 Nevus. Esta lesión con un patrón globular es un nevus melanocítico congénito que simula un melanoma. Existe una mezcla de signos dermatoscópicos: puntos y glóbulos de color y forma variables (*flechas*), estructuras blanco azuladas por toda la lesión (*asteriscos*) y algunas áreas blancas redondeadas, con pelos en el centro. La parte inferior de la lesión tiene diferencias claras de color y estructura con la parte superior y el aspecto sugiere un melanoma superficial.

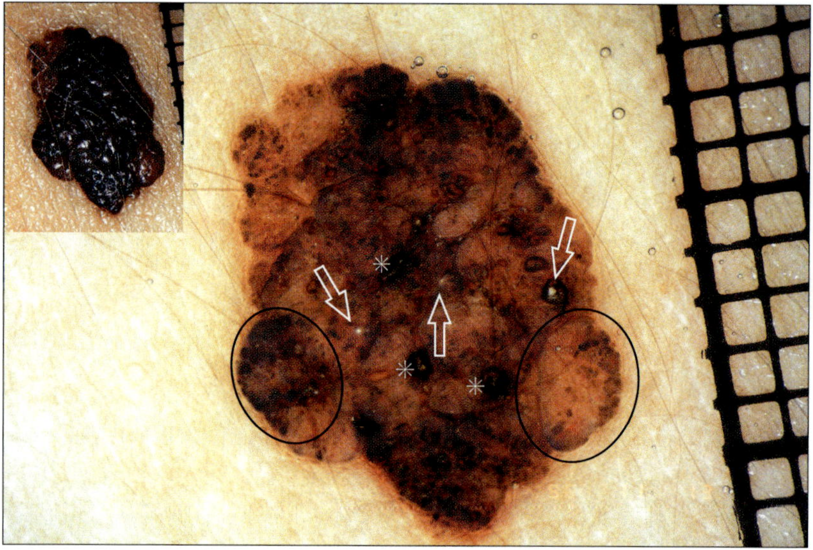

CINCO PATRONES GLOBALES DE LOS NEVUS MELANOCÍTICOS

- Patrón reticulado ☐
- Patrón globular ☑
- Patrón homogéneo ☐
- Patrón en estallido de estrellas ☐
- Patrón inespecífico ☐

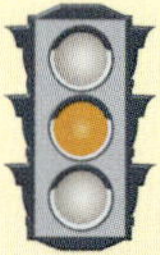

Figura 114 Nevus. Este nevus papilomatoso está formado por algunas estructuras papilares exofíticas (*círculos*) y algunas aberturas tipo comedón (*asteriscos*). Además, hay algunos quistes tipo milio (*flechas*) y estructuras blanco azuladas. Al palpar una lesión de aspecto preocupante como ésta, debe ser blanda y compresible; este signo indica que es benigna.

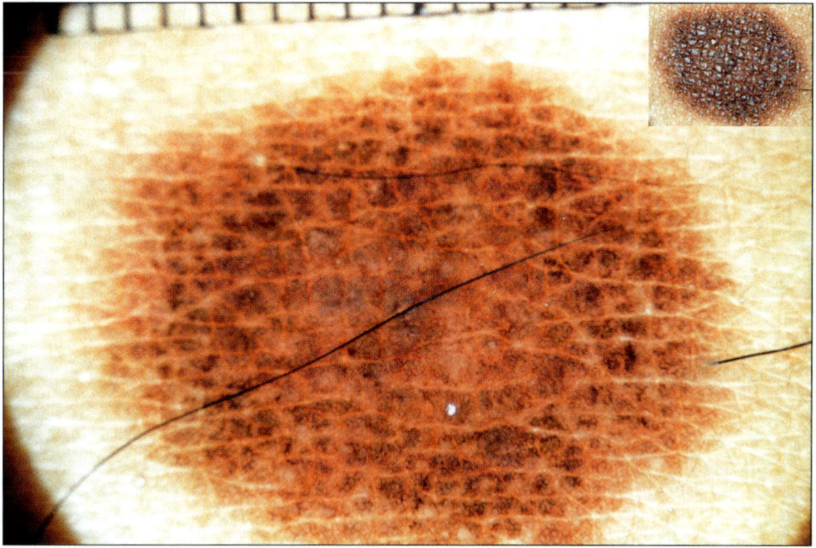

CINCO PATRONES GLOBALES DE LOS NEVUS MELANOCÍTICOS

Patrón reticulado	☐
Patrón globular	☑
Patrón homogéneo	☐
Patrón en estallido de estrellas	☐
Patrón inespecífico	☐

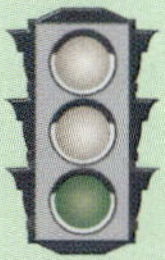

Figura 115 Nevus. Este nevus congénito tiene un patrón globular, más concretamente un patrón en empedrado, porque los glóbulos marrones tienen una forma angular. Las líneas superficiales de la piel son visibles clínicamente, pero aún son más marcadas en la dermatoscopia, dato éste que nosotros creemos que nunca aparece en los melanomas.

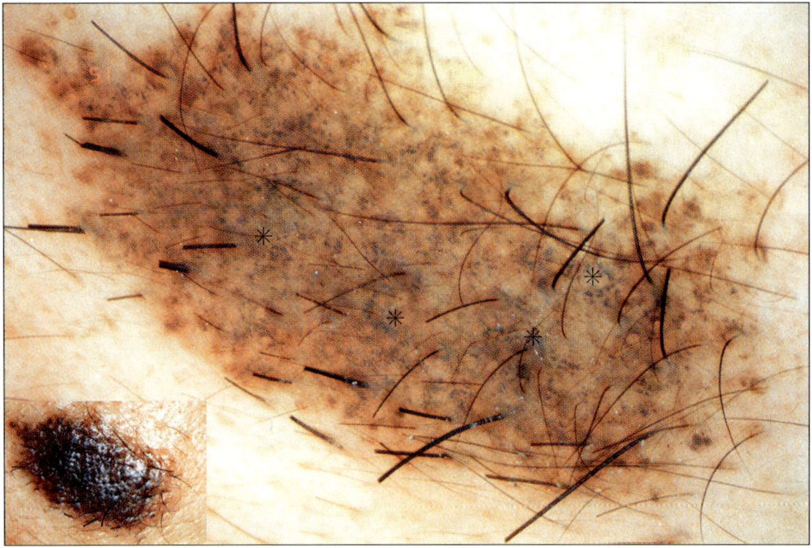

CINCO PATRONES GLOBALES DE LOS NEVUS MELANOCÍTICOS

Patrón reticulado	☐
Patrón globular	✓
Patrón homogéneo	☐
Patrón en estallido de estrellas	☐
Patrón inespecífico	☐

Figura 116 Nevus. Este nevus se caracteriza por la presencia de numerosos pelos, lo que es diagnóstico de nevus melanocítico congénito. Hay también glóbulos parduscos por toda la lesión, entremezclados con numerosos puntos azules (*asteriscos*), que representan acumulaciones de melanófagos en la dermis papilar y hacen sospechar un posible melanoma en regresión. En contra del diagnóstico dermatoscópico de melanoma están la presencia de múltiples pelos y la simetría de color y estructura.

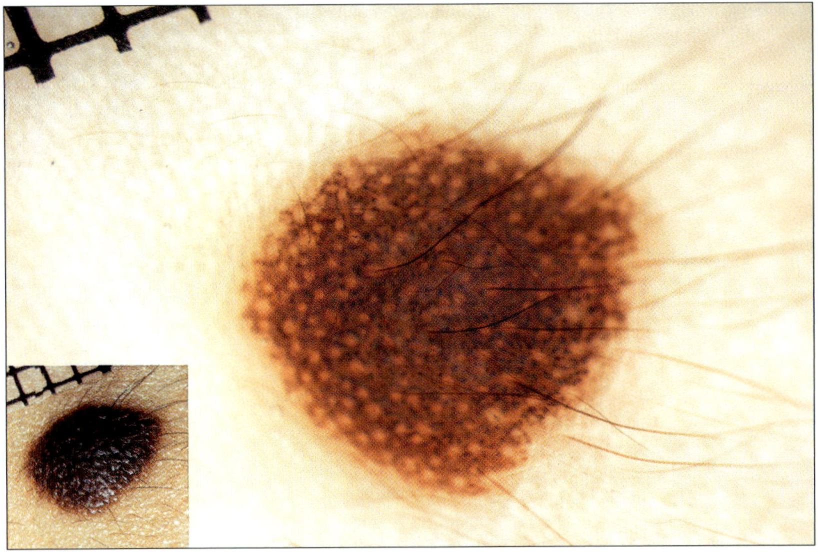

CINCO PATRONES GLOBALES DE LOS NEVUS MELANOCÍTICOS

- Patrón reticulado ✓
- Patrón globular
- Patrón homogéneo
- Patrón en estallido de estrellas
- Patrón inespecífico

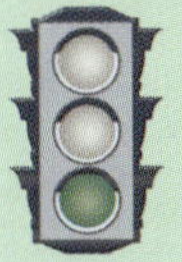

Figura 117 Nevus. Se presenta aquí otro ejemplo de nevus con pelos oscuros, que podría interpretarse mejor como un pequeño nevus melanocítico congénito en la cara. La característica dermatoscópica de esta lesión es el seudorretículo pigmentado regular formado por numerosas áreas redondeadas que representan aberturas foliculares. Este criterio es específico de la zona. Dada la simetría dermatoscópica de color y estructura, se puede descartar que sea un melanoma casi con seguridad. No es lo mismo retículo pigmentado que seudorretículo pigmentado.

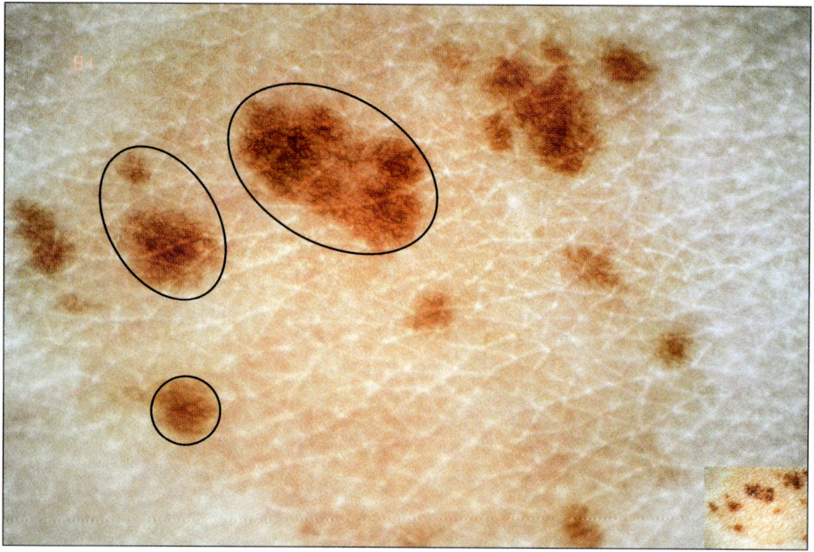

CINCO PATRONES GLOBALES DE LOS NEVUS MELANOCÍTICOS

Patrón reticulado	✓
Patrón globular	☐
Patrón homogéneo	☐
Patrón en estallido de estrellas	☐
Patrón inespecífico	☐

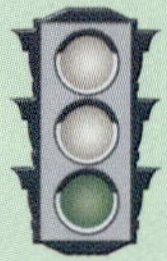

Figura 118 Nevus. Este es un ejemplo estereotípico de un nevus Spilus, que se caracteriza por varios focos (*círculos*) de un retículo pigmentado pardusco tenue, sobre un fondo marrón claro difuso. Cada una de estas manchas se asemeja a un nevus de tipo reticular. Sobre un nevus Spilus puede aparecer un melanoma; por tanto, la dermatoscopia es una herramienta útil para estudiar estas lesiones. Se deben buscar los mismos criterios de alto riesgo que en otros tipos de nevus melanocíticos.

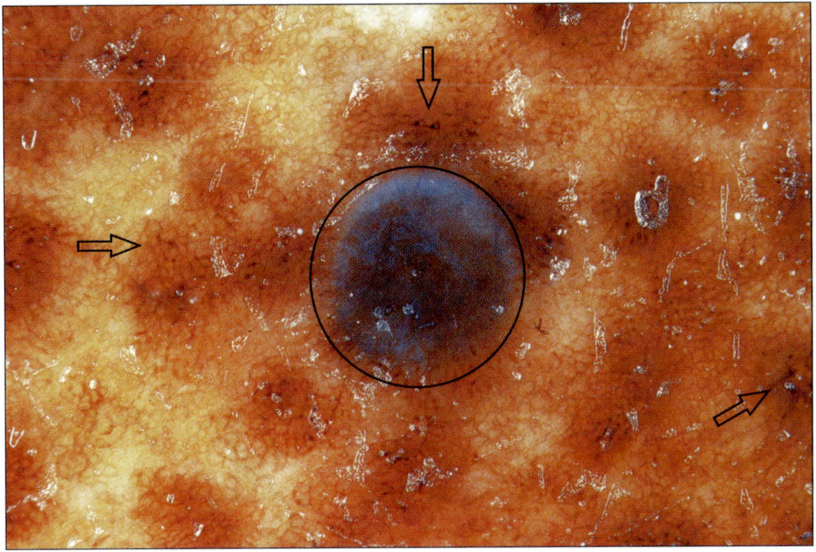

CINCO PATRONES GLOBALES DE LOS NEVUS MELANOCÍTICOS

Patrón reticulado	✓
Patrón globular	☐
Patrón homogéneo	☐
Patrón en estallido de estrellas	☐
Patrón inespecífico	☐

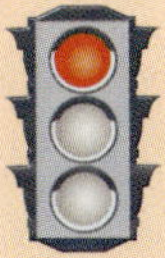

Figura 119 Nevus. Este nevus combinado congénito tiene características de un nevus melanocítico congénito «normal», junto a un nevus azul. Hay focos de retículo pigmentado típico puntiforme, con algunos puntos y glóbulos marrón oscuro (*flechas*) entremezclados con áreas de hipopigmentación. En el centro, la estructura blanco azulada redondeada (*círculo*), podría corresponder a láminas de melanocitos atípicos. Está indicado realizar una biopsia de la pápula más pigmentada para descartar la formación de un melanoma sobre un nevus congénito.

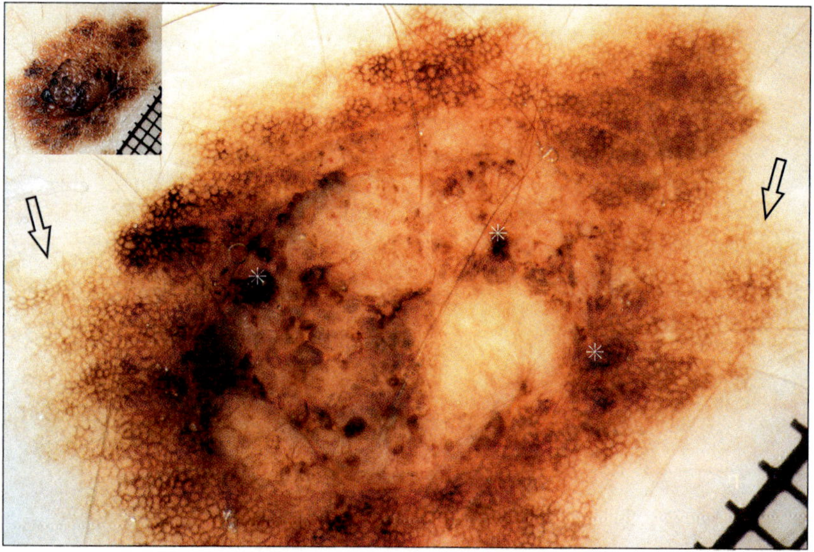

CINCO PATRONES GLOBALES DE LOS NEVUS MELANOCÍTICOS

Patrón reticulado	✓
Patrón globular	☐
Patrón homogéneo	☐
Patrón en estallido de estrellas	☐
Patrón inespecífico	☐

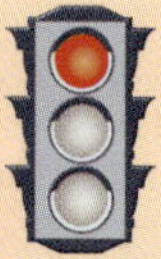

Figura 120 Nevus. Este nevus congénito tiene un aspecto muy preocupante, con una gran asimetría de color y estructura. En la mayor parte de las áreas, el retículo pigmentado es regular y se desvanece hacia la periferia (*flechas*). Hay numerosas manchas pigmentadas irregulares (*asteriscos*) que podrían ser glóbulos o aberturas tipo comedón. Se ven también múltiples estructuras blanco azuladas.

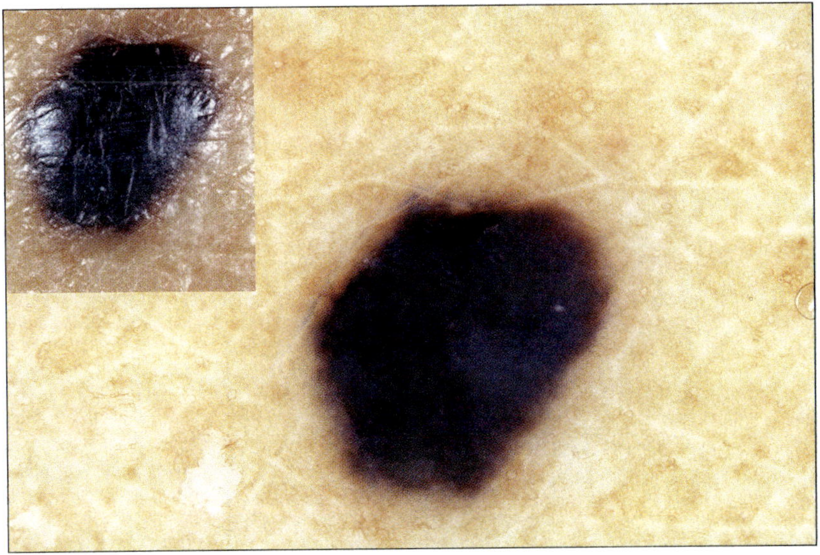

CINCO PATRONES GLOBALES DE LOS NEVUS MELANOCÍTICOS

- ☐ Patrón reticulado
- ☐ Patrón globular
- ☑ Patrón homogéneo
- ☐ Patrón en estallido de estrellas
- ☐ Patrón inespecífico

Figura 121 Nevus. Este es un ejemplo estereotípico de nevus azul caracterizado por pigmentación homogénea difusa. Hay también un pequeño halo de pigmentación pardusca. El diagnóstico diferencial de este nevus azul incluye un hemangioma y un melanoma metastásico cutáneo o nodular. Es fundamental conocer la historia de esta lesión para hacer el diagnóstico dermatoscópico correcto.

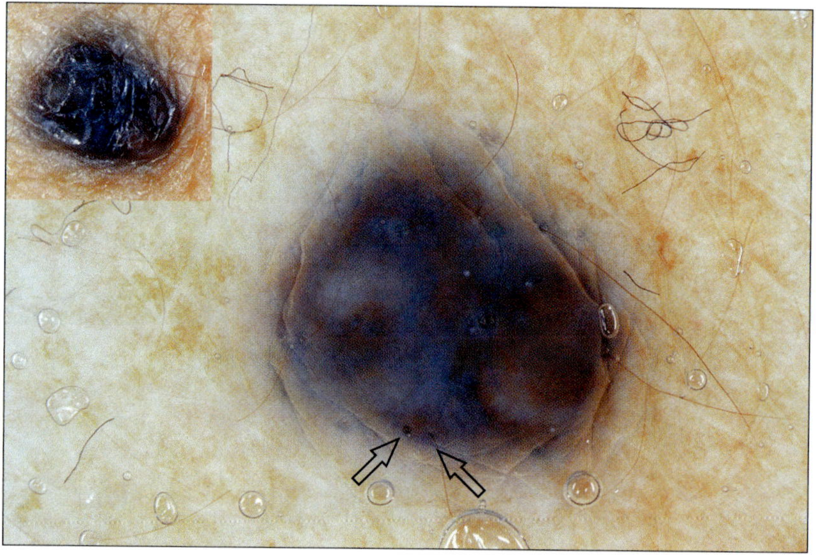

CINCO PATRONES GLOBALES DE LOS NEVUS MELANOCÍTICOS

Patrón reticulado	☐
Patrón globular	☐
Patrón homogéneo	☑
Patrón en estallido de estrellas	☐
Patrón inespecífico	☐

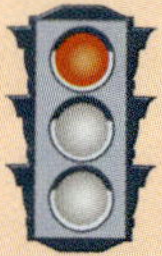

Figura 122 Nevus. Esta imagen muestra una variación de la morfología observada en un nevus azul. Se ven tres colores diferentes: azul, blanco y marrón. Hay también dos glóbulos (*flechas*). En este caso, el diagnóstico diferencial incluiría un nevus combinado, un nevus dérmico atípico y un melanoma desestructurado. Como la lesión puede ser de alto riesgo, debe extirparse.

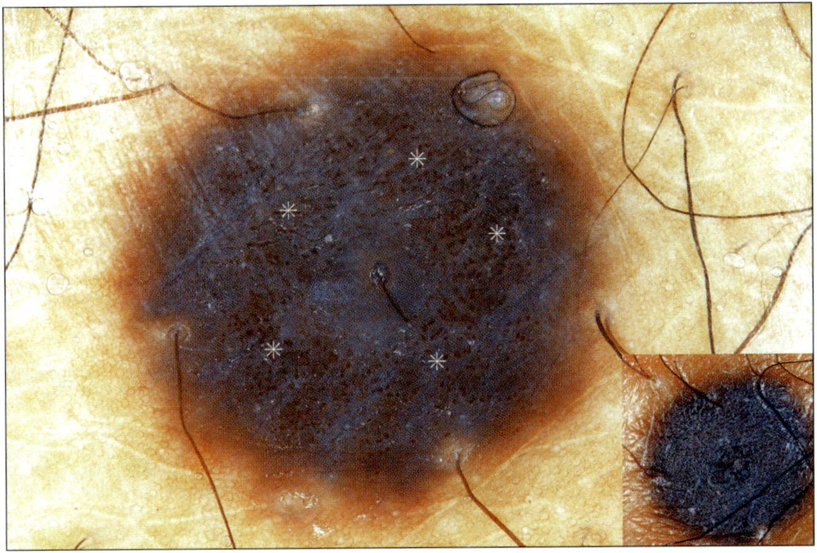

CINCO PATRONES GLOBALES DE LOS NEVUS MELANOCÍTICOS

Patrón reticulado	☐
Patrón globular	☑
Patrón homogéneo	☑
Patrón en estallido de estrellas	☐
Patrón inespecífico	☐

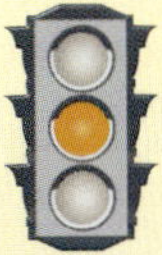

Figura 123 Nevus. Esta imagen muestra otra variación de la morfología observada en los nevus azules y plantea importantes consideraciones en el diagnóstico diferencial, como el nevus de Clark (displásico) con regresión y el melanoma. La lesión se caracteriza por una pigmentación azulada difusa homogénea, rodeada por un pequeño halo parduzco. Numerosos puntos y glóbulos diminutos y de color parduzco (*asteriscos*) están distribuidos por toda la lesión. Estos signos dermatoscópicos son muy infrecuentes en los nevus azules y un cuadro de este tipo justifica un diagnóstico histológico.

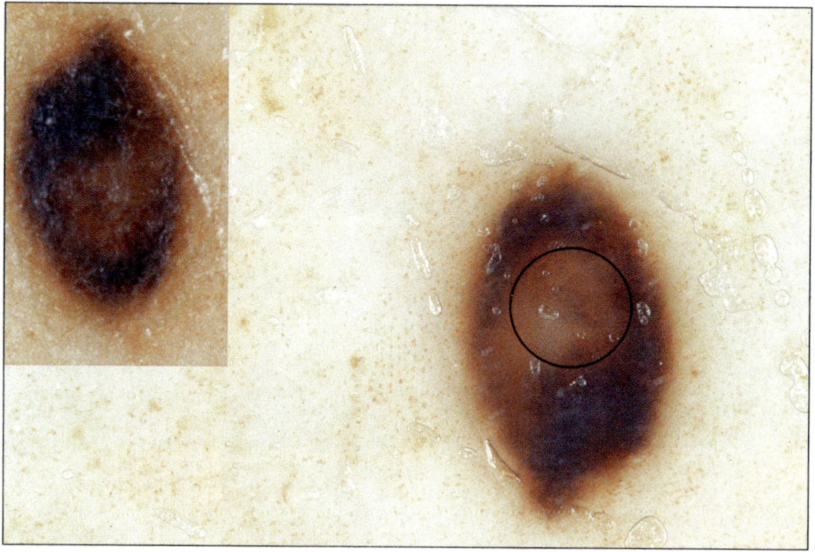

CINCO PATRONES GLOBALES DE LOS NEVUS MELANOCÍTICOS

Patrón reticulado	☐
Patrón globular	☐
Patrón homogéneo	☑
Patrón en estallido de estrellas	☐
Patrón inespecífico	☐

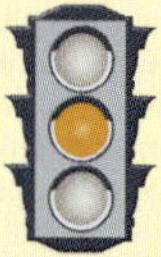

Figura 124 Nevus. Este es un nevus azul con fibrosis (*círculo*) que simula un nevus de Clark (displásico) en regresión o incluso un melanoma en regresión. Hay una pigmentación azul homogénea que rodea un área blanquecina, que histopatológicamente corresponde a una zona prominente de fibrosis en un nevus azul por lo demás típico.

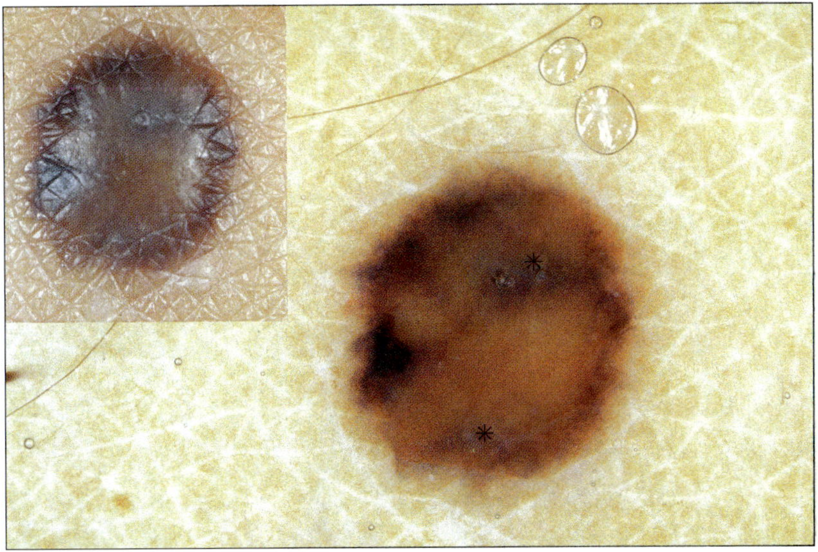

CINCO PATRONES GLOBALES DE LOS NEVUS MELANOCÍTICOS

Patrón reticulado	☐
Patrón globular	☐
Patrón homogéneo	✓
Patrón en estallido de estrellas	☐
Patrón inespecífico	☐

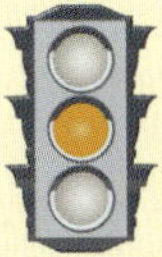

Figura 125 Nevus. Este nevus azul es principalmente un nódulo duro con una superficie lisa. El diagnóstico diferencial clínico se realizará con melanoma hipomelánico, dermatofibroma o nevus dérmico. El nevus tiene un color pardusco claro difuso, rodeado por pequeñas zonas de pigmentación más oscura y estructuras blanco azuladas (*asteriscos*). No se observan otros criterios dermatoscópicos. Dada la imposibilidad de descartar un melanoma hipomelánico con toda seguridad, una lesión con este aspecto dermatoscópico se debe extirpar.

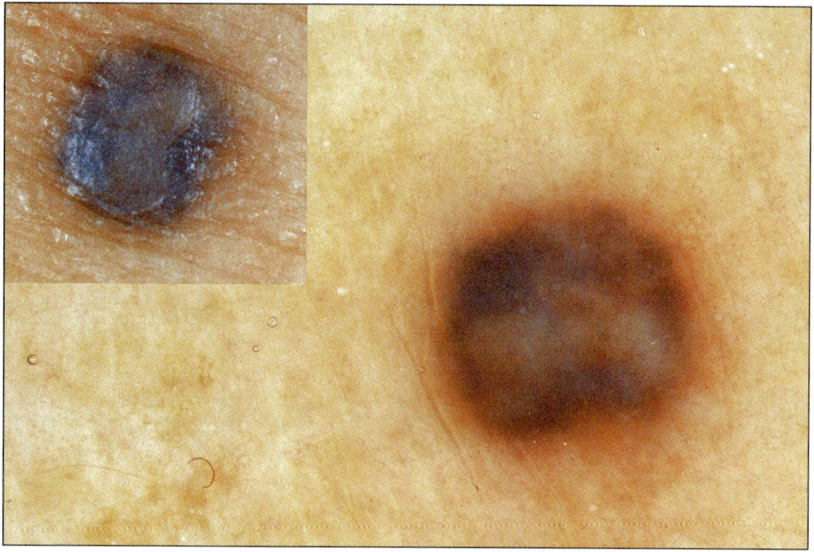

CINCO PATRONES GLOBALES DE LOS NEVUS MELANOCÍTICOS

Patrón reticulado	☐
Patrón globular	☐
Patrón homogéneo	☑
Patrón en estallido de estrellas	☐
Patrón inespecífico	☐

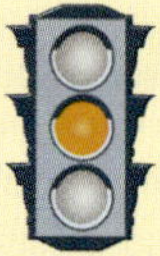

Figura 126 Nevus. Esta variación de la morfología observada en los nevus azules simula a la de los melanomas hipomelánicos y se caracteriza por la fusión de zonas azuladas y blanquecinas difusas. Existe una completa ausencia de criterios dermatoscópicos individuales.

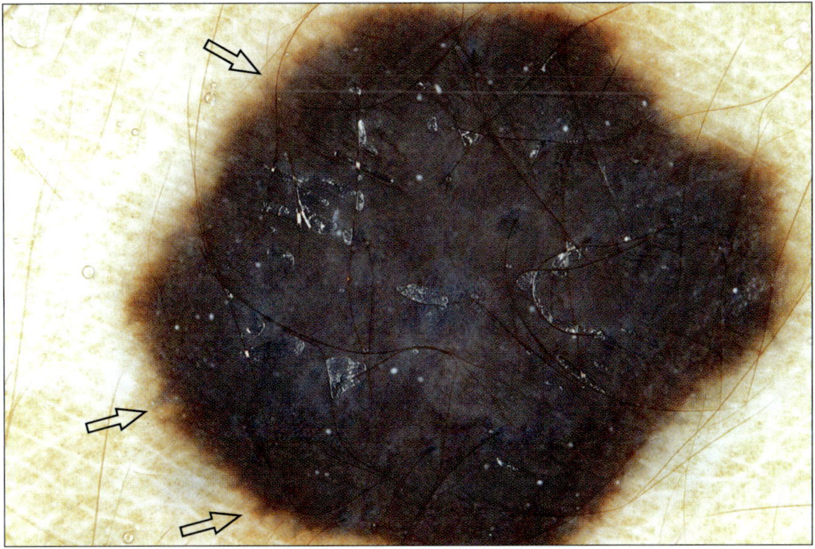

CINCO PATRONES GLOBALES DE LOS NEVUS MELANOCÍTICOS

Patrón reticulado	☐
Patrón globular	☐
Patrón homogéneo	✓
Patrón en estallido de estrellas	☐
Patrón inespecífico	☐

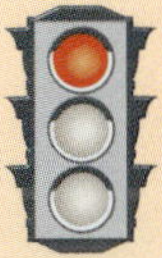

Figura 127 Nevus. Este es un ejemplo de un nevus azul con pigmentación marrón azulada difusa. La acumulación de proyecciones (*flechas*) en la periferia de la lesión forma un patrón en estallido de estrellas. Esta lesión podría confundirse con un nevus de Spitz o un melanoma nodular.

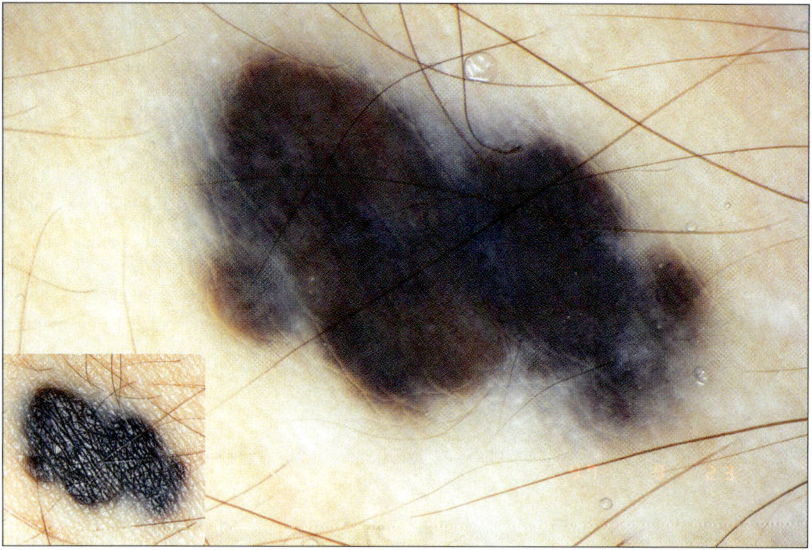

CINCO PATRONES GLOBALES DE LOS NEVUS MELANOCÍTICOS

- Patrón reticulado ☐
- Patrón globular ☐
- Patrón homogéneo ☑
- Patrón en estallido de estrellas ☐
- Patrón inespecífico ☐

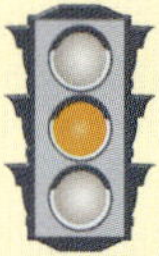

Figura 128 Nevus. Esta lesión es una variación de un nevus azul. En la dermatoscopia, se caracteriza por una zona homogénea de color azul y gris, rodeada por un anillo más débil de color azul claro. No hay indicios de signos dermatoscópicos locales, especialmente de criterios específicos de melanoma. No obstante, dada la asimetría de contorno y color de la lesión, está justificada la extirpación para descartar un melanoma. La historia clínica es también un factor importante en este caso.

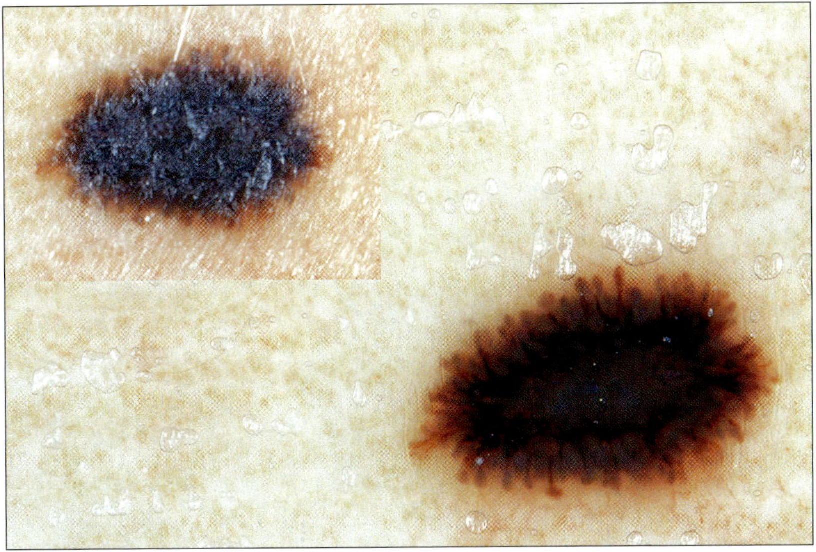

CINCO PATRONES GLOBALES DE LOS NEVUS MELANOCÍTICOS

Patrón reticulado	☐
Patrón globular	☐
Patrón homogéneo	☐
Patrón en estallido de estrellas	✓
Patrón inespecífico	☐

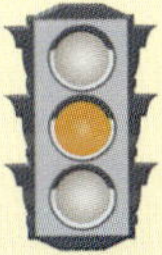

Figura 129 Nevus. Este es un ejemplo estereotípico de un nevus de Spitz con un patrón en estallido de estrellas. Hay un anillo simétrico de proyecciones alrededor de toda la lesión y una estructura central blanco azulada. Estas dos características dermatoscópicas se encuentran con frecuencia en los nevus de Spitz. Si las proyecciones no se encuentran en todas las zonas de la periferia, podría tratarse de un cuadro dermatoscópico de melanoma. La presencia de un patrón en estallido de estrellas debe hacernos pensar inmediatamente en un nevus de Spitz.

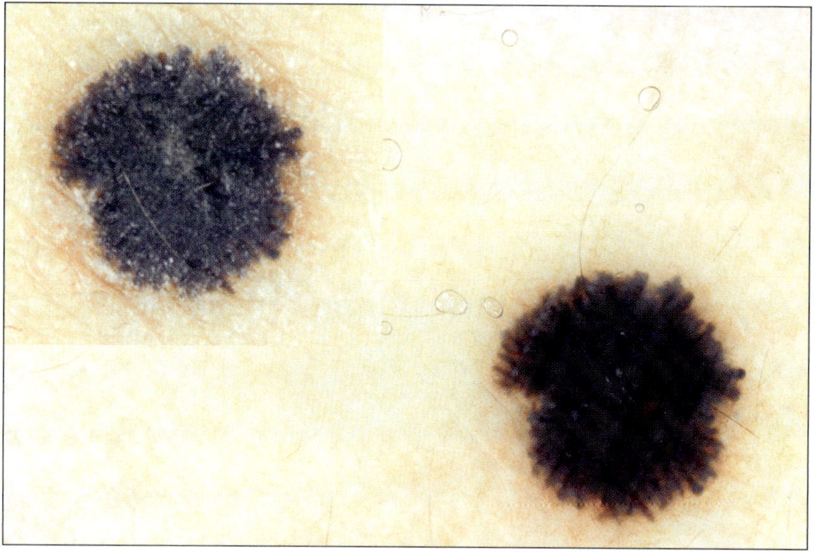

CINCO PATRONES GLOBALES DE LOS NEVUS MELANOCÍTICOS

- [ ] Patrón reticulado
- [ ] Patrón globular
- [ ] Patrón homogéneo
- [x] Patrón en estallido de estrellas
- [ ] Patrón inespecífico

Figura 130 Nevus. Esta lesión es también spitzoide y similar a la de la Figura 129, pero las proyecciones de la periferia no son tan llamativas. Muestra también el patrón en estallido de estrellas. Por regla general, se recomienda la extirpación de toda lesión con este aspecto dermatoscópico, especialmente en individuos mayores de 14 años. Se puede tranquilizar al paciente asegurándole que en la mayor parte de los casos estas lesiones no son melanomas.

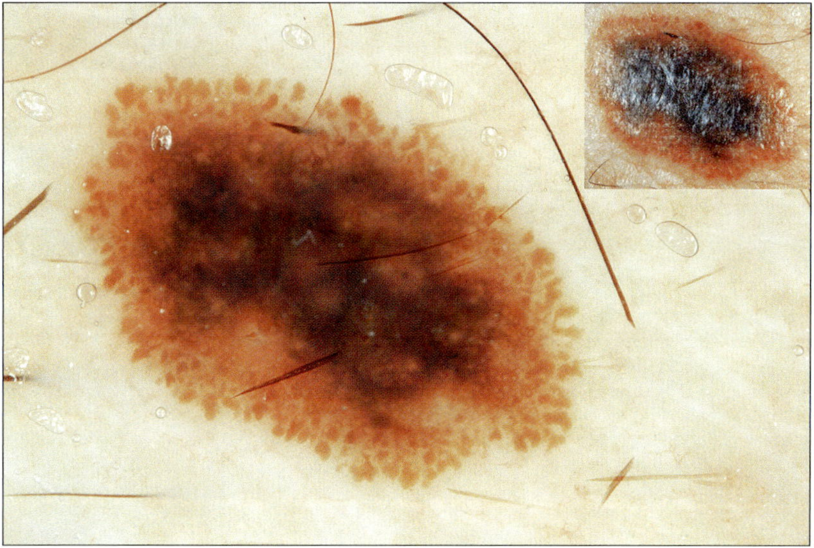

CINCO PATRONES GLOBALES DE LOS NEVUS MELANOCÍTICOS

- [ ] Patrón reticulado
- [x] Patrón globular
- [ ] Patrón homogéneo
- [ ] Patrón en estallido de estrellas
- [ ] Patrón inespecífico

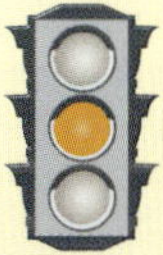

Figura 131 Nevus. Este es un nevus de Spitz de tipo predominantemente globular, que en la dermatoscopia resulta sospechoso de melanoma. Se trata de una lesión simétrica caracterizada por numerosos glóbulos de color marrón claro, distribuidos de forma anular en la periferia. La mayor parte del interior de la lesión está formada por una mancha oscura irregular. La decisión sobre vigilar de cerca o extirpar una lesión con un aspecto como éste dependerá del marco clínico.

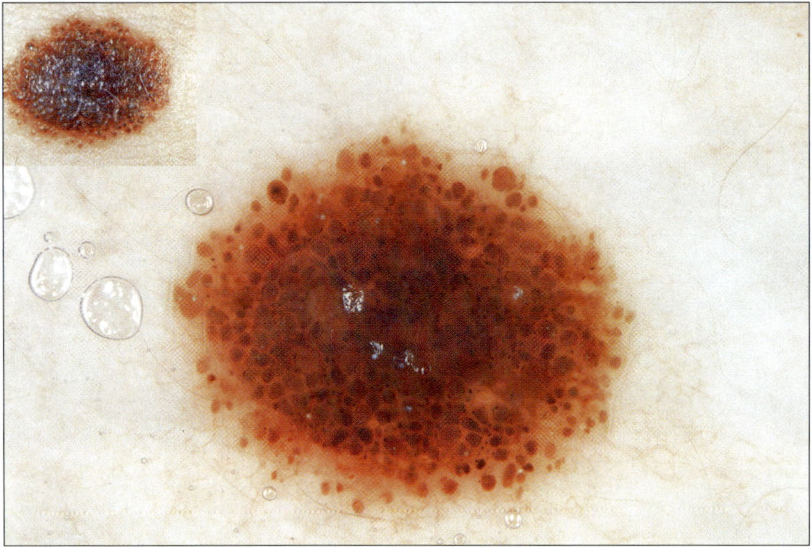

CINCO PATRONES GLOBALES DE LOS NEVUS MELANOCÍTICOS

Patrón reticulado	☐
Patrón globular	☑
Patrón homogéneo	☐
Patrón en estallido de estrellas	☐
Patrón inespecífico	☐

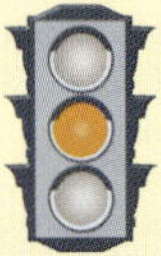

Figura 132 Nevus. Esta lesión es similar a la de la Figura 71, pero los puntos y glóbulos, que presentan ligeras variaciones de tamaño y de forma, están distribuidos de manera uniforme por toda la lesión. Los glóbulos del centro se caracterizan por una coloración azulada, dada su localización en la dermis papilar. Este patrón globular se puede observar en los nevus banales, de Clark (displásicos) y de Spitz. Este era un nevus de Spitz. Se puede descartar que se trate de un melanoma con este cuadro dermatoscópico.

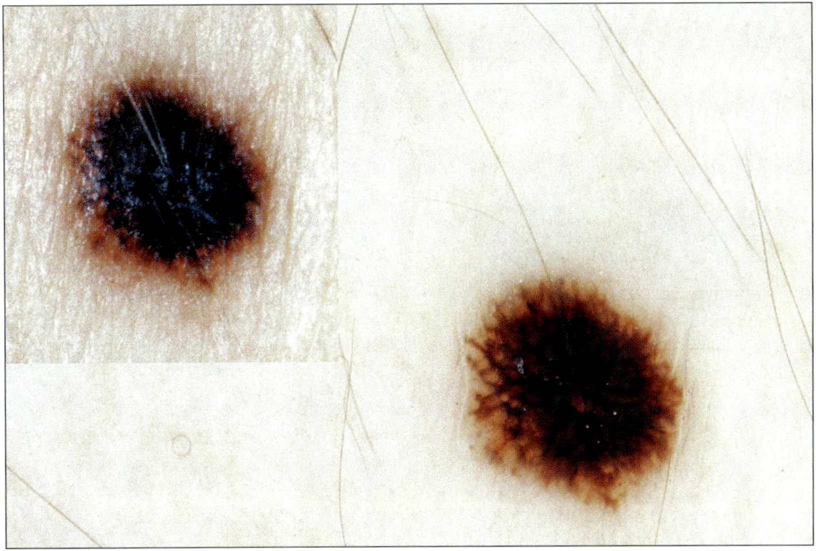

CINCO PATRONES GLOBALES DE LOS NEVUS MELANOCÍTICOS

- Patrón reticulado ☐
- Patrón globular ☐
- Patrón homogéneo ☐
- Patrón en estallido de estrellas ☑
- Patrón inespecífico ☐

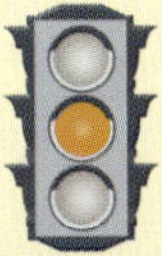

Figura 133 Nevus. Este es un nevus de Spitz muy pequeño. Se necesita imaginación para ver un patrón en estallido de estrellas. Hay un retículo pigmentado engrosado y ramificado en toda la lesión, que se acentúa en la periferia. El diagnóstico diferencial se debe realizar con el nevus de Clark (displásico) y el melanoma *in situ*; por tanto, esta lesión se debe extirpar. Las lesiones pequeñas pueden ser de alto riesgo.

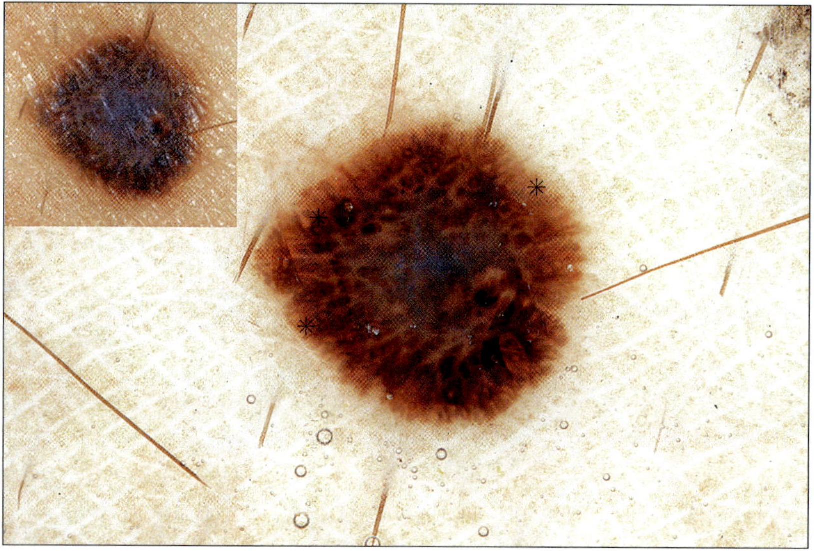

CINCO PATRONES GLOBALES DE LOS NEVUS MELANOCÍTICOS

Patrón reticulado	☐
Patrón globular	☐
Patrón homogéneo	☐
Patrón en estallido de estrellas	☑
Patrón inespecífico	☐

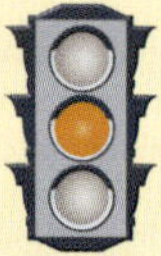

Figura 134 Nevus. Esta lesión muestra otra variación de la morfología observada en el nevus de Spitz. Existe simetría dermatoscópica, una estructura blanco azulada en el centro y proyecciones con un patrón en estallido de estrellas tenue (*asteriscos*) en la periferia. Puesto que no puede descartarse un melanoma con seguridad, esta lesión se debe extirpar.

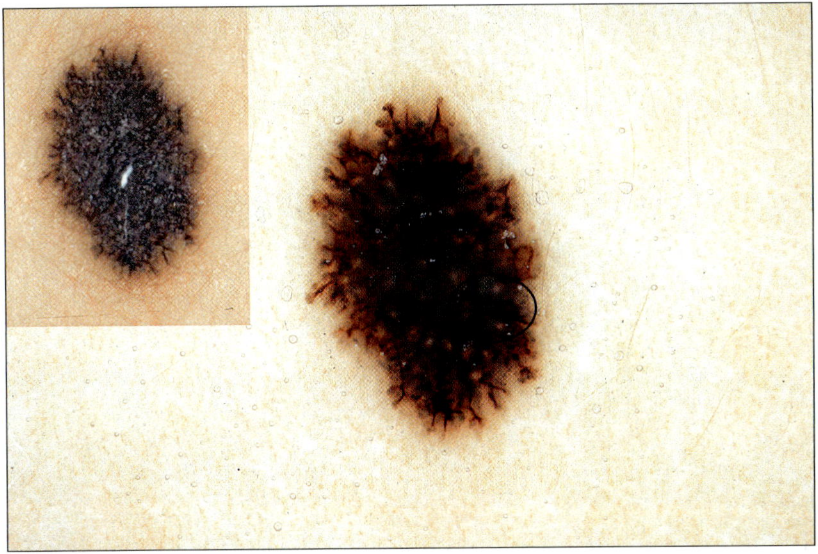

CINCO PATRONES GLOBALES DE LOS NEVUS MELANOCÍTICOS

Patrón reticulado	☐
Patrón globular	☐
Patrón homogéneo	☐
Patrón en estallido de estrellas	✓
Patrón inespecífico	☐

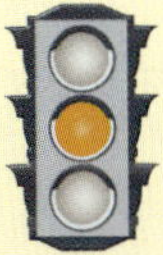

Figura 135 Nevus. El patrón en estallido de estrellas de un nevus de Spitz debe ser reconocible ya en este momento. Los nevus de Spitz pueden tener un área central clara o azul grisácea más oscura. En este caso, presenta una coloración grisácea con proyecciones ramificadas en la periferia. En esta zona periférica de los nevus de Spitz puede haber también puntos y glóbulos (*círculo*). Las áreas blancas puntiformes no son los quistes tipo milio de una queratosis seborreica, sino que se trata de aberturas foliculares. El diagnóstico diferencial de esta lesión sería con un nevus de Clark (displásico) o un melanoma; por tanto, debe extirparse.

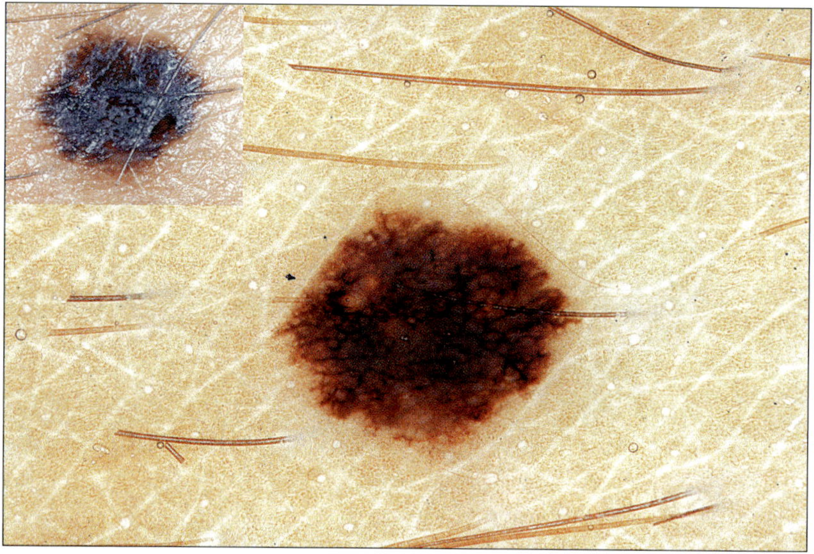

CINCO PATRONES GLOBALES DE LOS NEVUS MELANOCÍTICOS

- Patrón reticulado ☑
- Patrón globular ☐
- Patrón homogéneo ☐
- Patrón en estallido de estrellas ☐
- Patrón inespecífico ☐

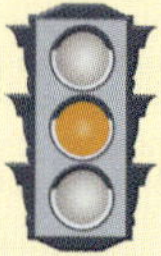

Figura 136 Nevus. Esta lesión presenta otra variación de la morfología observada en los nevus de Spitz. Tiene un retículo pigmentado negro con segmentos lineales engrosados y ramificados que ocupan la lesión y estructuras blanco azuladas en el fondo. Hay varios patrones spitzoides muy sugestivos de esta lesión.

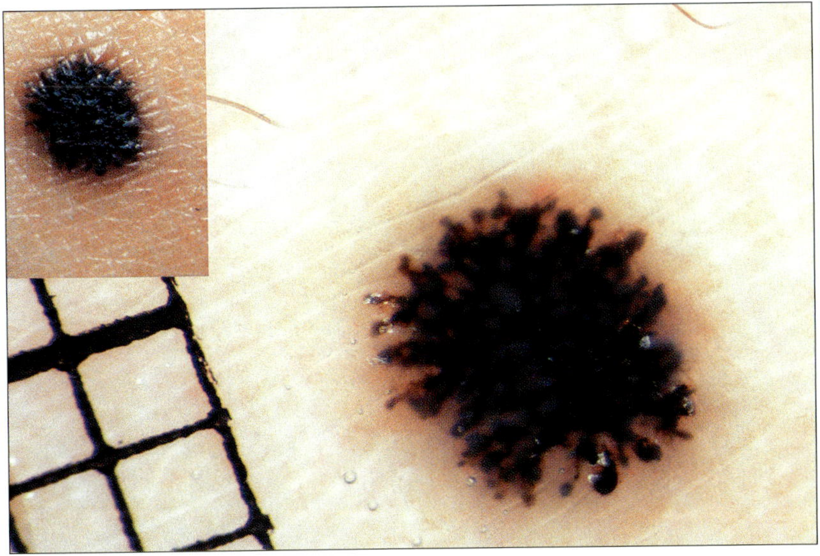

CINCO PATRONES GLOBALES DE LOS NEVUS MELANOCÍTICOS

Patrón reticulado	☐
Patrón globular	☐
Patrón homogéneo	☐
Patrón en estallido de estrellas	✓
Patrón inespecífico	☐

Figura 137 Nevus. Es imposible ver demasiadas variaciones del nevus de Spitz, por tanto ¡este es un clásico! El aspecto más llamativo de esta lesión es el retículo pigmentado negro que forma unas proyecciones que originan un patrón en estallido de estrellas. Hay también una corona de color rosa claro alrededor de la lesión. Esta corona es un signo muy específico de nevus de Spitz.

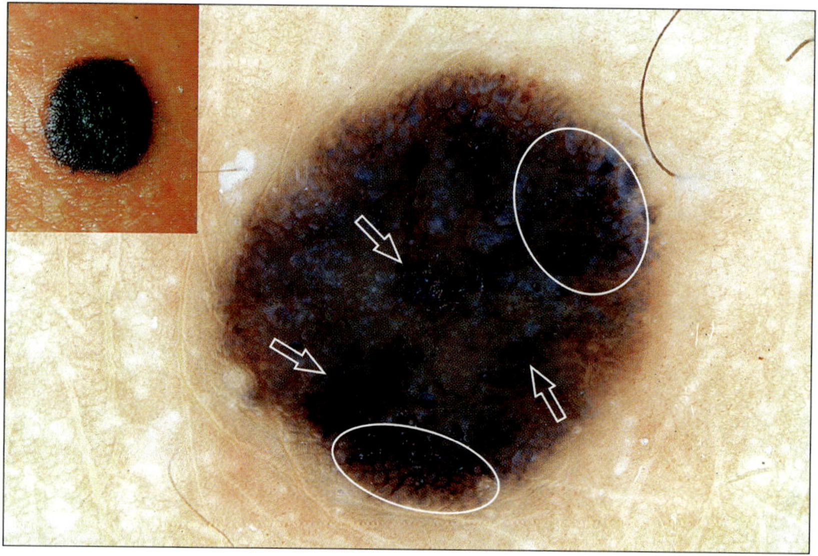

CINCO PATRONES GLOBALES DE LOS NEVUS MELANOCÍTICOS

- [ ] Patrón reticulado
- [ ] Patrón globular
- [ ] Patrón homogéneo
- [x] Patrón en estallido de estrellas
- [ ] Patrón inespecífico

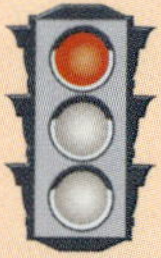

Figura 138 Nevus. Este nevus de Spitz no es tan fácil de diagnosticar como el de la Figura 137. Se caracteriza por varios focos de retículo pigmentado marrón y negro (*círculos*) entremezclados con puntos y glóbulos negros irregulares (*flechas*). Se observa también un color blanco azulado difuso, un buen ejemplo de una estructura blanco azulada. Dada la asimetría global de color y estructura, no se debe descartar que se trate de un melanoma.

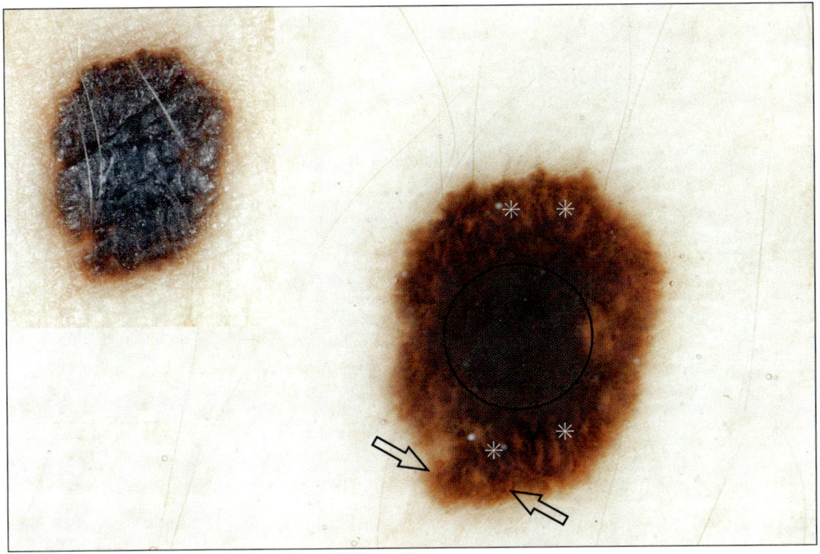

CINCO PATRONES GLOBALES DE LOS NEVUS MELANOCÍTICOS

- [ ] Patrón reticulado
- [ ] Patrón globular
- [x] Patrón homogéneo
- [ ] Patrón en estallido de estrellas
- [ ] Patrón inespecífico

Figura 139 Nevus. ¡Los nevus de Spitz tienen muchas caras! Esta es más difícil de diagnosticar, porque los signos dermatoscópicos no son claros. Tiene una estructura blanco azulada central difusa (*círculo*), proyecciones (*asteriscos*) y puntos y glóbulos (*flechas*). El diagnóstico diferencial dermatoscópico se realiza con el nevus de Clark (displásico), el nevus de Spitz y el melanoma *in situ*, por lo que debe extirparse.

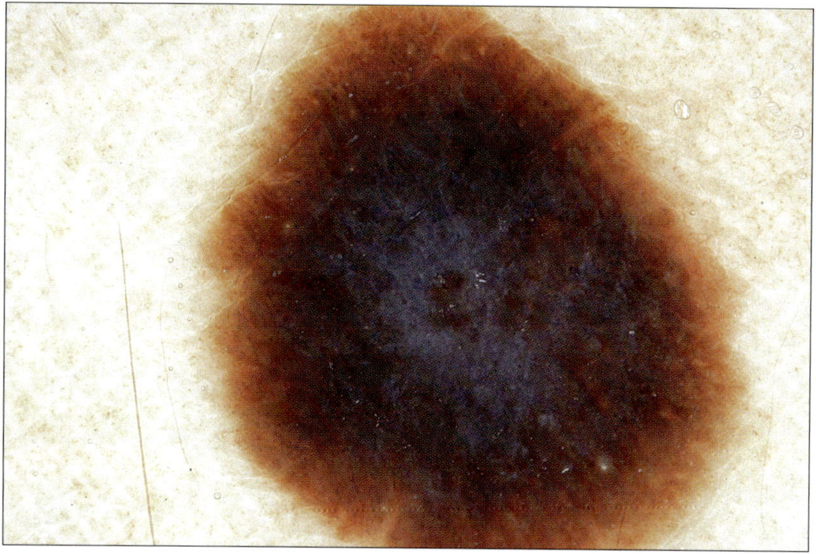

CINCO PATRONES GLOBALES DE LOS NEVUS MELANOCÍTICOS

- Patrón reticulado ☐
- Patrón globular ☐
- Patrón homogéneo ☑
- Patrón en estallido de estrellas ☐
- Patrón inespecífico ☐

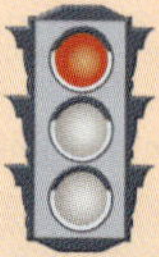

Figura 140 Nevus. Esta lesión es similar a la mostrada en la Figura 139, pero los criterios son más fáciles de ver. Esta lesión, que prácticamente carece de estructura, muestra policromía, una estructura blanco azulada difusa y sombras marrones. No tiene un retículo pigmentado claro. Si una lesión no se puede clasificar con seguridad, se debe extirpar para descartar un melanoma. La gran estructura blanco azulada y la simetría se inclinan a favor de un nevus de Spitz.

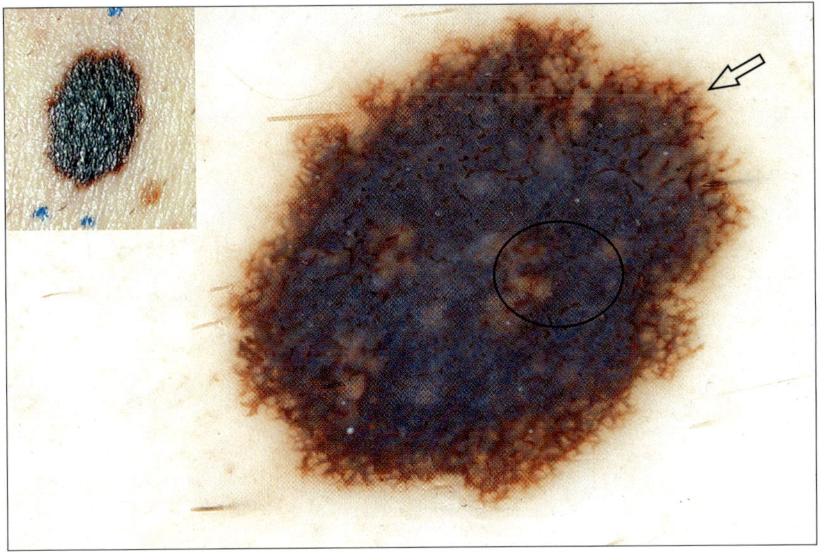

CINCO PATRONES GLOBALES DE LOS NEVUS MELANOCÍTICOS

Patrón reticulado	✓
Patrón globular	
Patrón homogéneo	✓
Patrón en estallido de estrellas	
Patrón inespecífico	

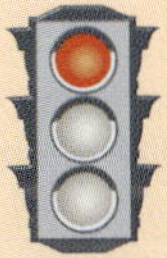

Figura 141 Nevus. Este nevus de Spitz se parece mucho a un melanoma. Aunque la lesión es clínicamente simétrica, existe cierta asimetría de un retículo pigmentado atípico en el borde de la lesión cuando se estudia atentamente mediante dermatoscopia. Hay también algunas proyecciones (*flecha*). La asimetría de criterios apunta a un melanoma, pero como resulta evidente por el diagnóstico, no se trata de un melanoma. Se observa también una coloración azulada homogénea que ocupa la mayor parte de la lesión y algunos puntos y glóbulos (*círculo*). No importa si esta lesión aparece en un niño o en un adulto: debe extirparse.

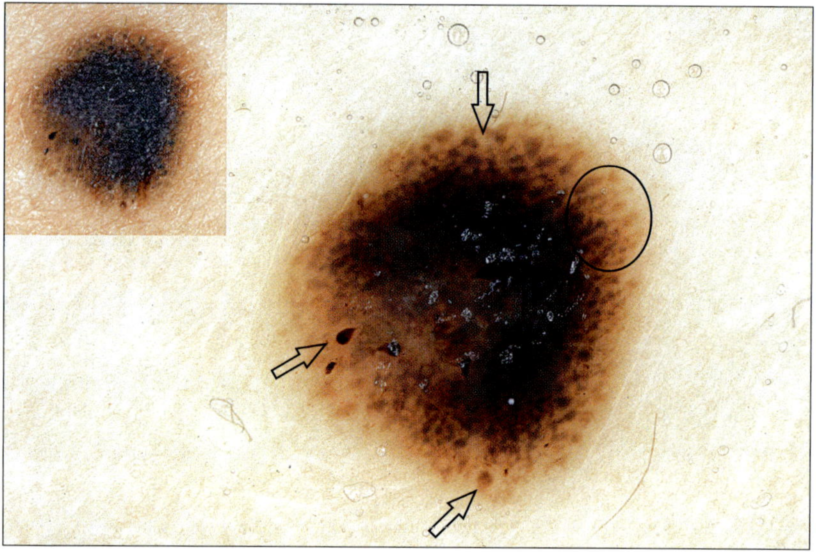

CINCO PATRONES GLOBALES DE LOS NEVUS MELANOCÍTICOS

- [ ] Patrón reticulado
- [x] Patrón globular
- [ ] Patrón homogéneo
- [ ] Patrón en estallido de estrellas
- [ ] Patrón inespecífico

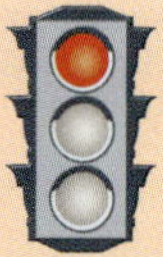

Figura 142 Nevus. Esta lesión se puede clasificar como un tipo globular de nevus de Spitz. Debido a la asimetría y a la presencia de policromía, esta es otra lesión que simula un melanoma. Conviene recordar que la dermatoscopia no es diagnóstica al 100% para una determinada lesión. Hay numerosos puntos y glóbulos de localización asimétrica (*flechas*), proyecciones marrones irregulares (*círculo*) y estructuras blanco azuladas.

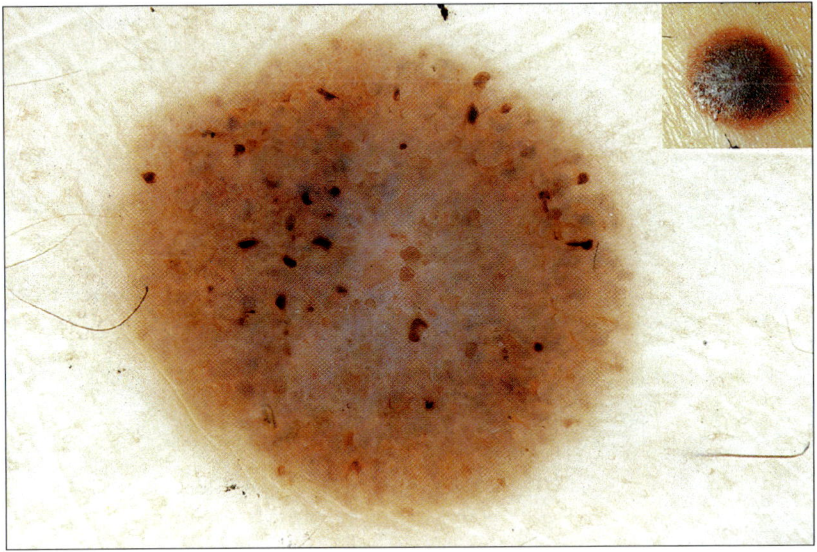

CINCO PATRONES GLOBALES DE LOS NEVUS MELANOCÍTICOS

- Patrón reticulado ☐
- Patrón globular ☑
- Patrón homogéneo ☐
- Patrón en estallido de estrellas ☐
- Patrón inespecífico ☐

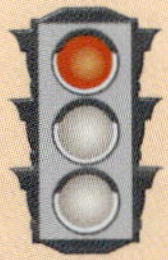

Figura 143 Nevus. Este nevus de Spitz se caracteriza por un patrón globular y de nuevo recuerda a un melanoma. Hay una estructura central blanco azulada y varios puntos y glóbulos marrones y negros irregulares, distribuidos de forma desigual por la lesión y originando una asimetría estructural. No se identifica retículo pigmentado.

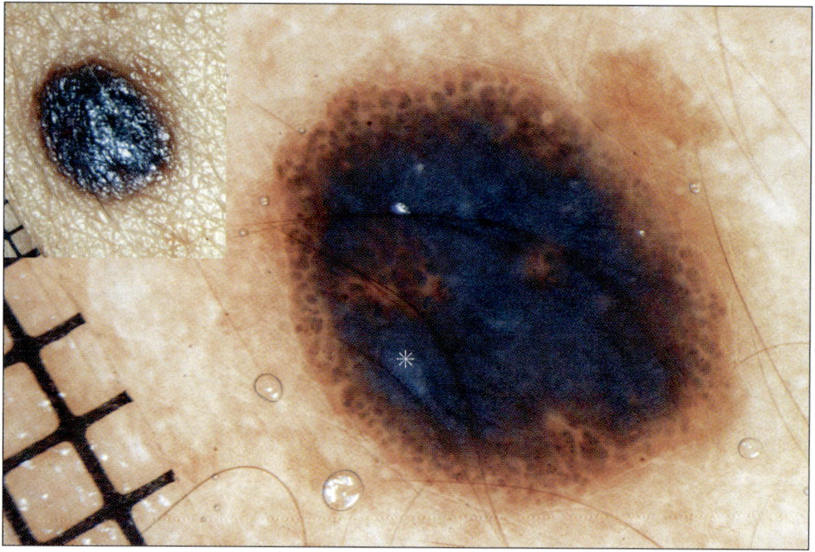

CINCO PATRONES GLOBALES DE LOS NEVUS MELANOCÍTICOS

Patrón reticulado	☐
Patrón globular	✓
Patrón homogéneo	✓
Patrón en estallido de estrellas	☐
Patrón inespecífico	☐

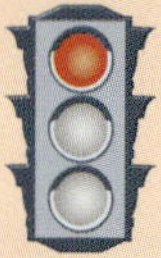

Figura 144 Nevus. En la impresión inicial, esta lesión podría parecer de alto riesgo debido al color tan oscuro. Conviene recordar que el color negro no siempre es un signo inquietante. Se trata de otra variación de un nevus de Spitz homogéneo y globular. En la dermatoscopia, se trata de una lesión simétrica caracterizada por una zona central homogénea grande de pigmentación oscura, rodeada por un borde delgado de puntos y glóbulos marrones. Se puede ver también una estructura blanco azulada tenue (*asterisco*). No se puede descartar un melanoma con seguridad; por tanto, esta lesión se debe extirpar.

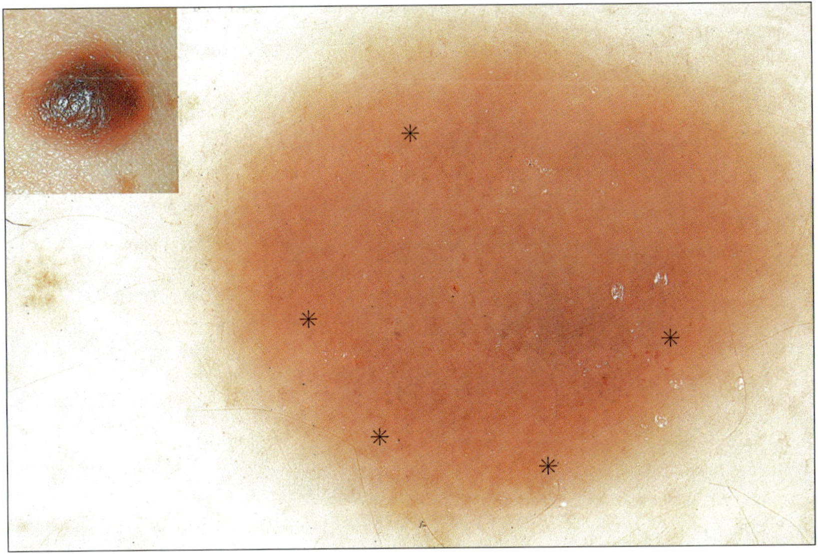

CINCO PATRONES GLOBALES DE LOS NEVUS MELANOCÍTICOS

Patrón reticulado	☐
Patrón globular	☐
Patrón homogéneo	☐
Patrón en estallido de estrellas	☐
Patrón inespecífico	✓

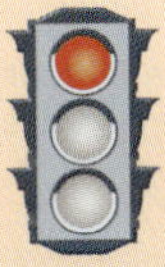

Figura 145 Nevus. El mejor dermatoscopista podría no reconocer esta lesión como un nevus de Spitz sin la ayuda de la historia clínica. Este tipo rosado homogéneo de nevus de Spitz recuerda a un melanoma desestructurado, sin criterios específicos de melanoma. Se observa una pigmentación marrón claro y rosada por toda la lesión, así como también algunos puntos y glóbulos (*asteriscos*), pero es preciso buscar bien para encontrarlos. Las lesiones rosadas que no presentan rasgos distintivos deben extirparse porque ocasionalmente son melanomas. ¡Cuidado con el color rosa!

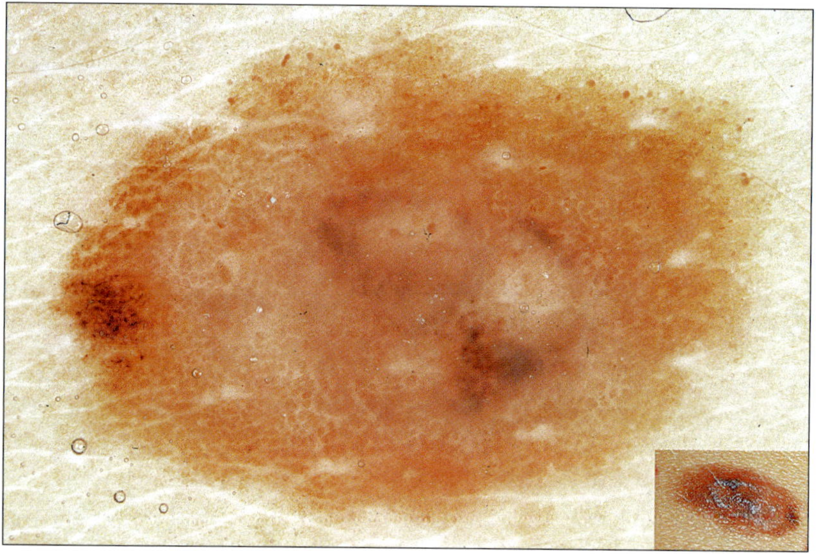

CINCO PATRONES GLOBALES DE LOS NEVUS MELANOCÍTICOS

Patrón reticulado	☐
Patrón globular	✓
Patrón homogéneo	✓
Patrón en estallido de estrellas	☐
Patrón inespecífico	☐

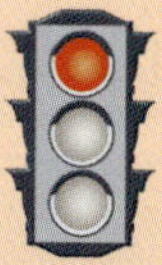

Figura 146 Nevus. Esta lesión tiene un patrón totalmente asimétrico, aunque se trata de otro nevus de Spitz. Tiene una zona central homogénea grande, una estructura blanco azulada y puntos y glóbulos de localización asimétrica. Este es un patrón muy preocupante y resulta sorprendente que no fuera un melanoma.

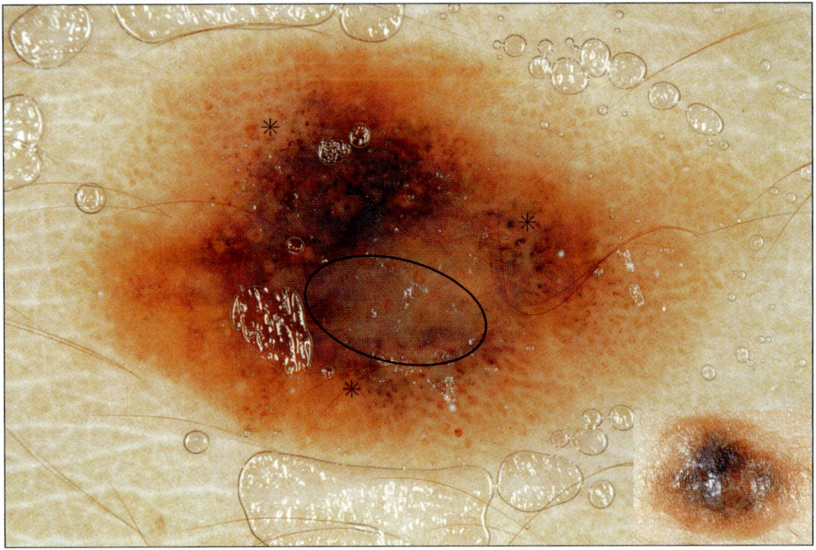

CINCO PATRONES GLOBALES DE LOS NEVUS MELANOCÍTICOS

Patrón reticulado	☐
Patrón globular	☑
Patrón homogéneo	☑
Patrón en estallido de estrellas	☐
Patrón inespecífico	☐

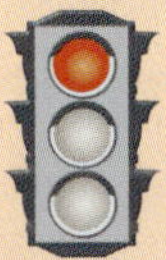

Figura 147 Nevus. Esta lesión parece preocupante, pero se trata de otro nevus de Spitz que parece un melanoma; el 20% de los nevus de Spitz puede parecer melanomas, tanto por la clínica como por la dermatoscopia. El aspecto más llamativo de esta lesión es la asimetría dermatoscópica de color y estructura, la presencia de estructuras centrales blanco azuladas (*círculo*) y los puntos y glóbulos de distribución desigual (*asteriscos*). La presencia de estructuras blanco azuladas y la asimetría dermatoscópica creada por los puntos y glóbulos apuntan a una lesión de alto riesgo. Se considera necesario extirpar esta lesión.

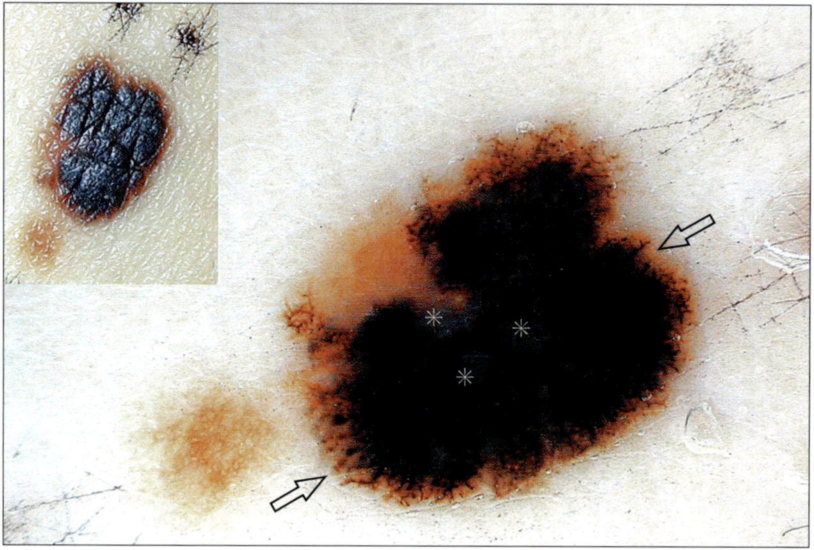

CINCO PATRONES GLOBALES DE LOS NEVUS MELANOCÍTICOS

Patrón reticulado	✓
Patrón globular	☐
Patrón homogéneo	☐
Patrón en estallido de estrellas	☐
Patrón inespecífico	☐

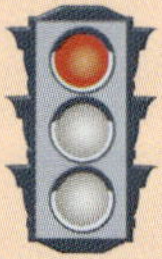

Figura 148 Nevus. Una vez más, no se trata de un melanoma, sino de un nevus de Spitz con un retículo negro superficial. Esta lesión asimétrica se caracteriza por un retículo pigmentado negro azabache, con estructuras blanco azuladas (*asteriscos*) en el fondo y proyecciones irregulares (*flechas*) en la periferia. El diagnóstico diferencial debe realizarse entre nevus de Spitz o de Clark (displásico) y melanoma. Si fuera un melanoma, sería una forma *in situ* o «invasiva incipiente», pues el color negro indica que la melanina está localizada en la parte alta de la dermis. La abrasión con esparadrapo de una lesión como ésta permite comprobar si se puede eliminar este tipo de laminilla negra. Si así fuera, se podrían ver más criterios dermatoscópicos locales.

CINCO PATRONES DE LESIONES MELANOCÍTICAS ACRALES

El patrón paralelo se encuentra exclusivamente en las lesiones melanocíticas que aparecen en la piel lampiña de las palmas de las manos y las plantas de los pies, debido a la presencia de estructuras anatómicas específicas en estas localizaciones. La pigmentación puede seguir los surcos y también las crestas de la piel lampiña, pero rara vez puede seguir una trayectoria en ángulo recto con estas estructuras ya existentes:

- los patrones de surcos paralelos, en celosía y fibrilar, se encuentran con frecuencia en los nevus benignos acrales;
- los patrones de crestas paralelas e inespecíficos son sugestivos de melanomas acrales.

PRINCIPIOS DERMATOSCÓPICOS GENERALES PARA LA EVALUACIÓN DE LAS LESIONES ACRALES

- Mirar primero en la periferia de la lesión para determinar dónde se encuentran las crestas y los surcos.
- La pigmentación se localiza en las crestas cuando las líneas pigmentadas son más gruesas que las no pigmentadas y tienen puntos blancos distribuidos a lo largo de ellas como si fuera un collar de perlas. No siempre es posible ver el collar de perlas.
- El aspecto de los criterios dermatoscópicos suele estar desenfocado en las partes acras, debido al mayor grosor de la piel.
- Generalmente, es fundamental conocer otros datos clínicos, como la edad del paciente y la historia de la lesión.

CINCO PATRONES DE LESIONES MELANOCÍTICAS ACRALES

- Surcos paralelos
- Crestas paralelas
- En celosía
- Fibrilar
- Inespecífico

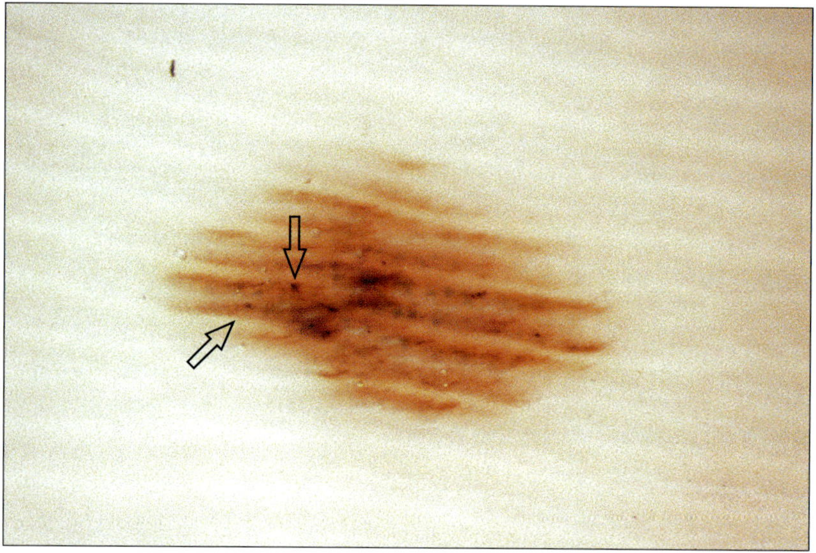

CINCO PATRONES DE LESIONES MELANOCÍTICAS ACRALES

Surcos paralelos	✓
Crestas paralelas	☐
En celosía	☐
Fibrilar	☐
Inespecífico	☐

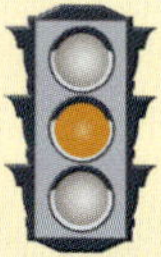

Figura 149 Nevus. Se presenta aquí un patrón de surcos paralelos de un nevus acral. La característica dermatoscópica de esta lesión es la presencia de varias líneas pigmentadas paralelas en los surcos de la piel lampiña. En el centro de la lesión, la pigmentación es irregular y hay algunos puntos y glóbulos diminutos, de color marrón oscuro (*flechas*). Debido a la pigmentación aumentada, el diagnóstico diferencial incluye el melanoma acral *in situ*. No siempre es posible determinar si la pigmentación está en las crestas o en los surcos. En caso de duda, ¡extírpela!

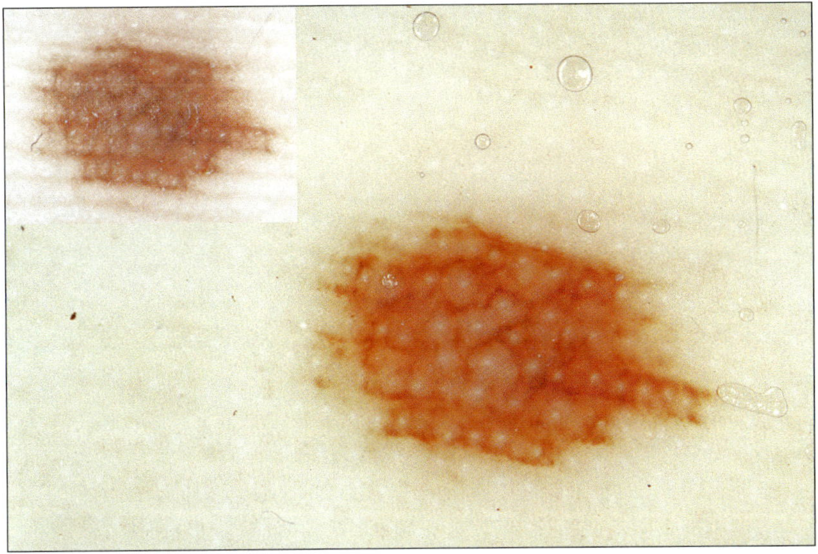

CINCO PATRONES DE LESIONES MELANOCÍTICAS ACRALES

- Surcos paralelos ☐
- Crestas paralelas ☐
- En celosía ☑
- Fibrilar ☐
- Inespecífico ☐

Figura 150 Nevus. Este es un ejemplo estereotípico del patrón en celosía de los nevus acrales. Se caracteriza por una estructura en celosía formada por una red rectangular de líneas parduscas, salpicadas por varios puntos blanquecinos, que recuerdan a un collar de perlas. Los puntos blanquecinos representan las aberturas de los acrosiringios situados en las crestas de la piel. Sin un conocimiento específico de los diversos patrones dermatoscópicos de los nevus acrales, esta lesión benigna podría interpretarse erróneamente como un melanoma incipiente.

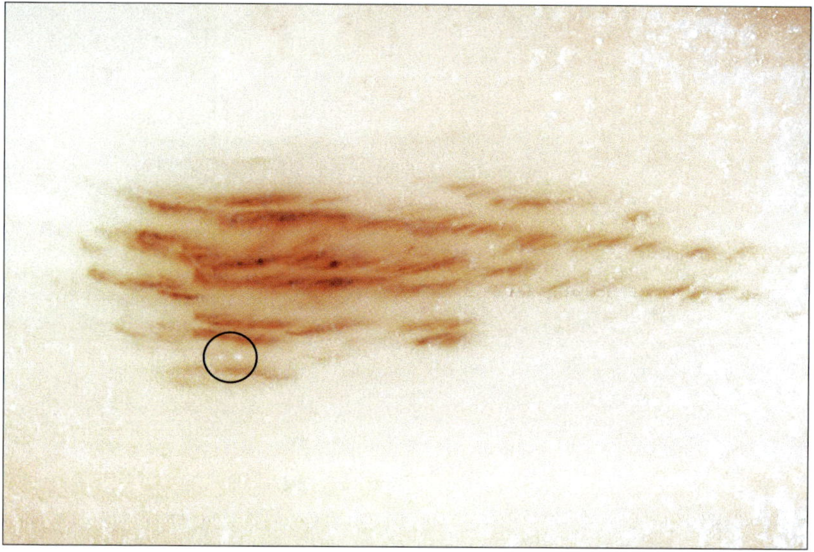

CINCO PATRONES DE LESIONES MELANOCÍTICAS ACRALES

Surcos paralelos	✓
Crestas paralelas	
En celosía	
Fibrilar	
Inespecífico	

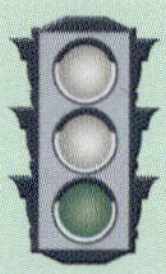

Figura 151 Nevus. Esta lesión muestra una variación de la morfología observada en el patrón de surcos paralelos, aunque existen muchas otras. Sólo hay unas pocas bandas lineales de pigmentación que siguen los surcos de la piel de las zonas acras. En el tratamiento de las lesiones acrales tiene gran influencia la capacidad para diferenciar el patrón de surcos paralelos benigno del patrón de crestas paralelas maligno. Se identifican dos perlas (*círculo*) en una cresta.

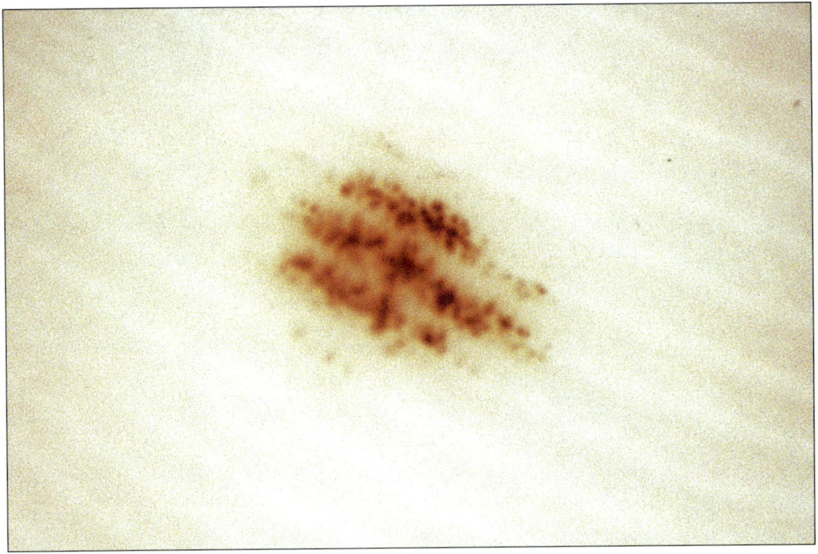

CINCO PATRONES DE LESIONES MELANOCÍTICAS ACRALES

- [x] Surcos paralelos
- [ ] Crestas paralelas
- [ ] En celosía
- [ ] Fibrilar
- [ ] Inespecífico

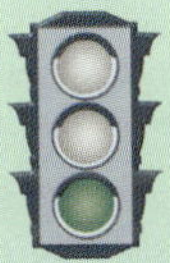

Figura 152 Nevus. En esta imagen se presentan otro tipo de surcos paralelos de nevus acral, con un componente globular. Esta lesión muy pequeña tiene sólo tres líneas pigmentadas paralelas en los surcos. Las bandas pigmentadas están formadas por glóbulos parduscos dispuestos en línea. Sea cual sea la forma que adopte el pigmento en el nevus acral, si se determina que se localiza en los surcos, la lesión es benigna. Puede haber líneas únicas, filas únicas de puntos y glóbulos e incluso filas dobles de líneas o filas dobles de puntos y glóbulos. Simplemente hay que asegurarse de que la pigmentación no se localiza en las crestas.

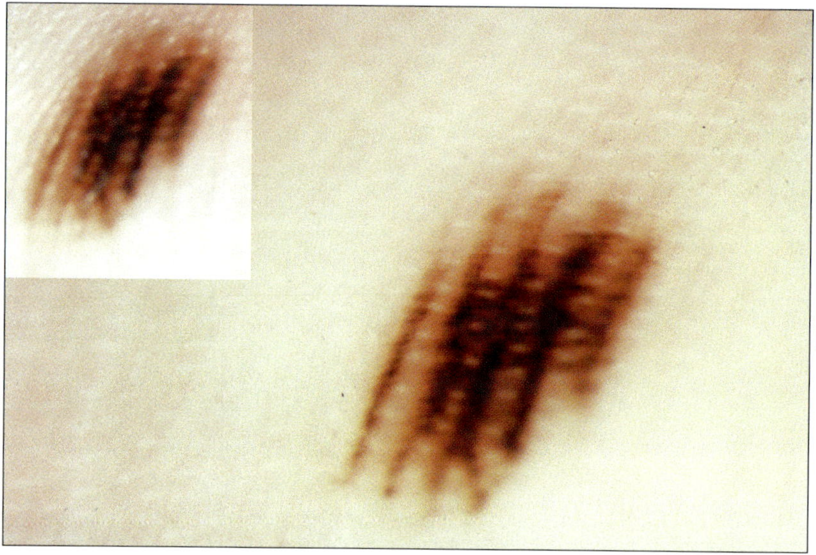

CINCO PATRONES DE LESIONES MELANOCÍTICAS ACRALES

- [ ] Surcos paralelos
- [ ] Crestas paralelas
- [x] En celosía
- [ ] Fibrilar
- [ ] Inespecífico

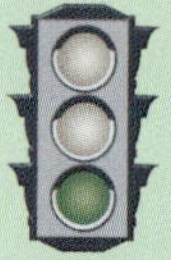

Figura 153 Nevus. Esta lesión es otro ejemplo del patrón en celosía. Está formada por una rejilla de líneas pigmentadas, resaltada por numerosos puntos blanquecinos que representan las aberturas de los acrosiringios. El collar de perlas se localiza en las crestas. Las líneas pigmentadas siguen los surcos de la piel de las zonas acras. Hay líneas pigmentadas más finas, dispuestas perpendicularmente a las líneas más gruesas, formando así el característico patrón en celosía, como una escalera de mano. No hay criterios que indiquen que ésta pudiera ser una lesión de alto riesgo.

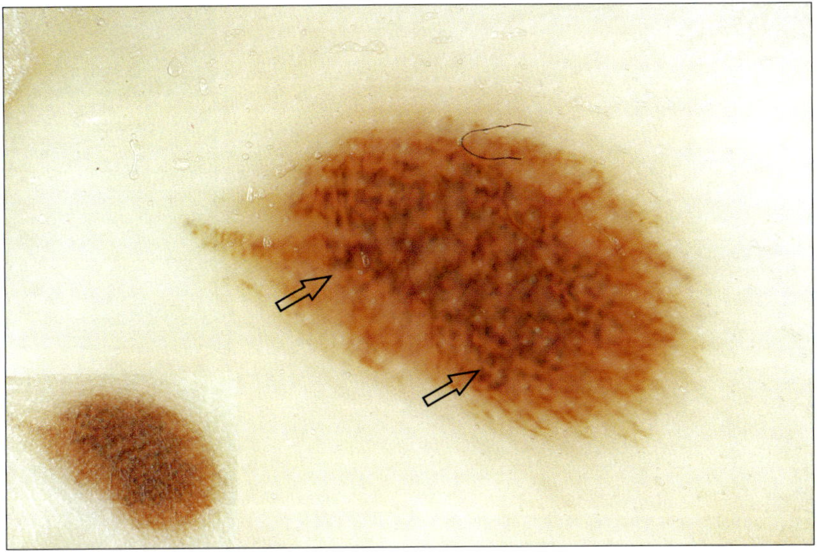

CINCO PATRONES DE LESIONES MELANOCÍTICAS ACRALES

- ☐ Surcos paralelos
- ☐ Crestas paralelas
- ☑ En celosía
- ☐ Fibrilar
- ☐ Inespecífico

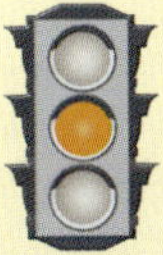

Figura 154 Nevus. En comparación con la lesión de la Figura 153, este nevus acral en celosía es más difícil de definir. Está formado por una rejilla de líneas pigmentadas con numerosos puntos blanquecinos. La presencia de policromía (marrón claro, marrón oscuro, azul grisácea y rosa), de una rejilla mal definida y de varios puntos y glóbulos parduscos irregulares (*flechas*) hace que ésta sea una lesión difícil de clasificar. ¡Cuidado con el color rosa! El conjunto de todas estas características indica que esta lesión debería extirparse.

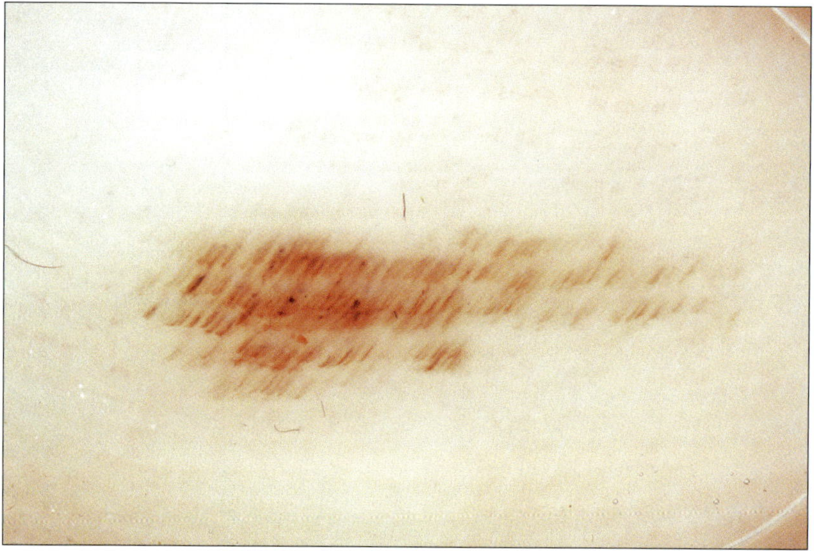

CINCO PATRONES DE LESIONES MELANOCÍTICAS ACRALES

Surcos paralelos	☐
Crestas paralelas	☐
En celosía	☐
Fibrilar	☑
Inespecífico	☐

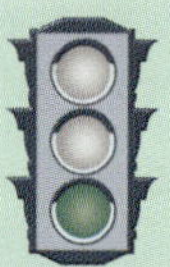

Figura 155 Nevus. Esta lesión está desenfocada y es un ejemplo estereotípico del patrón fibrilar observado en los nevus acrales. Se caracteriza por la presencia de numerosas líneas marrones cortas y finas, que no sólo siguen trayectorias paralelas, sino que también pasan oblicuas a las crestas y los surcos de la piel acral. Los patrones de surcos paralelos, en celosía y fibrilar son los que se observan en las lesiones melanocíticas acrales benignas. Surco, celosía o fibrilar = nevus benigno.

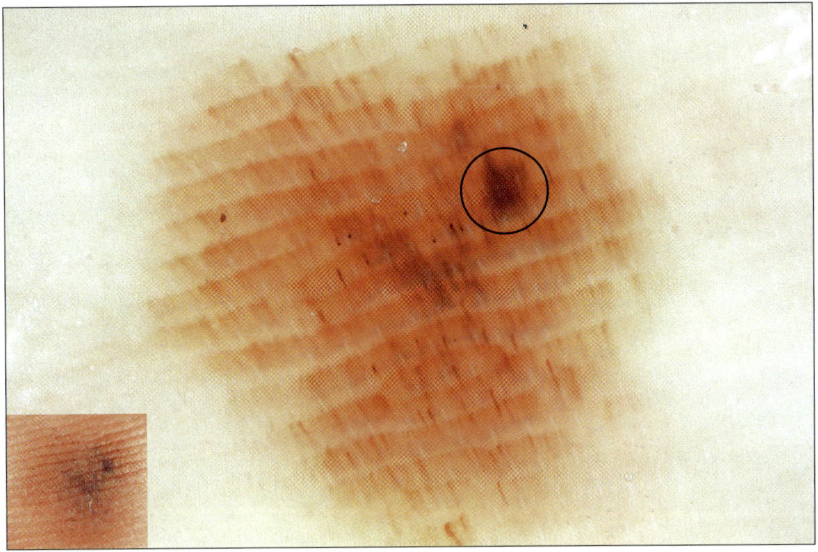

CINCO PATRONES DE LESIONES MELANOCÍTICAS ACRALES

- [ ] Surcos paralelos
- [ ] Crestas paralelas
- [ ] En celosía
- [x] Fibrilar
- [ ] Inespecífico

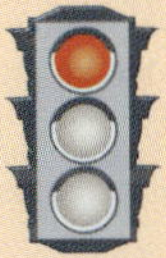

Figura 156 Nevus. Se muestra aquí una variación del patrón fibrilar del nevus acral, que resulta difícil diferenciar del patrón de crestas paralelas. Está formado por numerosas líneas pigmentadas, desvaídas, finas, cortas y que siguen una dirección oblicua. Se ve también una mancha (*círculo*) y, en los surcos de la piel, numerosas líneas paralelas de color marrón claro. Esta lesión es difícil de evaluar; por tanto, debe extirparse. Se podría confundir fácilmente con el patrón de crestas paralelas, incluso por parte de un dermatoscopista experimentado.

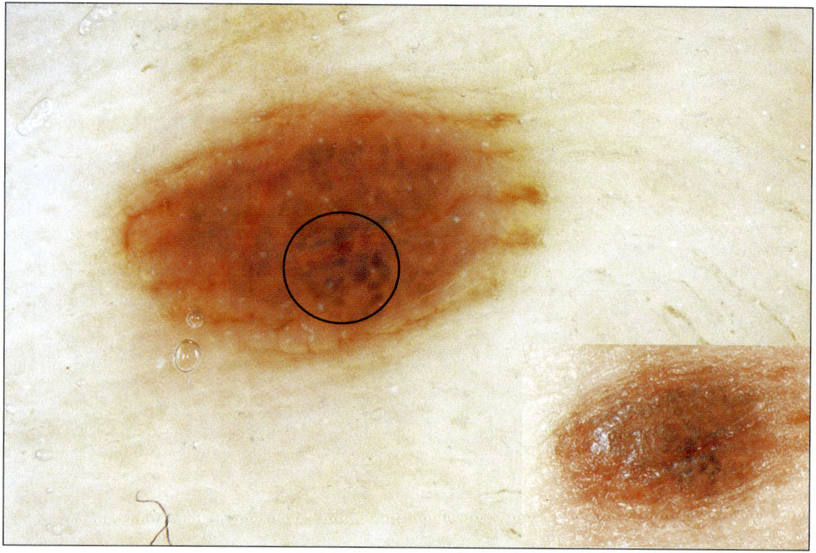

CINCO PATRONES DE LESIONES MELANOCÍTICAS ACRALES

Surcos paralelos	☐
Crestas paralelas	☐
En celosía	☐
Fibrilar	☐
Inespecífico	☑

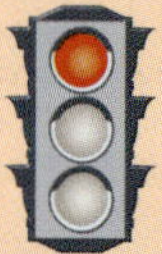

Figura 157 Nevus. Esta lesión ofrece un ejemplo del patrón atípico que se puede observar en los nevus acrales e imita a un melanoma. Resulta imposible identificar con claridad cualquiera de los tres patrones benignos. Esta lesión se caracteriza por estructuras globulares azules agrupadas (*círculo*) y por algunas líneas finas, de color marrón claro, que siguen los surcos. Obsérvese que existe una interrupción de las líneas pigmentadas en la parte principal de la lesión. Asimismo, resulta preocupante el color rosado. Extirpe cualquier lesión que presente este patrón inespecífico.

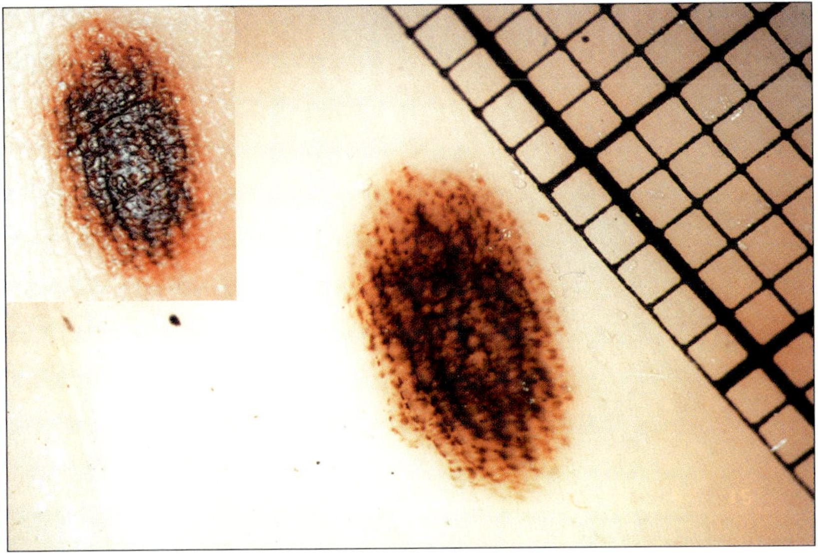

CINCO PATRONES DE LESIONES MELANOCÍTICAS ACRALES

Surcos paralelos	☑
Crestas paralelas	☐
En celosía	☑
Fibrilar	☐
Inespecífico	☐

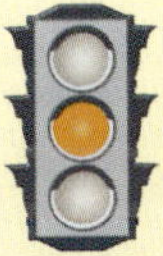

Figura 158 Nevus. Esta lesión acral presenta muchas características. Combina patrones de surcos paralelos y en celosía. Hay líneas paralelas que siguen los surcos, un retículo en celosía en el centro y numerosos puntos y glóbulos parduscos. La estructura blanco azulada en el centro resulta preocupante. Dado que este nevus no se ajusta claramente a ninguna de las tres categorías benignas de nevus acrales, se debe extirpar, o bien se debe recabar la opinión de un dermatoscopista más experimentado.

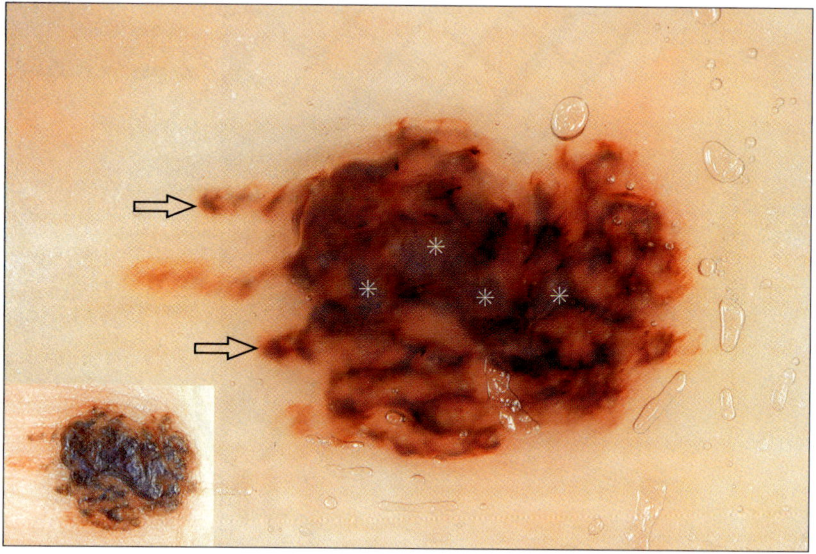

CINCO PATRONES DE LESIONES MELANOCÍTICAS ACRALES

Surcos paralelos	☐
Crestas paralelas	☐
En celosía	☐
Fibrilar	☐
Inespecífico	✓

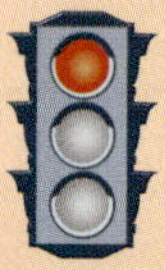

Figura 159 Nevus. Aquí se presenta un ejemplo claro de un tipo atípico de nevus acral, que en la dermatoscopia simula un melanoma. Esta lesión asimétrica se caracteriza por un patrón del pigmento que recuerda a un retículo pigmentado atípico y zonas de estructuras blanco azuladas (*asteriscos*). Hay también algunos puntos y glóbulos entre marrón oscuro y negro (*flechas*) en la periferia. No hay duda de que un cuadro dermatoscópico como éste exige un diagnóstico específico. Si el diagnóstico histopatológico no es de melanoma, considere la posibilidad de pedir una segunda opinión anatomopatológica para este tipo de lesión.

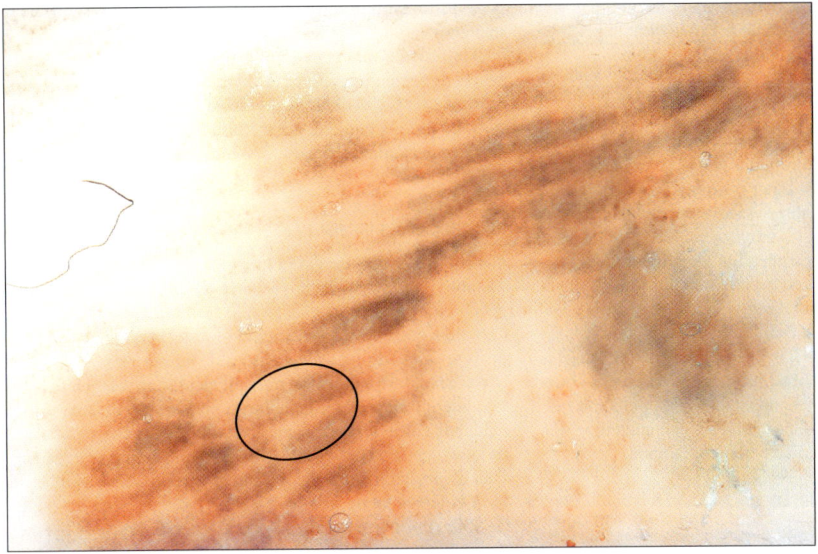

CINCO PATRONES DE LESIONES MELANOCÍTICAS ACRALES

Surcos paralelos	☐
Crestas paralelas	☑
En celosía	☐
Fibrilar	☐
Inespecífico	☐

Figura 160 Melanoma. Esta imagen muestra la periferia de un melanoma acral, con un patrón de crestas paralelas. Esta lesión asimétrica está formada por varias líneas engrosadas, de color pardusco gris, en las crestas de la piel. Obsérvense los surcos no pigmentados y el collar de perlas en una cresta (*círculo*). Recuerde que el patrón de crestas paralelas es patognomónico de melanoma acral. El principal peligro es interpretar erróneamente el patrón de crestas paralelas como un patrón de surcos paralelos y pasar por alto el diagnóstico de melanoma. La observación clínica detenida de la lesión a menudo ayudará a decidir lo que hay que hacer.

DIAGNÓSTICO DE MELANOMA UTILIZANDO CINCO CRITERIOS LOCALES ESPECÍFICOS DE MELANOMA

Con frecuencia, el melanoma se caracteriza por un aspecto global multicomponente. El patrón multicomponente se define como la presencia de tres o más áreas dermatoscópicas claras en una determinada lesión. Por ejemplo, podría estar formado por áreas independientes de retículo pigmentado, grupos de puntos y glóbulos y zonas de hiper o hipopigmentación difusa. En este patrón global de alto riesgo, se pueden ver muchas combinaciones de criterios y es muy sugestivo de melanoma, aunque también se puede encontrar en el carcinoma basocelular. Raras veces, se observa en los nevus adquiridos y congénitos y en lesiones no melanocíticas, como la queratosis seborreica o los angioqueratomas.

Para diagnosticar un melanoma, se deben buscar criterios específicos de melanoma en una lesión. Estos criterios se pueden encontrar en lesiones benignas y malignas, pero son más específicos de los melanomas. Es suficiente con encontrar uno o dos para justificar el diagnóstico histopatológico.

RETÍCULO PIGMENTADO ATÍPICO

Un retículo pigmentado de bajo riesgo puede tener el aspecto de una cuadrícula fina delicada o de un panal, con líneas parduscas sobre un fondo difuso de color marrón claro. En la histopatología, las líneas del retículo pigmentado representan la red de crestas hiperpigmentadas y elongadas, mientras que las zonas más claras entre las líneas corresponden a las papilas dérmicas. Este criterio representa la característica dermatoscópica de las lesiones melanocíticas. Las alteraciones son útiles para distinguir entre proliferaciones melanocíticas benignas y malignas.

Un retículo pigmentado atípico se caracteriza por la presencia de segmentos engrosados y ramificados, de color negro, marrón o gris, distribuidos de forma irregular por toda la lesión. La presencia de un límite claro de un retículo pigmentado en la periferia de una lesión es aún más indicativa de melanoma.

PROYECCIONES IRREGULARES

Las proyecciones son estructuras lineales oscuras, de grosor variable, localizadas en la periferia de una lesión. El término proyecciones engloba a las proyecciones radiales y a los seudópodos, que constituyen variaciones del mismo criterio. Las proyecciones corresponden a nidos de melanocitos atípicos de la unión solitarios, lineales, muy pigmentados. Aunque se pueden encontrar proyecciones tanto en lesiones melanocíticas benignas como malignas, son más específicas del melanoma, especialmente cuando su distribución en la lesión es irregular. Una disposición simétrica de las proyecciones alrededor de toda la lesión se observa con mayor frecuencia en los nevus de Spitz, aunque este patrón puede verse también en los melanomas.

PUNTOS Y GLÓBULOS IRREGULARES

Los puntos y glóbulos son estructuras claramente delimitadas, de color negro, marrón o gris, de tamaño variable y de forma redondeada a oval, que a su vez se pueden dividir en regulares o irregulares, según su tamaño, forma y distribución en la lesión. Los puntos y glóbulos irregulares tienen diferentes tamaños y formas y su distribución es irregular por toda la lesión. En la histopatología, los puntos y glóbulos pueden representar grupos de melanocitos pigmentados, melanófagos o incluso acumulaciones de melanina. Los puntos y glóbulos se pueden encontrar tanto en lesiones melanocíticas benignas como malignas y habitualmente corresponden a melanomas irregulares.

MANCHAS PIGMENTADAS IRREGULARES

Estas manchas se refieren a varias sombras de hiperpigmentación difusa que dificultan el reconocimiento de otras características dermatoscópicas, como el retículo pigmentado, los puntos y los glóbulos. Las manchas irregulares varían en tamaño y forma y tienen bordes irregulares. Una mancha bien delimitada en la periferia es muy sugestiva de melanoma. Histopatológicamente, las manchas representan estructuras histopatológicas potencialmente diferentes que comparten una pigmentación por melanina intensa en toda la epidermis y la dermis superior. Las manchas regulares localizadas o difusas son indicativas de lesiones benignas, mientras que las irregulares difusas o localizadas son más indicativas de malignidad.

ESTRUCTURAS BLANCO AZULADAS

Las estructuras blanco azuladas pueden tener el aspecto de áreas despigmentadas cicatriciales de color blanco (color blanco óseo o lechoso) o áreas desestructuradas azuladas, o una combinación de ambos colores. No hay que confundir las áreas cicatriciales de color blanco con la hipopigmentación observada habitualmente en lesiones benignas. Las estructuras blanco azuladas representan una epidermis acantósica con ortoqueratosis compacta e hipergranulosis intensa sobre una gran área que contiene melanina, en forma de nidos confluentes de melanocitos muy pigmentados o melanófagos en la dermis superior, con cantidades variables de fibrosis. Independientemente de las variaciones de color observadas, las estructuras blanco azuladas constituyen un criterio de alto riesgo encontrado con mayor frecuencia en los melanomas. También se observan estructuras blanco azuladas en los nevus de Spitz y de Clark (displásicos).

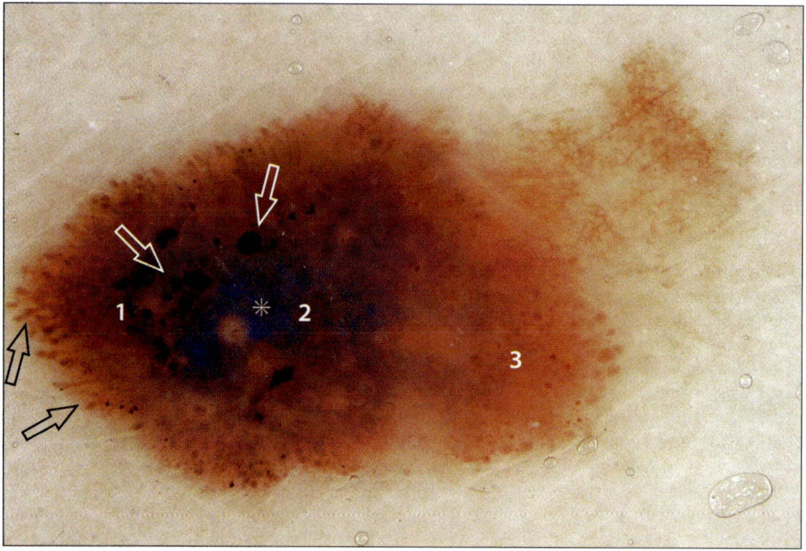

CINCO CRITERIOS LOCALES ESPECÍFICOS DE MELANOMA

Retículo atípico	☐
Proyecciones irregulares	✓
Puntos/glóbulos irregulares	✓
Manchas pigmentadas irregulares	☐
Estructuras blanco azuladas	✓

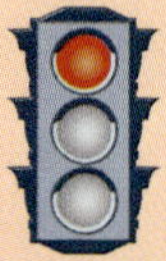

Figura 161 Melanoma. Este melanoma presenta asimetría significativa de color y estructura, múltiples colores intensos y un patrón global multicomponente (1, 2, 3). Los criterios específicos de melanoma son más que suficientes para hacer un diagnóstico dermatoscópico, con proyecciones irregulares de localización asimétrica (*flechas negras*), puntos y glóbulos irregulares (*fechas blancas*) y estructuras azules (*asterisco*).

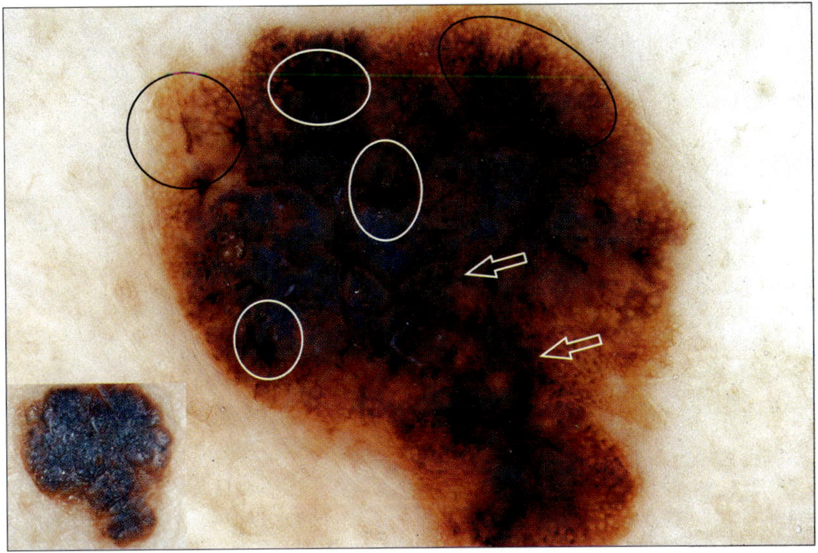

CINCO CRITERIOS LOCALES ESPECÍFICOS DE MELANOMA

Retículo atípico	✓
Proyecciones irregulares	☐
Puntos/glóbulos irregulares	✓
Manchas pigmentadas irregulares	✓
Estructuras blanco azuladas	✓

Figura 162 Melanoma. Esta lesión muestra también asimetría significativa de color y estructura y múltiples colores intensos. Algunos de los criterios específicos de melanoma encontrados en esta lesión son el retículo pigmentado atípico (*círculos negros*), los puntos y glóbulos irregulares (*flechas*), las manchas irregulares (*círculos blancos*) y las estructuras blanco azuladas.

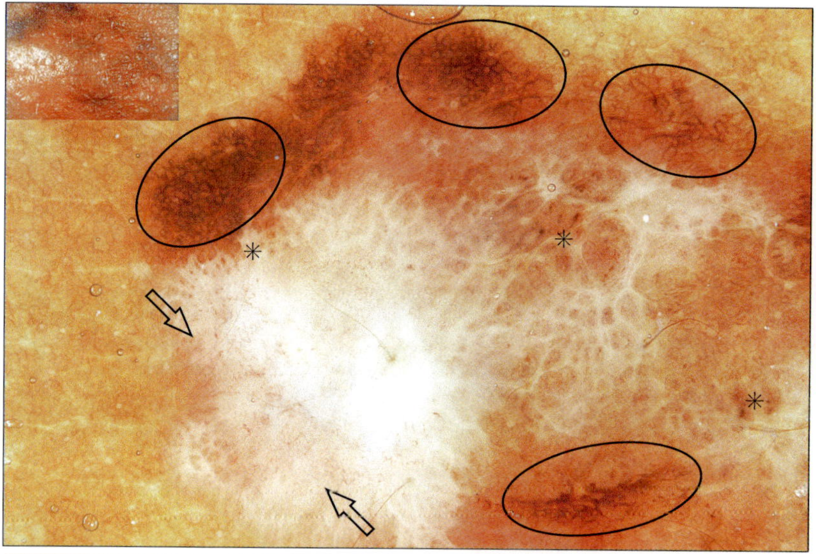

CINCO CRITERIOS LOCALES ESPECÍFICOS DE MELANOMA

Retículo atípico	✓
Proyecciones irregulares	☐
Puntos/glóbulos irregulares	✓
Manchas pigmentadas irregulares	☐
Estructuras blanco azuladas	✓

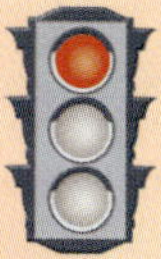

Figura 163 Melanoma. El color blanco óseo lechoso intenso que constituye un componente de una estructura blanco azulada es una clave importante de que podría tratarse de un melanoma en regresión. Existe asimetría significativa de color y estructura, aunque no es tan evidente como en las Figuras 1 y 2. Los criterios específicos de melanoma de nuestro algoritmo en esta lesión incluyen áreas con retículo pigmentado atípico (*círculos*) y puntos y glóbulos irregulares (*asteriscos*). Mirándolo de cerca, se puede ver también cierto tono rosado (*flechas*). Este color rosado debería incrementar las sospechas de que se trata de una lesión de alto riesgo. ¡Cuidado con el color rosa!

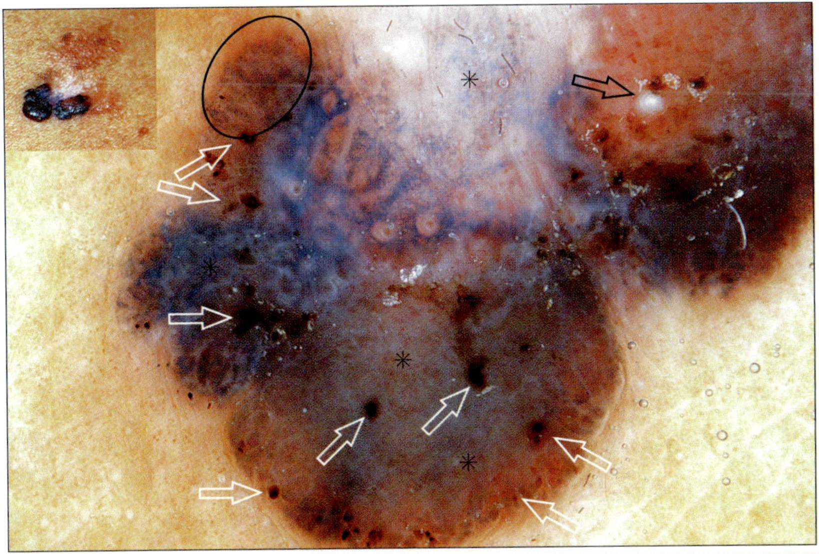

CINCO CRITERIOS LOCALES ESPECÍFICOS DE MELANOMA

Retículo atípico	☐
Proyecciones irregulares	✓
Puntos/glóbulos irregulares	✓
Manchas pigmentadas irregulares	☐
Estructuras blanco azuladas	✓

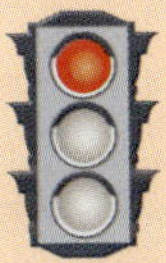

Figura 164 Melanoma. Esta lesión se podría diagnosticar como queratosis seborreica, debido a la presencia de quistes tipo milio (*flecha negra*) y de puntos y glóbulos irregulares (*flechas blancas*) que podrían interpretarse como aberturas foliculares pigmentadas. Una vez diagnosticada como una lesión melanocítica, enseguida se convertirá en muy preocupante, debido a la presencia de asimetría significativa de color y estructura y un patrón global multicomponente. Los criterios específicos de melanoma de nuestro algoritmo detectados en este caso serían proyecciones irregulares tenues (*círculo*), puntos y glóbulos irregulares (*flechas blancas*) y estructuras blanco azuladas (*asteriscos*).

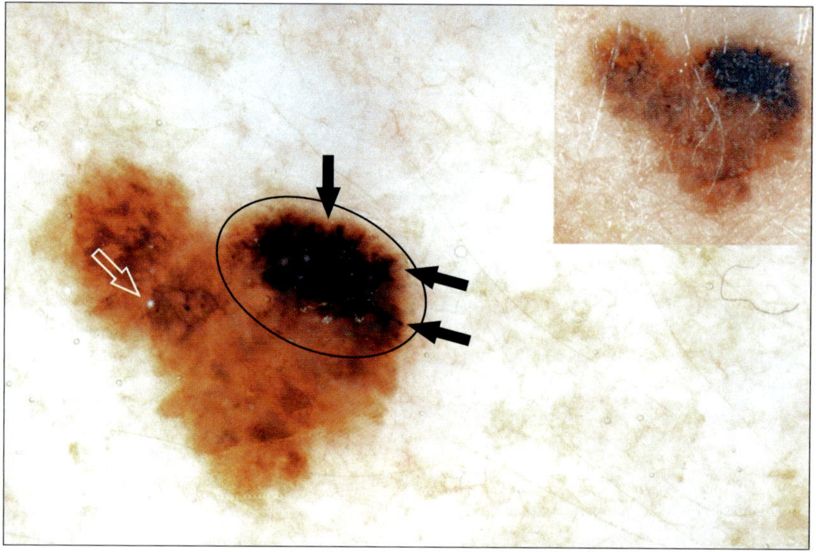

CINCO CRITERIOS LOCALES ESPECÍFICOS DE MELANOMA

Retículo atípico	☐
Proyecciones irregulares	☑
Puntos/glóbulos irregulares	☐
Manchas pigmentadas irregulares	☑
Estructuras blanco azuladas	☐

Figura 165 Melanoma. Los puntos blancos (*flecha blanca*) no son quistes tipo milio, sino artefactos provocados por el reflejo de la fotografía de esta lesión realizada en inmersión en aceite. Esta lesión tiene sólo dos criterios específicos de melanoma. Uno es evidente, la mancha pigmentada irregular (*círculo*), y el otro es difícil de ver, proyecciones irregulares dentro de la mancha (*flechas negras*). Hay que prestar atención siempre a la búsqueda de criterios específicos de melanoma leves en una lesión aparentemente benigna. Solamente la mancha irregular muy oscura y de localización asimétrica sería lo suficientemente preocupante como para justificar la extirpación de la lesión.

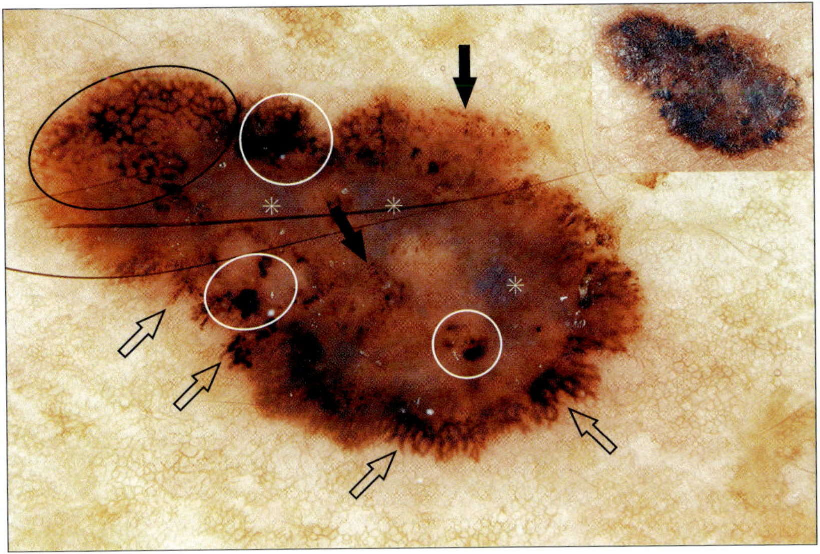

CINCO CRITERIOS LOCALES ESPECÍFICOS DE MELANOMA

- Retículo atípico ✓
- Proyecciones irregulares ✓
- Puntos/glóbulos irregulares ✓
- Manchas pigmentadas irregulares ✓
- Estructuras blanco azuladas ✓

Figura 166 Melanoma. Este melanoma tiene todos los criterios específicos de un melanoma según nuestro algoritmo y debería diagnosticarse con facilidad. Hay áreas con retículo pigmentado atípico (*círculo negro*), proyecciones irregulares de localización asimétrica en la lesión (*flechas huecas*), puntos y glóbulos irregulares (*flechas negras*), manchas pigmentadas irregulares (*círculos blancos*) y estructuras blanco azuladas (*asteriscos*). Clínicamente, esta lesión no sería excesivamente sospechosa, pero el cuadro dermatoscópico no deja lugar a dudas de que se trata de un melanoma.

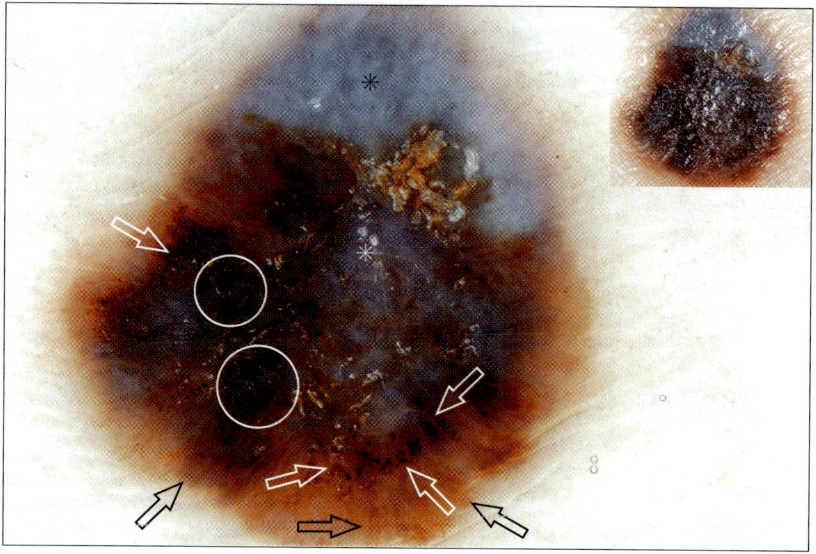

CINCO CRITERIOS LOCALES ESPECÍFICOS DE MELANOMA

Retículo atípico	☐
Proyecciones irregulares	✓
Puntos/glóbulos irregulares	✓
Manchas pigmentadas irregulares	✓
Estructuras blanco azuladas	✓

Figura 167 Melanoma. Las estructuras blanco azuladas presentes de forma evidente (*asteriscos*) y los puntos y glóbulos irregulares (*flechas blancas*) significan que se trata de un melanoma. Si las proyecciones irregulares (*flechas negras*) y las manchas irregulares (*círculos blancos*) se pasan por alto, la importante asimetría de color y estructura, junto a la presencia de dos llamativos criterios específicos de melanoma, deberían ser indicios suficientes para que el dermatoscopista novato extirpara una lesión con este aspecto.

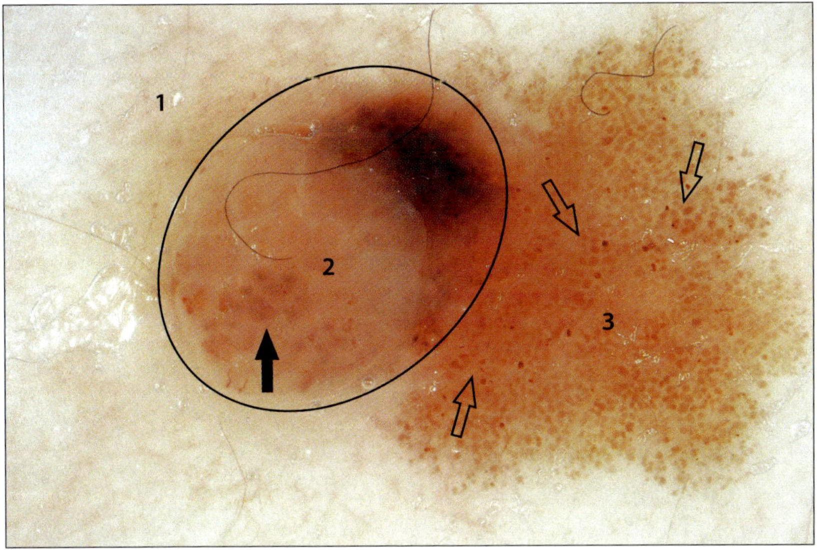

CINCO CRITERIOS LOCALES ESPECÍFICOS DE MELANOMA

Retículo atípico	☐
Proyecciones irregulares	☐
Puntos/glóbulos irregulares	✓
Manchas pigmentadas irregulares	☐
Estructuras blanco azuladas	✓

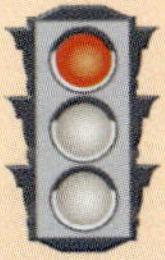

Figura 168 Melanoma. Este melanoma es más difícil de diagnosticar que el de la Figura 167. El color rosado (*flecha negra*), la estructura blanco azulada grande (*círculo*) y el patrón global multicomponente (1, 2, 3) son criterios preocupantes. Esta lesión presenta también puntos y glóbulos irregulares (*flechas huecas*). Esta combinación de criterios es más que suficiente para justificar su extirpación.

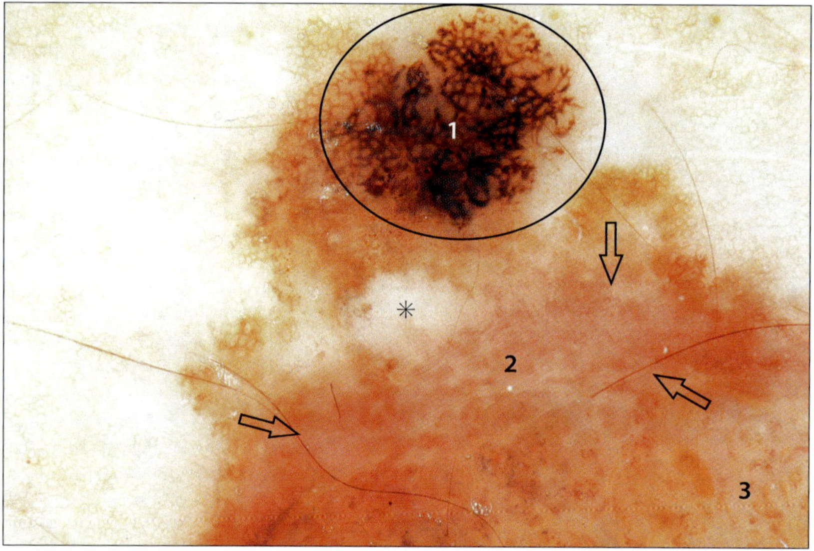

CINCO CRITERIOS LOCALES ESPECÍFICOS DE MELANOMA

Retículo atípico	✓
Proyecciones irregulares	☐
Puntos/glóbulos irregulares	☐
Manchas pigmentadas irregulares	☐
Estructuras blanco azuladas	✓

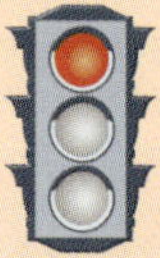

Figura 169 Melanoma. El destacado retículo pigmentado atípico de localización asimétrica (*círculo*) debería llamar la atención inmediatamente y hacer pensar que podría tratarse de un melanoma. El patrón global multicomponente (1, 2, 3) es también preocupante. Debería detectarse el color rosa, que es otro dato importante (*flechas*). ¡Cuidado con el color rosa! También hay una estructura blanco azulada (*asterisco*). La coincidencia interobservador con la dermatoscopia no es del 100% y es discutible la presencia de una estructura blanco azulada, porque el color blanco es similar al blanco de la piel circundante, aunque ¡debe ser más blanco!

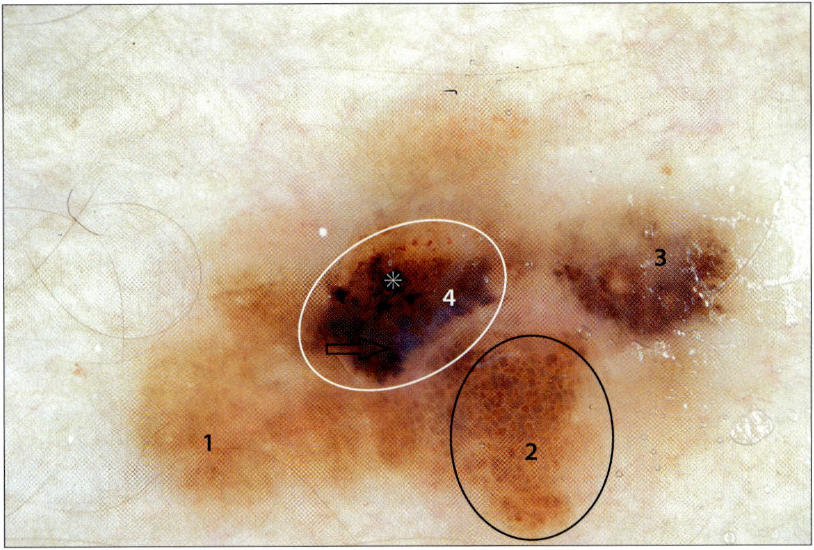

CINCO CRITERIOS LOCALES ESPECÍFICOS DE MELANOMA

Retículo atípico	☐
Proyecciones irregulares	☐
Puntos/glóbulos irregulares	✓
Manchas pigmentadas irregulares	☐
Estructuras blanco azuladas	✓

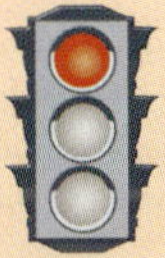

Figura 170 Melanoma. Este caso se trata de un melanoma aparecido sobre un nevus. Todavía son evidentes los restos del patrón globular del nevus (*círculo negro*). Por definición, no se debería considerar que el área oscura es una mancha pigmentada irregular (*círculo blanco*), porque contiene puntos y glóbulos irregulares (*asterisco*) y una estructura blanco azulada (*flecha*). Debería carecer de estructuras concretas. Están presentes dos de los cinco criterios específicos de melanoma, además de un patrón global multicomponente (1, 2, 3, 4) y múltiples colores intensos. Sin embargo, no importa lo preocupante que resulte el aspecto del cuadro dermatoscópico; algunas de las lesiones de peor aspecto resultan ser benignas.

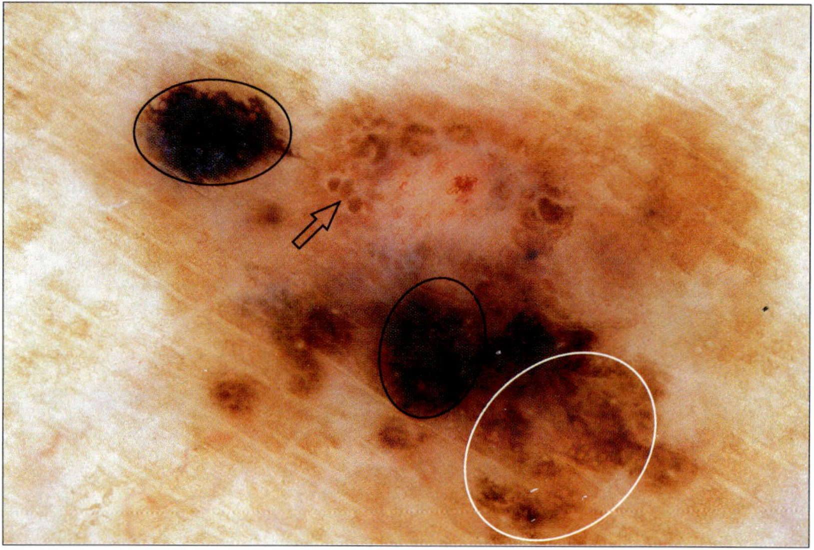

CINCO CRITERIOS LOCALES ESPECÍFICOS DE MELANOMA	
Retículo atípico	✓
Proyecciones irregulares	☐
Puntos/glóbulos irregulares	✓
Manchas pigmentadas irregulares	✓
Estructuras blanco azuladas	✓

Figura 171 Melanoma. Esta lesión muestra sólo pequeños restos de un retículo pigmentado atípico (*círculo blanco*). No se encuentran proyecciones por ninguna parte, pero hay numerosos puntos y glóbulos irregulares (*flecha*). Se puede considerar que dos manchas pigmentadas irregulares (*círculos negros*) son estructuras blanco azuladas; puesto que ambos son criterios de alto riesgo, no importa que no se pueda diferenciarlas. Existe también una importante asimetría de color y estructura, un patrón global multicomponente y color rosado.

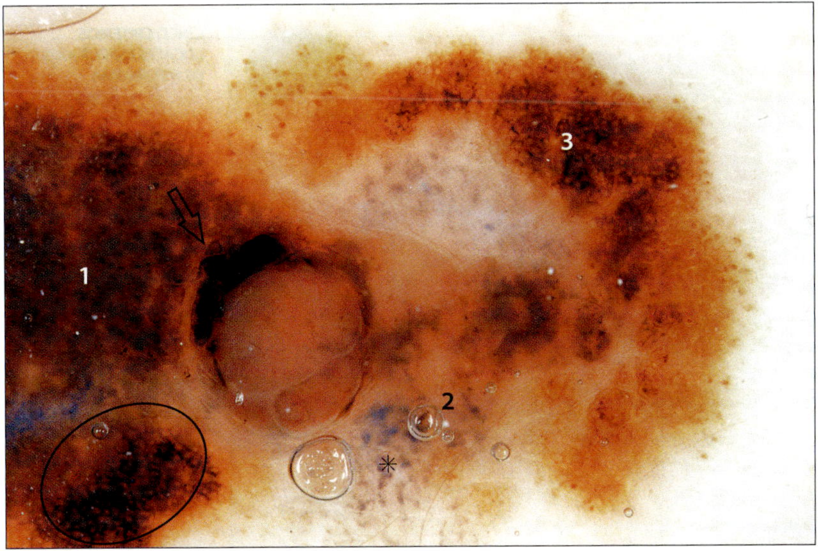

CINCO CRITERIOS LOCALES ESPECÍFICOS DE MELANOMA

Retículo atípico	✓
Proyecciones irregulares	☐
Puntos/glóbulos irregulares	✓
Manchas pigmentadas irregulares	✓
Estructuras blanco azuladas	✓

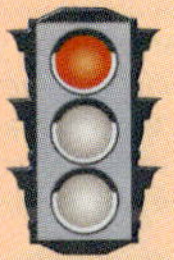

Figura 172 Melanoma. No es necesario ver la lesión completa para saber que se trata de una lesión de muy alto riesgo. Tiene un patrón global multicomponente (1, 2, 3), asimetría de color y estructura, además de múltiples colores intensos. El diagnóstico dermatoscópico ya está hecho. Por lo que se refiere a la lista de criterios específicos de melanoma, existe un retículo pigmentado atípico (*círculo*) y una mancha pigmentada irregular (*flecha*). No está claro si existen proyecciones porque no se puede ver la lesión completa; hay puntos y glóbulos irregulares distribuidos por toda la lesión, y también una estructura blanca blanco azulada. Los puntos azulados «en pimienta» (*asterisco*) son melanófagos, que se observan habitualmente en los melanomas en regresión.

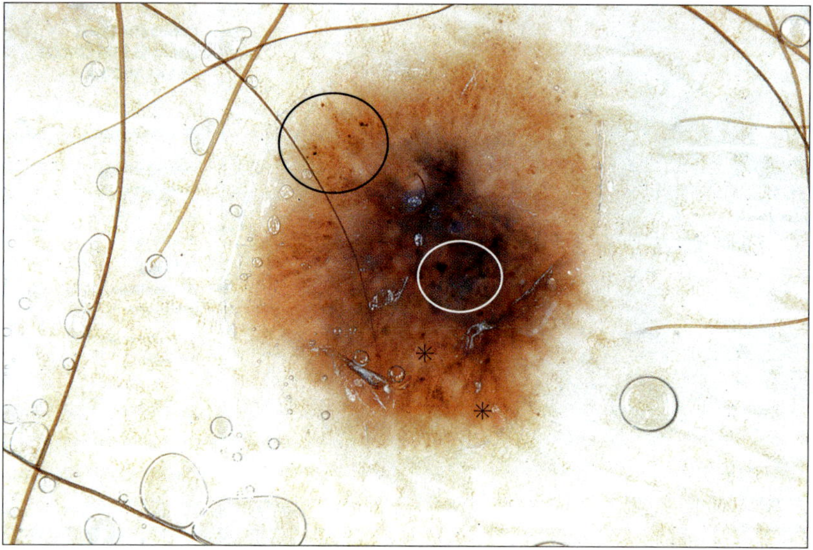

CINCO CRITERIOS LOCALES ESPECÍFICOS DE MELANOMA

Retículo atípico	☐
Proyecciones irregulares	✓
Puntos/glóbulos irregulares	✓
Manchas pigmentadas irregulares	☐
Estructuras blanco azuladas	✓

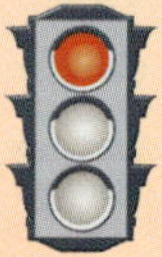

Figura 179 Melanoma. Esta lesión corresponde a un spitzoide; por tanto, el diagnóstico diferencial dermatoscópico debe incluir el nevus de Spitz y el melanoma. No se debe llegar a la conclusión precipitada de que se trata de una queratosis seborreica porque parezca que hay algunos quistes tipo milio (*asteriscos*). La lesión es spitzoide por el aspecto en estallido de estrellas de las áreas lineales marrones de los bordes (*círculo negro*). Se debe pensar en este patrón como en los radios que salen del centro en una rueda de bicicleta. Completando la lista de criterios específicos de melanoma hay puntos y glóbulos irregulares (*círculo blanco*) y una estructura blanco azulada.

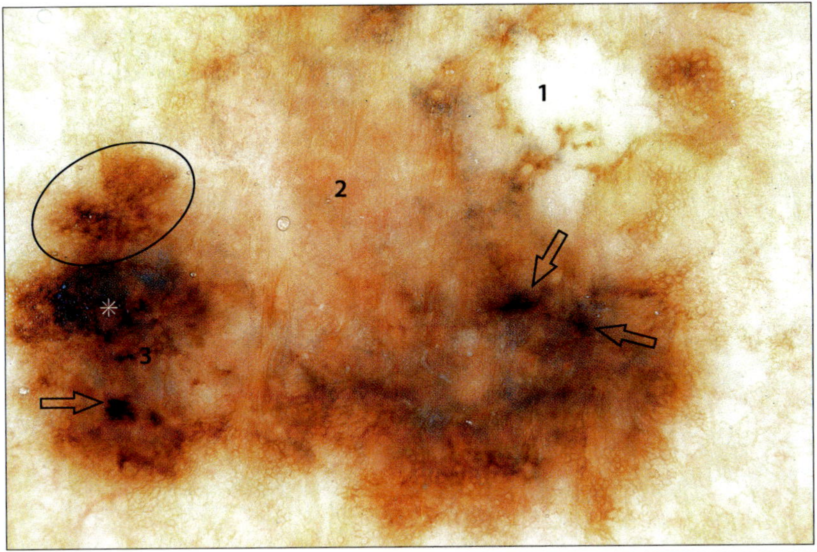

CINCO CRITERIOS LOCALES ESPECÍFICOS DE MELANOMA

Retículo atípico	✓
Proyecciones irregulares	
Puntos/glóbulos irregulares	✓
Manchas pigmentadas irregulares	
Estructuras blanco azuladas	✓

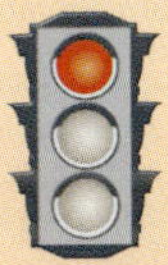

Figura 180 Melanoma. El color blanco debería ser un dato inmediato de que podría tratarse de un melanoma. Hay un retículo pigmentado atípico difícil de encontrar (*círculo*) y puntos y glóbulos irregulares (*asterisco*). Los más grandes podrían confundirse con manchas irregulares pequeñas (*flechas*). No importa si resulta difícil diferenciar ambos signos, porque los dos son criterios específicos de melanoma. El diagnóstico dermatoscópico de melanoma en este caso se hará por la existencia de asimetría significativa de color y estructura, un patrón global multicomponente (1, 2, 3) y una estructura blanco azulada extendida. Ante una lesión con este aspecto dermatoscópico, está clara la necesidad de un diagnóstico histopatológico.

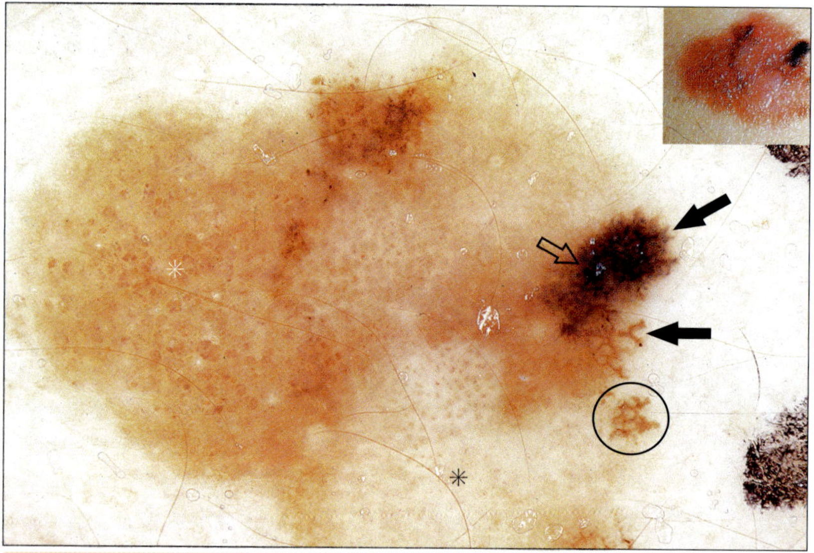

CINCO CRITERIOS LOCALES ESPECÍFICOS DE MELANOMA

Retículo atípico	✓
Proyecciones irregulares	✓
Puntos/glóbulos irregulares	✓
Manchas pigmentadas irregulares	✓
Estructuras blanco azuladas	☐

Figura 181 Melanoma. Este melanoma precoz se está formando sobre un nevus. El patrón globular formado por puntos y glóbulos uniformes corresponde al componente de nevus (*asterisco blanco*). Existe asimetría de color y estructura, con un patrón global multicomponente. La memorización de la lista de criterios específicos de melanoma demuestra su utilidad cuando uno se enfrenta a casos difíciles como éste. Un retículo pigmentado atípico (*círculo*), proyecciones irregulares (*flechas negras*) y una mancha (*flecha hueca*) forman una pequeña zona. Hay también una zona hipopigmentada grande (*asterisco negro*) que no es lo suficientemente blanca como para ser calificada de estructura blanca blanco azulada.

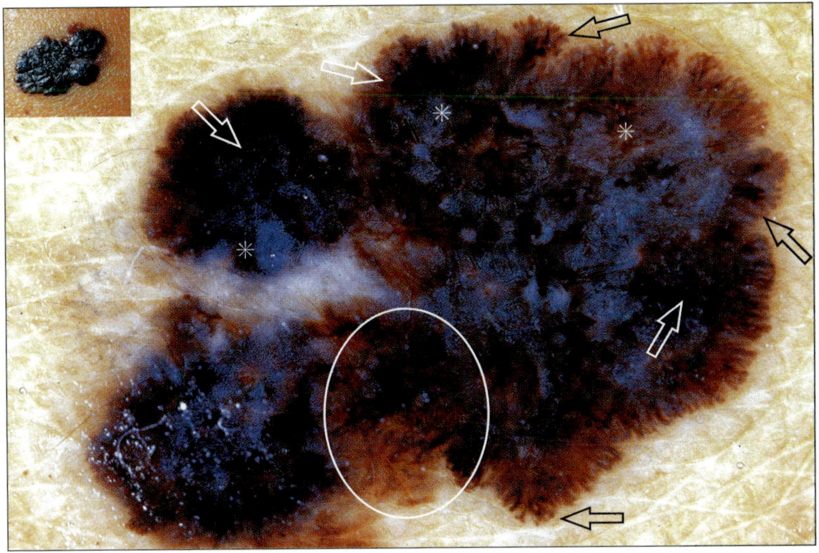

CINCO CRITERIOS LOCALES ESPECÍFICOS DE MELANOMA

Retículo atípico	✓
Proyecciones irregulares	✓
Puntos/glóbulos irregulares	✓
Manchas pigmentadas irregulares	✓
Estructuras blanco azuladas	✓

Figura 182 Melanoma. Este es un cuadro dermatoscópico muy preocupante. Algunos criterios son muy fáciles de ver, mientras que otros se camuflan en la intensa pigmentación y son difíciles de encontrar. Las áreas de retículo pigmentado atípico (*círculo*) y los puntos y glóbulos irregulares (*asteriscos*) son difíciles de ver, pero si se buscan bien se encuentran. No hay comparación entre las proyecciones irregulares (*flechas negras*) y las manchas irregulares (*flechas blancas*) observadas aquí y las de la Figura 181. También hay estructuras blanco azuladas bien desarrolladas.

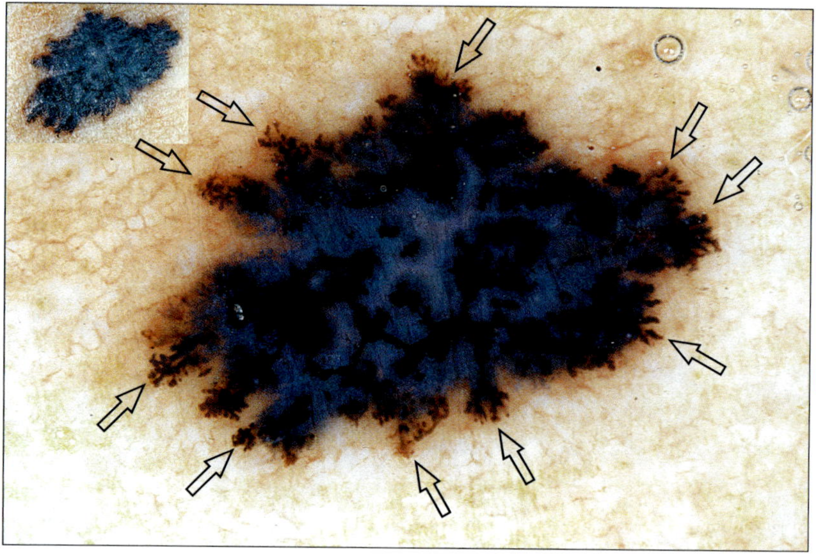

CINCO CRITERIOS LOCALES ESPECÍFICOS DE MELANOMA

Retículo atípico	☐
Proyecciones irregulares	✓
Puntos/glóbulos irregulares	✓
Manchas pigmentadas irregulares	✓
Estructuras blanco azuladas	✓

Figura 183 Melanoma. Spitzoide, estallido de estrellas, asimetría de color y estructura: se trata, por tanto, de un melanoma. Hay proyecciones (*flechas*) y áreas sin proyecciones. Por definición, son proyecciones irregulares, porque no se identifican en todas las áreas de la periferia de la lesión. Hay también puntos y glóbulos irregulares y manchas pigmentadas irregulares por toda la lesión, sobre un fondo de estructuras blanco azuladas.

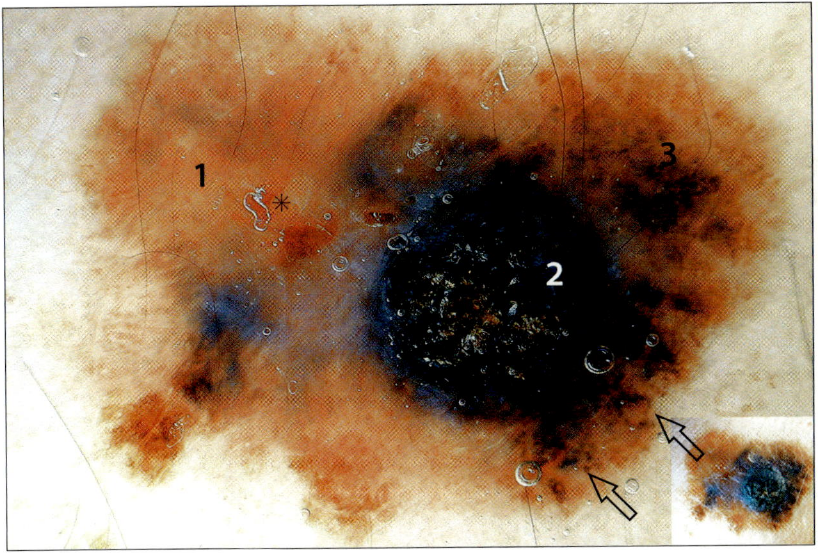

CINCO CRITERIOS LOCALES ESPECÍFICOS DE MELANOMA

Retículo atípico	☐
Proyecciones irregulares	☐
Puntos/glóbulos irregulares	✓
Manchas pigmentadas irregulares	✓
Estructuras blanco azuladas	✓

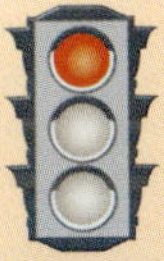

Figura 184 Melanoma. Color rosa y negro: ¡cuidado! Explorar toda la lesión. Los signos encontrados son, entre otros, patrón global multicomponente (*1, 2, 3*), asimetría de color y estructura y múltiples colores intensos. El color rosa se debe a pequeños puntos y líneas de color rojo (*asterisco*), que representan el patrón vascular observado en el melanoma. Si se sigue repasando la lista de criterios específicos de melanoma, hay un retículo pigmentado apenas perceptible (por tanto, no se considera significativo), no hay proyecciones, hay algunos puntos y glóbulos irregulares (*flechas*) adyacentes a manchas irregulares y es fácil ver estructuras blanco azuladas.

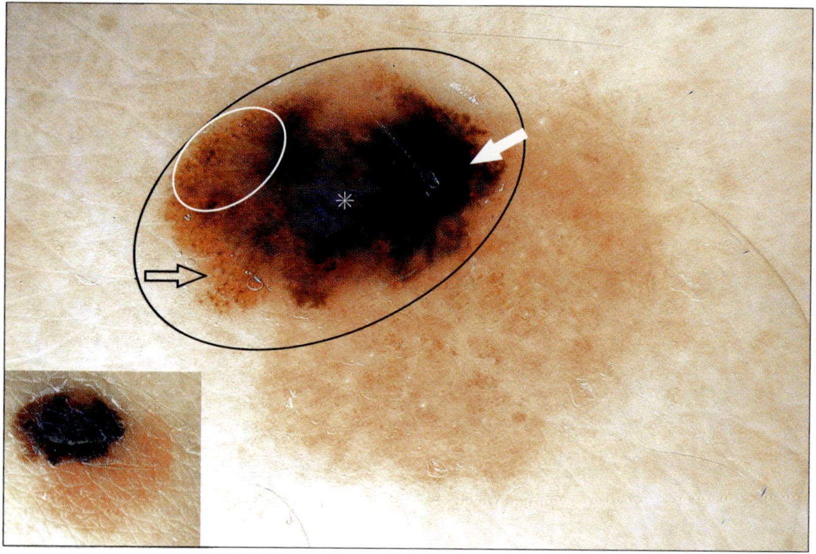

CINCO CRITERIOS LOCALES ESPECÍFICOS DE MELANOMA

Retículo atípico	☐
Proyecciones irregulares	☐
Puntos/glóbulos irregulares	☑
Manchas pigmentadas irregulares	☑
Estructuras blanco azuladas	☑

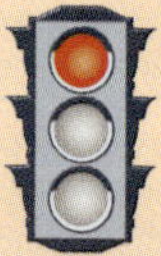

Figura 185 Melanoma. Aunque esta es una lesión pequeña, el área excéntrica (*círculo negro*) indica la presencia de actividad importante. La gran área hipopigmentada de apariencia anodina es inespecífica. El diagnóstico diferencial debe incluir el nevus de Clark (displásico) y el melanoma. Hay pequeños focos de retículo pigmentado (*círculo blanco*), puntos y glóbulos irregulares (*flecha hueca*), una mancha irregular (*flecha negra*) y una estructura blanco azulada (*asterisco*).

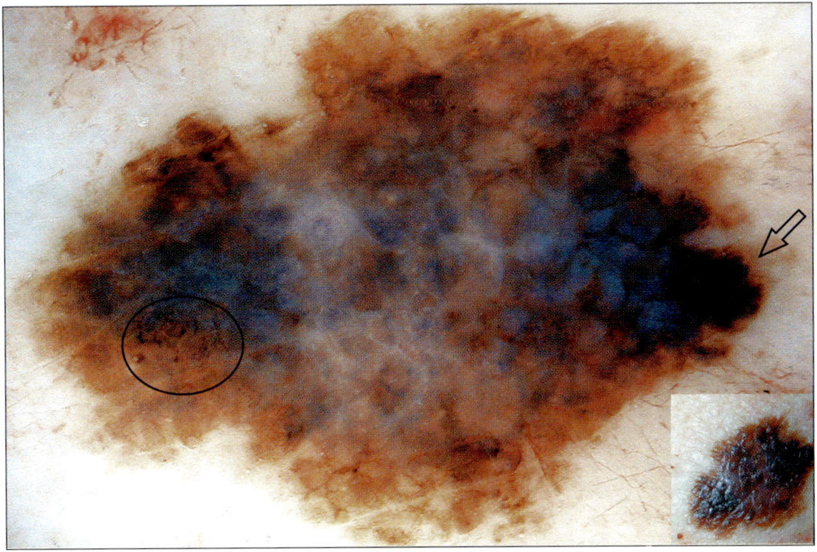

CINCO CRITERIOS LOCALES ESPECÍFICOS DE MELANOMA

Retículo atípico	☐
Proyecciones irregulares	☐
Puntos/glóbulos irregulares	✓
Manchas pigmentadas irregulares	✓
Estructuras blanco azuladas	✓

Figura 186 Melanoma. Este parece un caso fácil: una queratosis seborreica evidente por la presencia de quistes tipo milio. Si se tienen dudas, hay que comprobar la lesión frente a la lista de criterios específicos de melanoma. Al explorar toda la lesión, se comprueba la ausencia de retículo pigmentado y de proyecciones. Hay pocos puntos y glóbulos (*círculo*), con una mancha irregular de localización asimétrica (*flecha*). La estructura blanco azulada es extensa, pues cubre la mayor parte de la lesión. Se observan también asimetría importante de color y estructura y múltiples colores intensos. El diagnóstico dermatoscópico de melanoma no es difícil si se es capaz de reconocer los importantes criterios de alto riesgo.

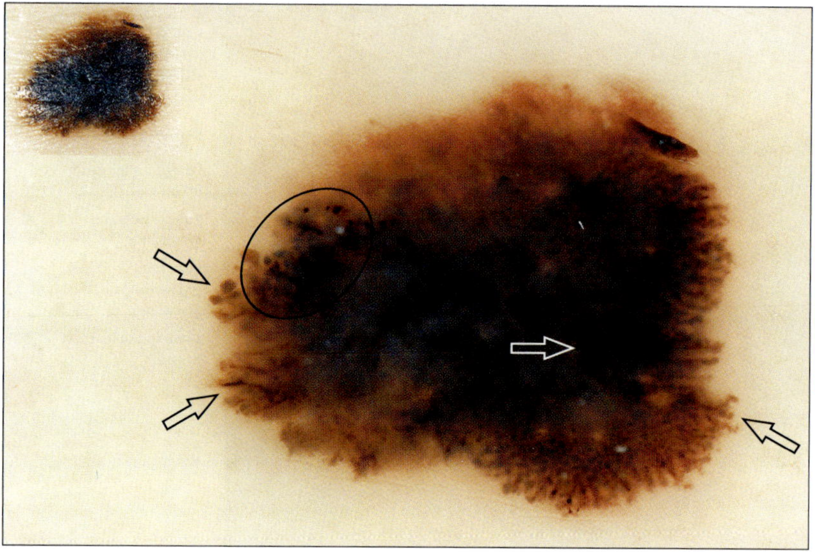

CINCO CRITERIOS LOCALES ESPECÍFICOS DE MELANOMA

Retículo atípico	☐
Proyecciones irregulares	✓
Puntos/glóbulos irregulares	✓
Manchas pigmentadas irregulares	✓
Estructuras blanco azuladas	✓

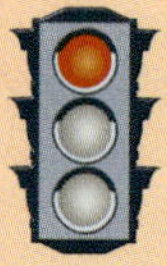

Figura 187 Melanoma. Este melanoma spitzoide es un estudio de asimetría, proyecciones irregulares (*flechas negras*) y puntos y glóbulos irregulares (*círculo*). Hay también manchas irregulares (*flecha blanca*) y estructuras blanco azuladas.

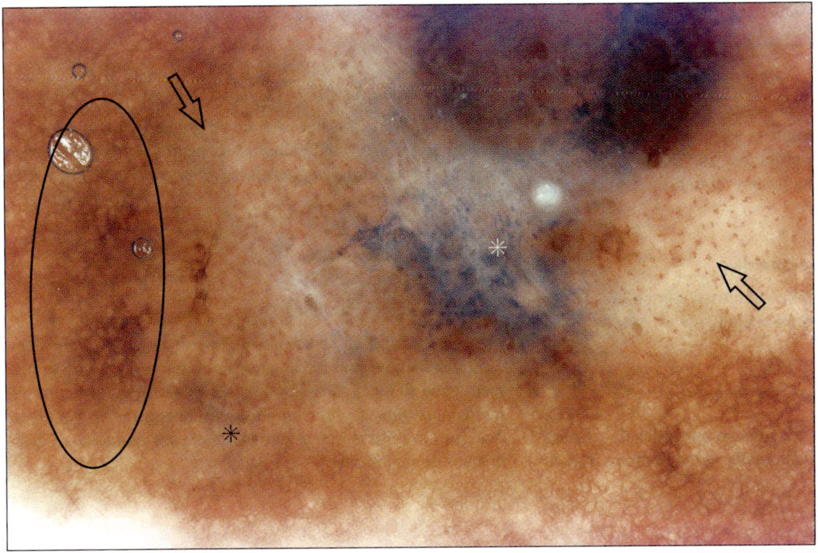

CINCO CRITERIOS LOCALES ESPECÍFICOS DE MELANOMA

Retículo atípico	✓
Proyecciones irregulares	☐
Puntos/glóbulos irregulares	✓
Manchas pigmentadas irregulares	✓
Estructuras blanco azuladas	✓

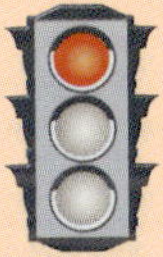

Figura 188 Melanoma. Este es un caso difícil y sutil. Una lesión con este aspecto no se debe raspar, porque se trata de un melanoma regresivo invasivo. Existe asimetría de color y estructura, con un patrón global multicomponente. Hay también focos de retículo pigmentado atípico (*círculo*). Como no se pueden ver los bordes de la lesión, no es posible determinar si hay proyecciones. Hay puntos y glóbulos irregulares marrones muy tenues (*asterisco negro*) y una estructura blanco azulada (*asterisco blanco*). En el área de regresión (estructura blanco azulada), hay vasos lineales irregulares y puntiformes de color rojo, lo que corresponde al patrón vascular observado en el melanoma (*flechas*). Hay que buscar manchas irregulares.

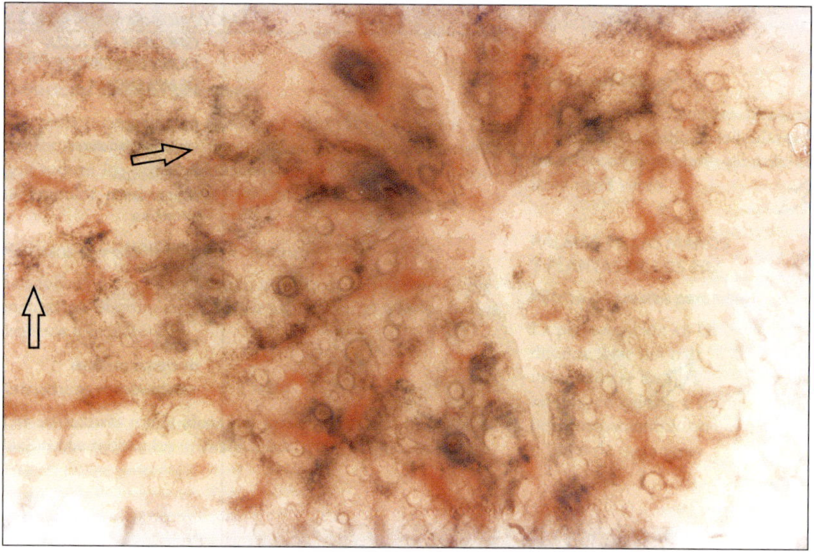

CINCO CRITERIOS ESPECÍFICOS DE LOCALIZACIÓN Y ESPECÍFICOS DE MELANOMA

- Estructuras anulares-glanulares ☑
- Folículos con pigmentación asimétrica ☑
- Estructuras romboideas ☐
- Sobrerretículo gris ☐
- Patrón de crestas paralelas ☐

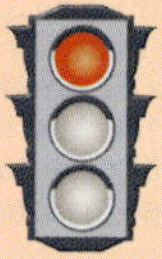

Figura 190 Melanoma. En esta lesión hay estructuras anulares-granulares, que se ven mejor que en la Figura 189 (*flechas*). No hay que confundir el orificio de los apéndices con los quistes tipo milio de la queratosis seborreica. Revise ahora detenidamente los orificios. Algunos están rodeados por completo, otros, sólo parcialmente, por finas capas de pigmentación. El diagnóstico dermatoscópico de folículos con pigmentación asimétrica se hace cuando el borde de pigmentación no rodea todo el orificio. Todavía no se han formado verdaderas estructuras romboideas. No se deben confundir los vasos con los encontrados en los carcinomas basocelulares. Estos son un signo de lesión extensa por el sol.

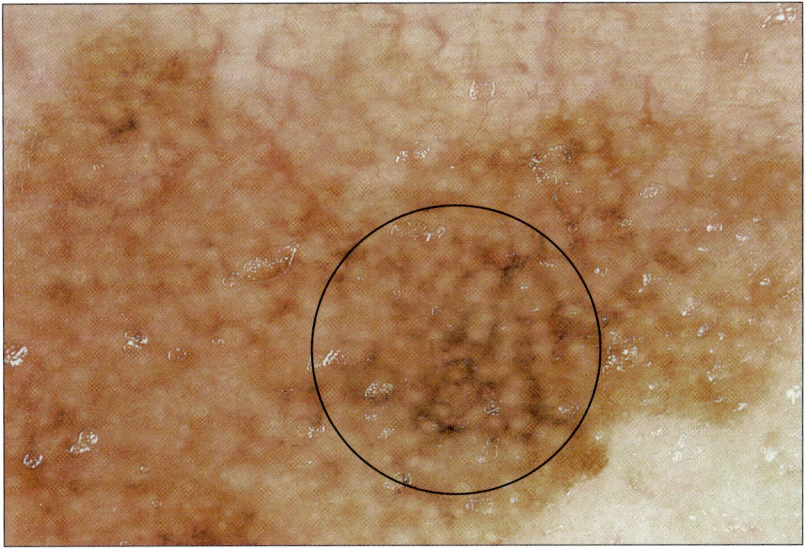

CINCO CRITERIOS ESPECÍFICOS DE LOCALIZACIÓN Y ESPECÍFICOS DE MELANOMA

Estructuras anulares-glanulares	✓
Folículos con pigmentación asimétrica	
Estructuras romboideas	✓
Sobrerretículo gris	
Patrón de crestas paralelas	

Figura 191 Melanoma. Esta lesión muestra una variación frecuente de la morfología observada con los criterios utilizados para diagnosticar melanomas de cabeza y cuello. Hay estructuras anulares-granulares que están formando estructuras romboideas (*círculo*). Los gránulos grises de las estructuras anulares-granulares son difíciles de ver, pero están ahí. Cuando se ven verdaderos romboides, cuadrados o rectángulos de pigmentación, es necesario hacer una biopsia para descartar un melanoma. Anular-granular = romboide = retículo gris.

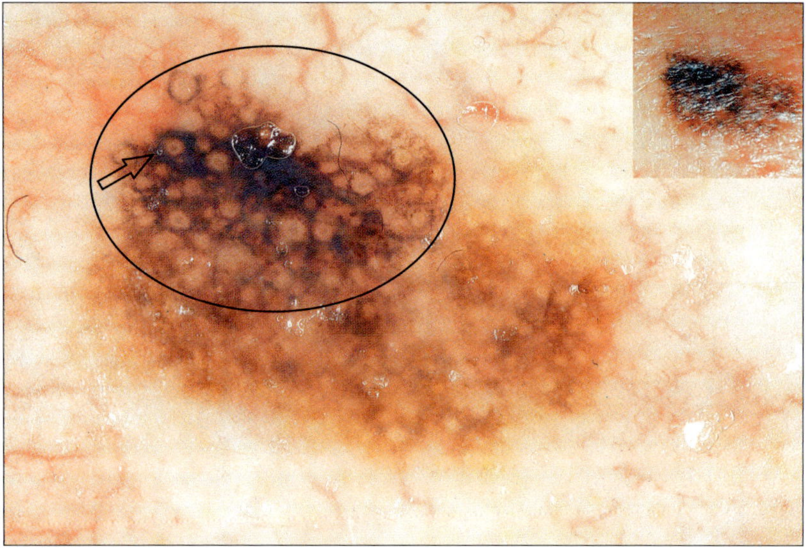

CINCO CRITERIOS ESPECÍFICOS DE LOCALIZACIÓN Y ESPECÍFICOS DE MELANOMA

Estructuras anulares-glanulares	✓
Folículos con pigmentación asimétrica	
Estructuras romboideas	✓
Sobrerretículo gris	✓
Patrón de crestas paralelas	

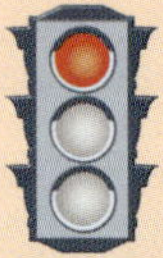

Figura 192 Melanoma. La asimetría de color y estructura observada aquí debería ser más que suficiente para que el dermatoscopista novato aumente su grado de sospecha de lesión de alto riesgo. Las estructuras anulares-granulares forman estructuras romboideas (*flecha*). La confluencia de estructuras romboideas forma el seudorretículo gris (*círculo*). Hay que biopsiar la mancha más oscura, porque podría tratarse de un área de invasión. Melanoma lentigo maligno –no lentigo maligno. No confundir los orificios foliculares con los quistes tipo milio ni con las aberturas tipo comedón.

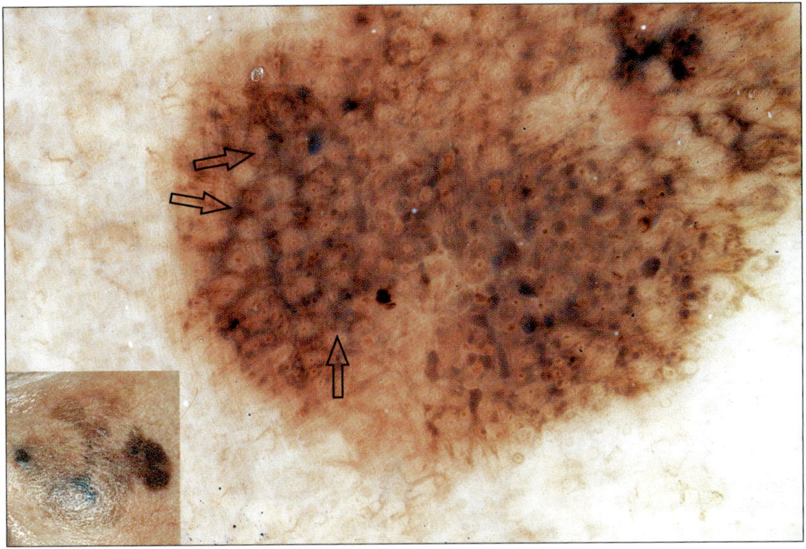

CINCO CRITERIOS ESPECÍFICOS DE LOCALIZACIÓN Y ESPECÍFICOS DE MELANOMA

Estructuras anulares-glanulares	✓
Folículos con pigmentación asimétrica	☐
Estructuras romboideas	✓
Sobrerretículo gris	☐
Patrón de crestas paralelas	☐

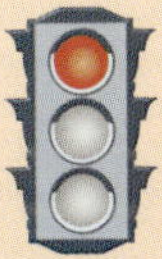

Figura 193 Melanoma. La asimetría de color y estructura, junto a los colores intensos, como el tono rosado general, deben hacer sospechar que se trata de un melanoma. Hay que explorar toda la lesión para buscar criterios específicos de localización y de melanoma. Se ven estructuras anulares-granulares muy pequeñas, pero no folículos con pigmentación asimétrica. Hay también múltiples estructuras romboideas tenues (*flechas*) y puntos y glóbulos irregulares. Es posible ver criterios específicos de melanoma para melanomas del tronco y las extremidades en la cabeza y el cuello.

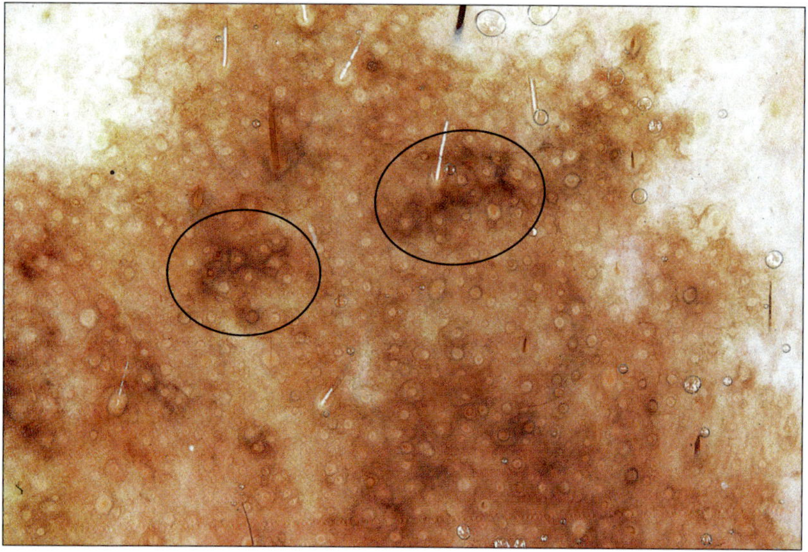

CINCO CRITERIOS ESPECÍFICOS DE LOCALIZACIÓN Y ESPECÍFICOS DE MELANOMA

Estructuras anulares-glanulares	☐
Folículos con pigmentación asimétrica	✓
Estructuras romboideas	✓
Sobrerretículo gris	☐
Patrón de crestas paralelas	☐

Figura 194 Melanoma. Esta lesión es de la cabeza o el cuello por la presencia de múltiples círculos blancos, que corresponden a orificios foliculares. Si se pensara que pudiera tratarse de los quistes tipo milio de una queratosis seborreica, sería una buena idea mirar la lesión sin dermatoscopia. Es plana, marrón y no es grasienta; por tanto, no parece una queratosis seborreica. Se localizan numerosas sombras de color marrón asimétricamente por toda la lesión. El diagnóstico dermatoscópico de lentigo maligno se hace por la presencia de múltiples folículos de pigmentación asimétrica y estructuras romboideas gruesas (*círculos*).

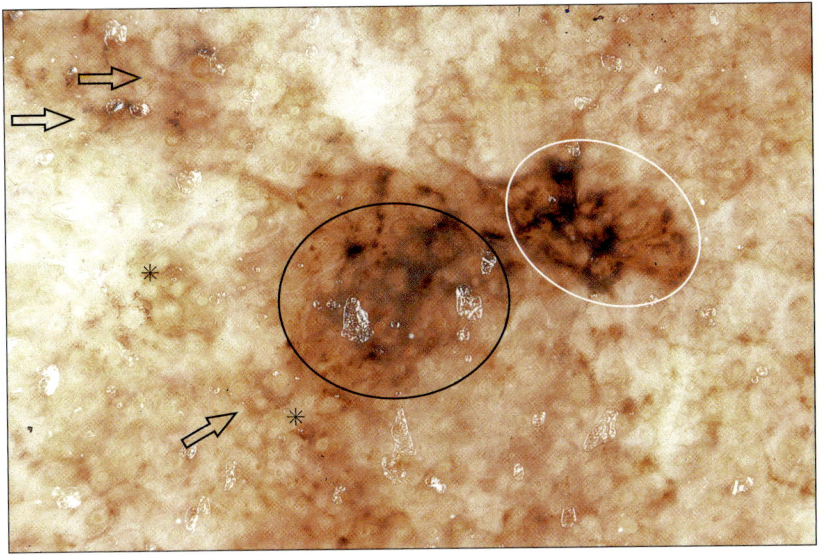

CINCO CRITERIOS ESPECÍFICOS DE LOCALIZACIÓN Y ESPECÍFICOS DE MELANOMA

Estructuras anulares-glanulares	✓
Folículos con pigmentación asimétrica	✓
Estructuras romboideas	✓
Sobrerretículo gris	☐
Patrón de crestas paralelas	☐

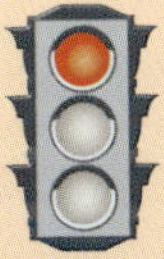

Figura 195 Melanoma. Si la atención se centra sólo en los colores intensos y fuertes, se pasarán por alto algunos de los criterios específicos de la localización y específicos de melanoma de esta gran lesión asimétrica. Las zonas más claras muestran múltiples folículos de pigmentación asimétrica (*flechas negras*), estructuras anulares-granulares y romboideas (*asteriscos*). Preste atención y recuerde que no es posible ver lo que no se conoce. Aprenda este criterio. La zona más oscura muestra asimetría de color y estructura y puede verse una estructura blanco azulada (*círculo negro*), junto a estructuras romboideas más intensas (*círculo blanco*).

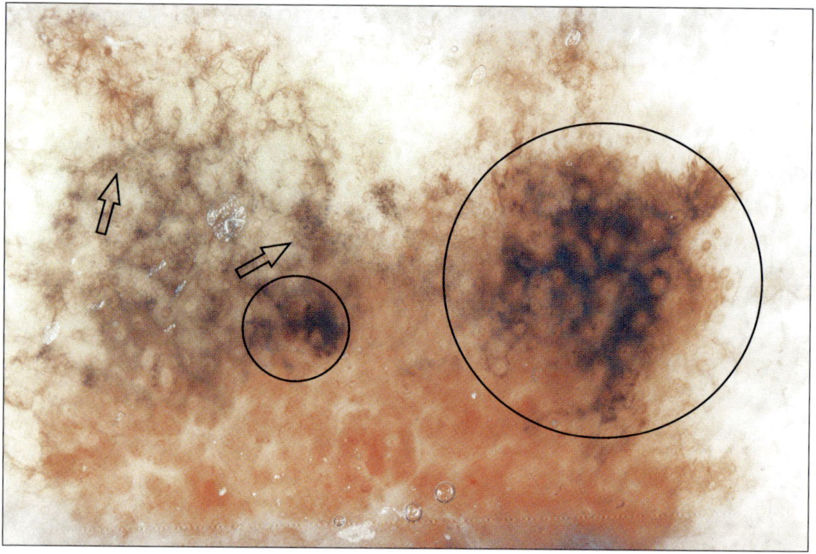

CINCO CRITERIOS ESPECÍFICOS DE LOCALIZACIÓN Y ESPECÍFICOS DE MELANOMA

Estructuras anulares-granulares	✓
Folículos con pigmentación asimétrica	✓
Estructuras romboideas	✓
Sobrerretículo gris	☐
Patrón de crestas paralelas	☐

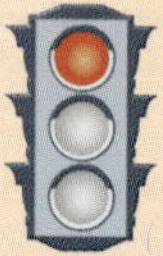

Figura 196 Melanoma. Color rosa – ¡cuidado! Lesión asimétrica – ¡cuidado! Según la lista de criterios específicos de melanoma y específicos de localización, hay estructuras anulares-granulares bien desarrolladas (*flechas*) y folículos con pigmentación asimétrica que se mezclan con estructuras romboideas (*círculos*). No importa si los criterios son claros u oscuros, si alguno parece cumplir la definición del criterio, más vale pasarse de precavido y considerarlo como si estuviera presente.

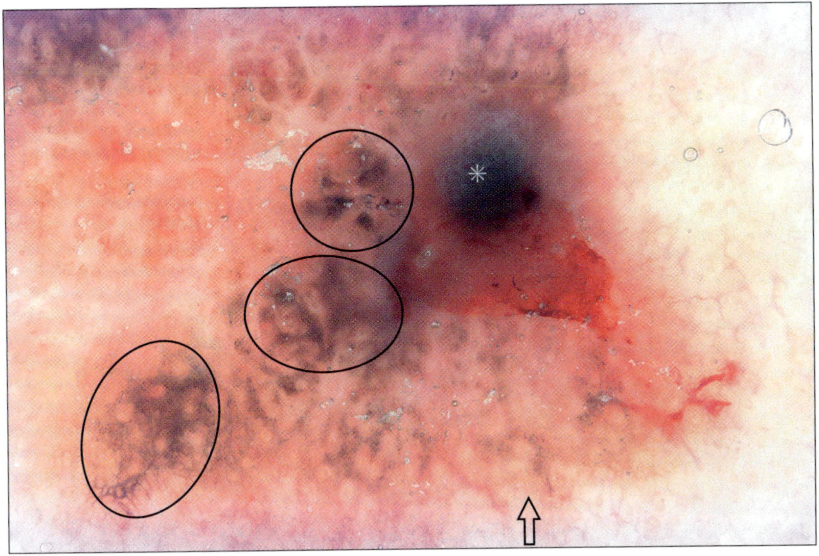

CINCO CRITERIOS ESPECÍFICOS DE LOCALIZACIÓN Y ESPECÍFICOS DE MELANOMA

Estructuras anulares-granulares	☐
Folículos con pigmentación asimétrica	☐
Estructuras romboideas	☑
Sobrerretículo gris	☐
Patrón de crestas paralelas	☐

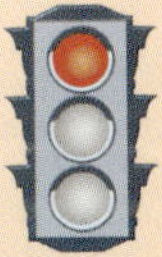

Figura 197 Melanoma. Color rosa –¡cuidado! Lesión asimétrica – ¡cuidado! La estructura blanco azulada (*asterisco*) es redonda, pero como su localización es asimétrica, se considera de alto riesgo; está rodeada de una hemorragia. Hay algunos vasos de tipo basocelular (*flecha*), pero preste atención a las estructuras seudorreticulares, que forman numerosos romboides pequeños (*círculos*). Recuerde que para ser considerada como estructura romboidea, no tiene que ser un paralelogramo perfecto, con lados y ángulos diferentes. Se consideran estructuras romboideas mientras no se demuestre lo contrario. Este no es el patrón cerebriforme de la queratosis seborreica.

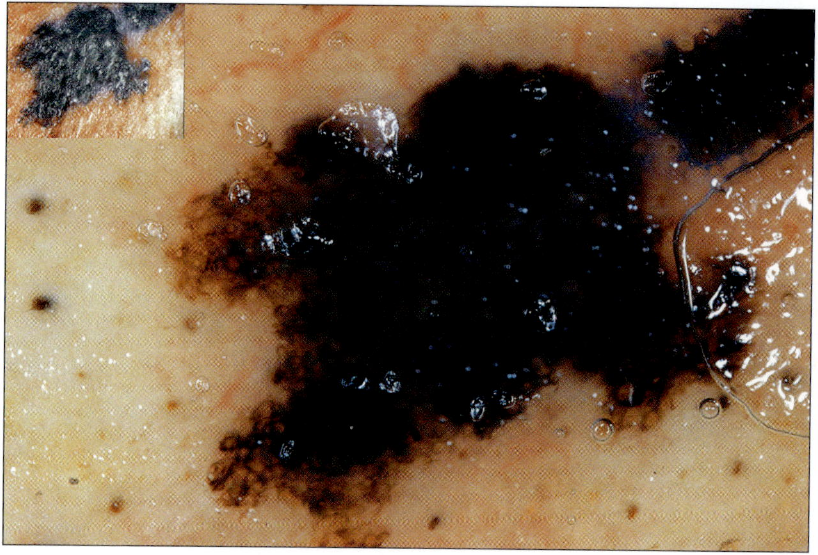

CINCO CRITERIOS ESPECÍFICOS DE LOCALIZACIÓN Y ESPECÍFICOS DE MELANOMA

- ☐ Estructuras anulares-glanulares
- ☐ Folículos con pigmentación asimétrica
- ☐ Estructuras romboideas
- ☐ Sobrerretículo gris
- ☐ Patrón de crestas paralelas

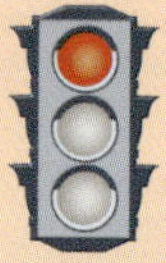

Figura 198 Melanoma. Cuando el melanoma se hace invasivo, como en este caso, los criterios específicos de localización y específicos de melanoma, quedan a menudo ocultos por la intensa pigmentación, las estructuras blanco azuladas y los puntos y glóbulos irregulares.

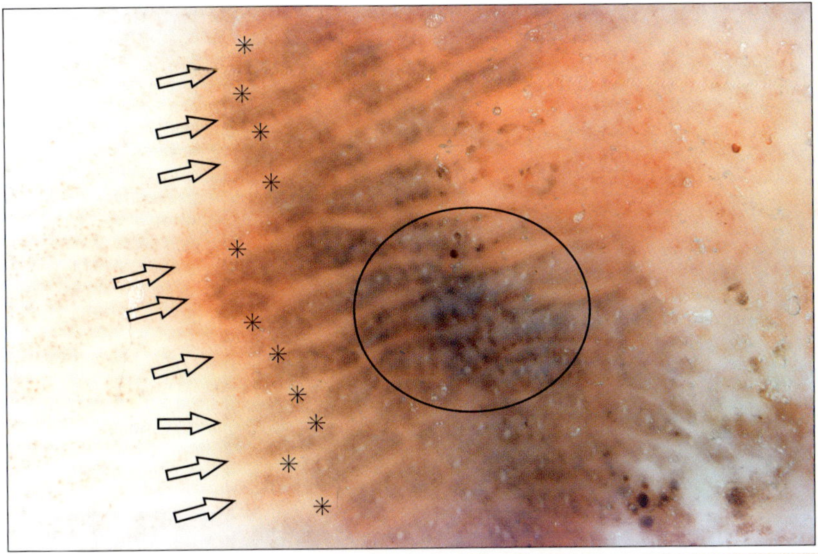

CINCO CRITERIOS ESPECÍFICOS DE LOCALIZACIÓN Y ESPECÍFICOS DE MELANOMA

Estructuras anulares-glanulares	☐
Folículos con pigmentación asimétrica	☐
Estructuras romboideas	☐
Sobrerretículo gris	☐
Patrón de crestas paralelas	✓

Figura 199 Melanoma. ¿Crestas paralelas? ¿Surcos paralelos? ¿Cómo se pueden distinguir estos dos importantes patrones dermatoscópicos específicos de zonas acras? Es sencillo: crestas paralelas = melanoma, surcos paralelos = nevus benigno. Las crestas suelen ser más gruesas (*flechas*) que los surcos (*asteriscos*) y pueden presentar algunos puntos blancos en ellas. Estos puntos representan conductos sudoríparos y pueden parecer un collar de perlas (*círculo*). No siempre es posible distinguir si el pigmento se encuentra en las crestas o en los surcos. Inspeccione la piel sin dermatoscopia; debería ser posible identificar ambas estructuras. Intente entonces determinar en cuál de ellas se localiza el pigmento. En caso de duda, extírpela.

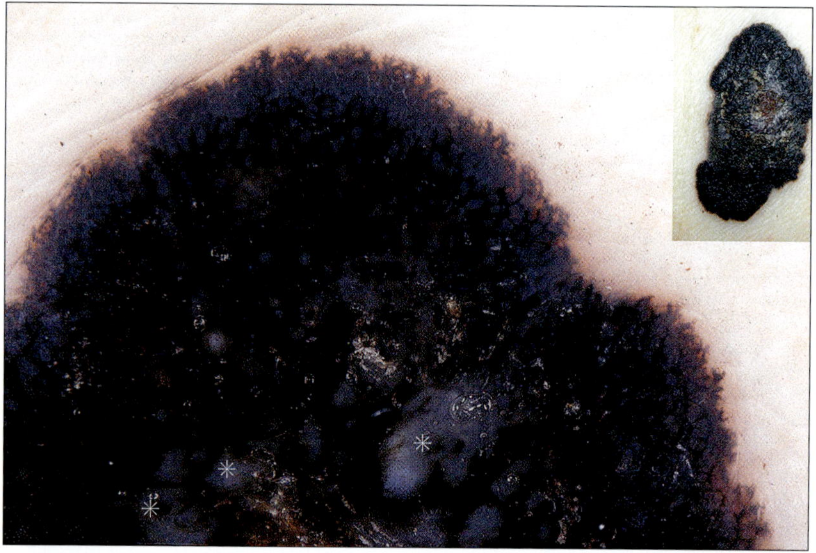

CINCO CRITERIOS ESPECÍFICOS DE LOCALIZACIÓN Y ESPECÍFICOS DE MELANOMA

- Estructuras anulares-glanulares ☐
- Folículos con pigmentación asimétrica ☐
- Estructuras romboideas ☐
- Sobrerretículo gris ☐
- Patrón de crestas paralelas ☐

Figura 200 Melanoma. Esta lesión tiene un color negro azabache muy preocupante, que con toda probabilidad no corresponde a sangre. Hay numerosas estructuras blanco azuladas (*asteriscos*). Los criterios específicos de localización y específicos de melanoma quedan borrados por el carácter invasivo en profundidad de este melanoma.

SEIS CRITERIOS PARA EL DIAGNÓSTICO DE LESIONES NO MELANOCÍTICAS

Para diagnosticar lesiones cutáneas pigmentadas no melanocíticas, debe haber ausencia de criterios de lesiones melanocíticas (retículo pigmentado, glóbulos, proyecciones y patrones homogéneos y paralelos) y presencia de criterios considerados específicos de carcinoma basocelular, queratosis seborreica, hemangioma o dermatofibroma.

MANCHAS AZUL GRISÁCEAS

Las manchas azul grisáceas son áreas carentes de estructuras, de forma redonda u ovalada y, a menudo, irregular. El color varía entre pardusco grisáceo y azul grisáceo. En la histopatología corresponden a acumulaciones sólidas de células basaloides muy pigmentadas en la dermis papilar de carcinomas basocelulares superficiales o nodulares. Las manchas azul grisáceas son patognomónicas del carcinoma basocelular pigmentado, especialmente cuando se asocian a arborización de los vasos y a ausencia de los criterios observados en las lesiones melanocíticas.

ARBORIZACIÓN DE LOS VASOS

La arborización de los vasos consiste en la aparición de vasos sanguíneos rojos aislados, engrosados y ramificados, de aspecto similar a las ramas de un árbol. Histopatológicamente, representan la circulación arterial dilatada que nutre al tumor. La arborización de los vasos es diagnóstica en el 99% de los casos de carcinoma basocelular. Rara vez se encuentran en los nevus intradérmicos o en los melanomas desestructurados.

QUISTES TIPO MILIO

Los quistes tipo milio son estructuras de tamaños variables, de color blanco o amarillento y redondeadas. En la histopatología representan glóbulos córneos intraepidérmicos, también llamados seudoquistes córneos, un dato histopatológico habitual en la queratosis seborreica acantósica. Se encuentran múltiples quistes tipo milio principalmente en la queratosis seborreica, aunque también se pueden ver en los nevus dérmicos papilomatosos, y rara vez se encuentran en los melanomas.

ABERTURAS TIPO COMEDÓN

Estas aberturas tipo comedón son estructuras de color pardo amarillento o pardo negro, de forma irregular y claramente delimitadas. Histopatológicamente son tapones de queratina que se forman en las aberturas foliculares dilatadas. Debido a la oxidación del material queratinoso, a menudo presentan una coloración pardo amarillenta o marrón oscuro negro. Las aberturas tipo comedón se encuentran sobre todo en la queratosis seborreica, aunque también se observan en los nevus dérmicos papilomatosos. En ocasiones resulta difícil diferenciar las aberturas tipo comedón oscuras de los glóbulos que se ven en las lesiones melanocíticas.

LAGUNAS ROJO AZULADAS

Las lagunas de color rojo aparecen como estructuras redondas u ovaladas, claramente delimitadas. El color puede variar entre rojo, rojo azulado y rojo oscuro a negro. Es frecuente también encontrar un color blanquecino en las lesiones vasculares. Histopatológicamente, las lagunas rojas representan espacios vasculares dilatados localizados en la dermis superior. Las lagunas de color rojo oscuro a negro representan espacios vasculares parcial o totalmente trombosados. Las lagunas rojas constituyen el criterio estereotípico de los hemangiomas y los angioqueratomas. Se pueden encontrar también estructuras de aspecto similar en los hematomas subungueales y subcorneales.

PARCHE CENTRAL BLANCO

El parche central blanco diagnóstico de dermatofibroma es una zona bien delimitada, redondeada u oval, a veces de contorno irregular y de color entre lechoso y blanco óseo, en el centro de una lesión dura. Hay muchas variaciones de la morfología de este criterio.

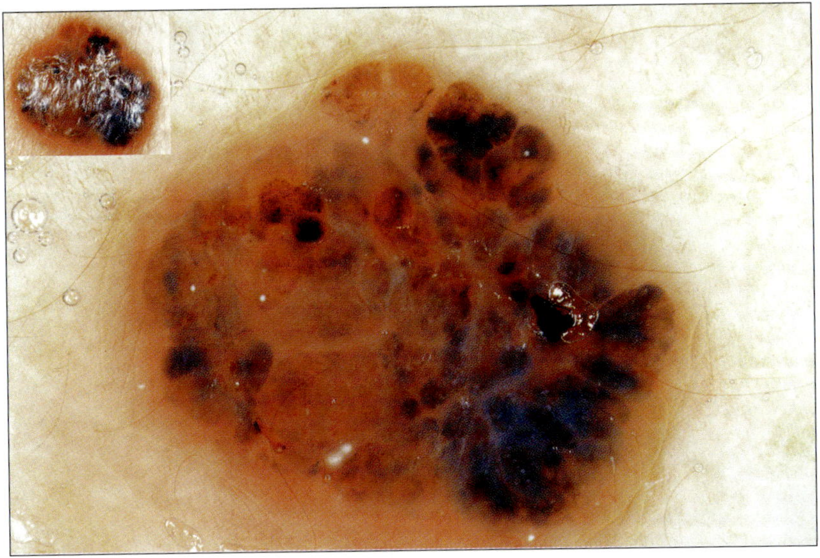

SEIS CRITERIOS PARA LESIONES NO MELANOCÍTICAS

Manchas azul grisáceas	✓
Arborización de los vasos	☐
Quistes tipo milio	☐
Aberturas tipo comedón	☐
Lagunas rojo azuladas	☐
Parche central blanco	☐

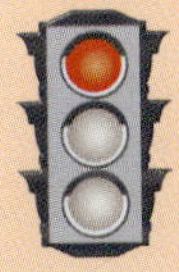

Figura 201 Carcinoma basocelular. La arborización de los vasos característica del carcinoma basocelular es difícil de ver; por tanto, esta lesión podría confundirse fácilmente con un melanoma. Las estructuras blanco azuladas y las manchas pigmentadas azul grisáceas, se inclinan también a favor del diagnóstico de melanoma, pero en este caso resultó ser un carcinoma basocelular. Las estructuras blanco azuladas se encuentran en los melanomas, pero también en los carcinomas basocelulares. No siempre es posible diferenciar los melanomas de los carcinomas basocelulares con la dermatoscopia.

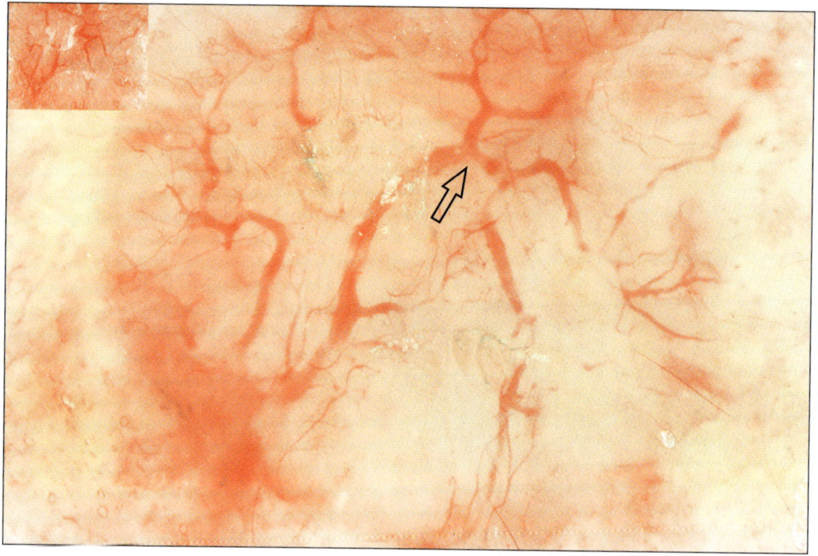

SEIS CRITERIOS PARA LESIONES NO MELANOCÍTICAS

Manchas azul grisáceas	☐
Arborización de los vasos	✓
Quistes tipo milio	☐
Aberturas tipo comedón	☐
Lagunas rojo azuladas	☐
Parche central blanco	☐

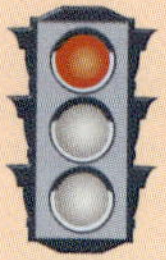

Figura 202 Carcinoma basocelular. No presione mucho sobre una lesión con vasos como ésta, porque pueden desaparecer. Este es el cuadro dermatoscópico clásico de un carcinoma basocelular con arborización de los vasos (*flecha*), ¡como las ramas de un árbol grande! Rara vez los melanomas amelánicos tienen este aspecto. No son necesarios otros criterios para hacer el diagnóstico dermatoscópico de carcinoma basocelular.

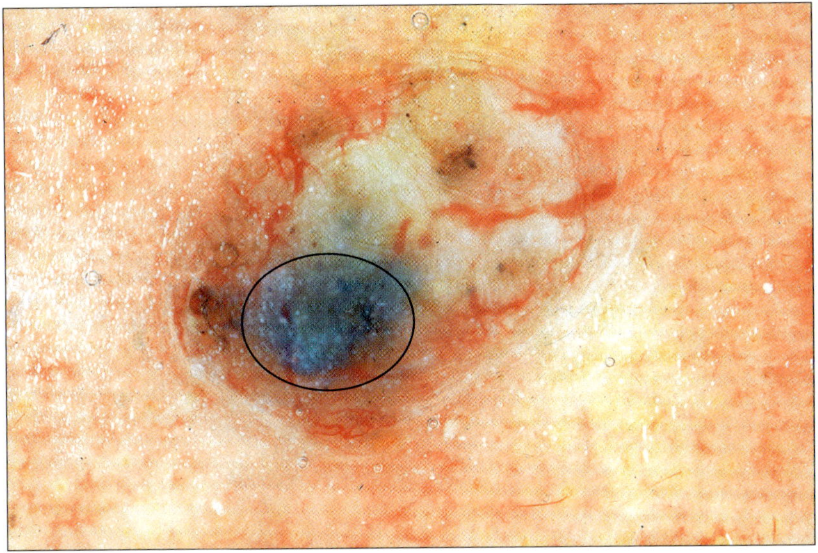

SEIS CRITERIOS PARA LESIONES NO MELANOCÍTICAS

Manchas azul grisáceas	✓
Arborización de los vasos	✓
Quistes tipo milio	☐
Aberturas tipo comedón	☐
Lagunas rojo azuladas	☐
Parche central blanco	☐

Figura 203 Carcinoma basocelular. No hay ningún criterio en esta lesión que permita hacer el diagnóstico de lesión melanocítica; por tanto, hay que buscar criterios para diagnosticar una lesión no melanocítica. La arborización de los vasos y la mancha pigmentada azul grisácea (*círculo*) llevó al diagnóstico de carcinoma basocelular.

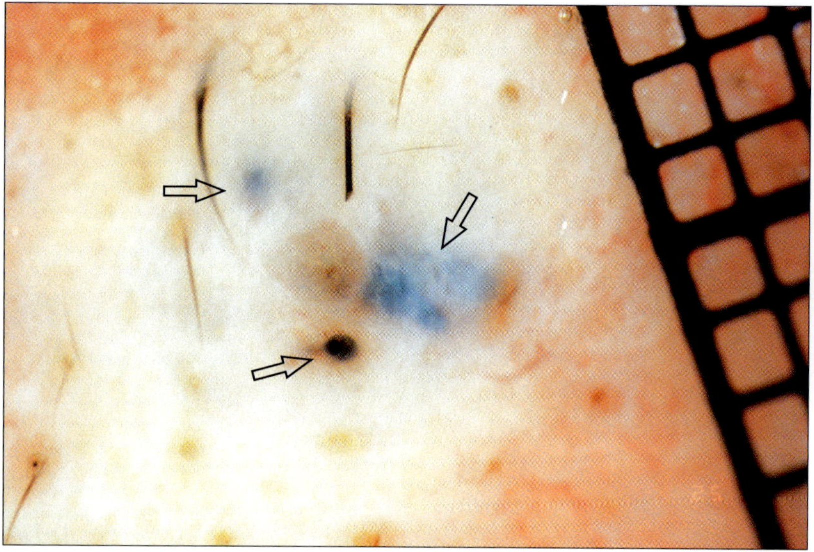

SEIS CRITERIOS PARA LESIONES NO MELANOCÍTICAS

Manchas azul grisáceas	✓
Arborización de los vasos	✓
Quistes tipo milio	☐
Aberturas tipo comedón	☐
Lagunas rojo azuladas	☐
Parche central blanco	☐

Figura 204 Carcinoma basocelular. Esta es una lesión diminuta, pero una vez que el dermatoscopista ha visto unas cuantas como ésta, el diagnóstico es fácil. Son manchas con diferentes tonalidades de color azul grisáceo (*flechas*) y algunos vasos sanguíneos más pequeños. El diagnóstico diferencial se realizará, entre otros, con los nevus azules y con un tatuaje. La edad del paciente y la historia de la lesión son importantes.

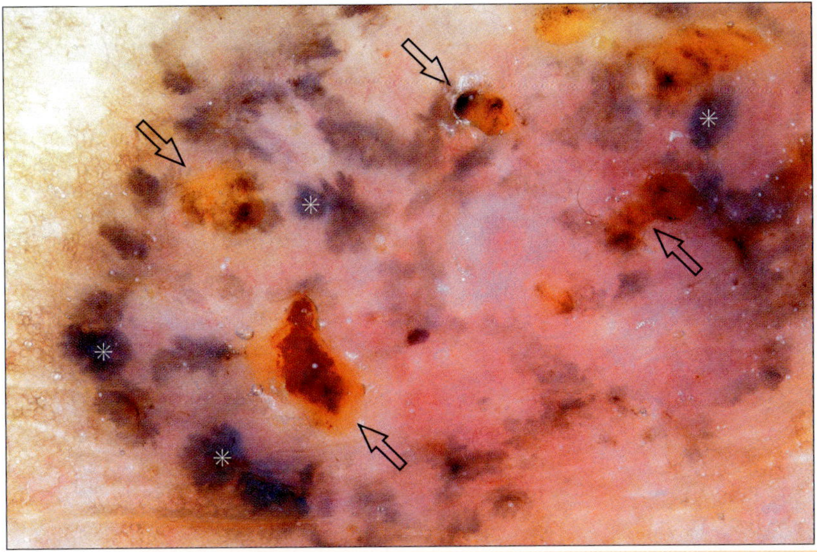

SEIS CRITERIOS PARA LESIONES NO MELANOCÍTICAS	
Manchas azul grisáceas	✓
Arborización de los vasos	☐
Quistes tipo milio	☐
Aberturas tipo comedón	☐
Lagunas rojo azuladas	☐
Parche central blanco	☐

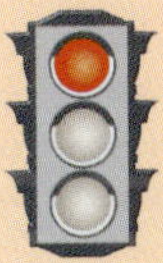

Figura 205 Carcinoma basocelular. Color rosa –¡cuidado! Realice un diagnóstico diferencial dermatoscópico porque no todos los casos son claros. No hay ningún criterio que permita hacer el diagnóstico de lesión melanocítica; por tanto, el siguiente paso es considerar de qué lesión no melanocítica se trata. No parece una queratosis seborreica, un dermatofibroma ni un hemangioma; por tanto, debería ser un carcinoma basocelular. Tiene múltiples glóbulos de pigmento (*asteriscos*), también llamados manchas azul grisáceas, y existe cierta ulceración (*flechas*), lo que apunta al diagnóstico de carcinoma basocelular. La lesión carece de arborización de los vasos, lo que va en contra de un carcinoma basocelular. Un melanoma podría tener también este aspecto.

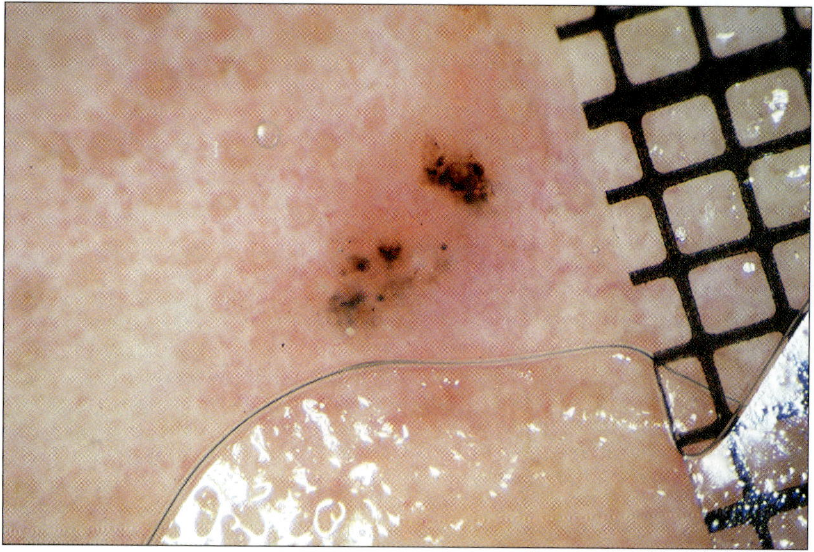

SEIS CRITERIOS PARA LESIONES NO MELANOCÍTICAS

Manchas azul grisáceas	✓
Arborización de los vasos	☐
Quistes tipo milio	☐
Aberturas tipo comedón	☐
Lagunas rojo azuladas	☐
Parche central blanco	☐

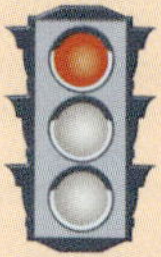

Figura 206 Carcinoma basocelular. Esta es otra lesión difícil de diagnosticar, por lo que el enfoque debería ser el mismo que en la Figura 205. El aspecto clínico ayudará a hacer el diagnóstico en este caso, porque la lesión es una pápula clara pequeña. No hay arborización de vasos, sólo motas de pigmento, de colores marrón y gris. Hay muchas variaciones de la morfología en las manchas azul grisáceas estereotípicas. El cuadro en su conjunto apunta a una lesión que se debe extirpar.

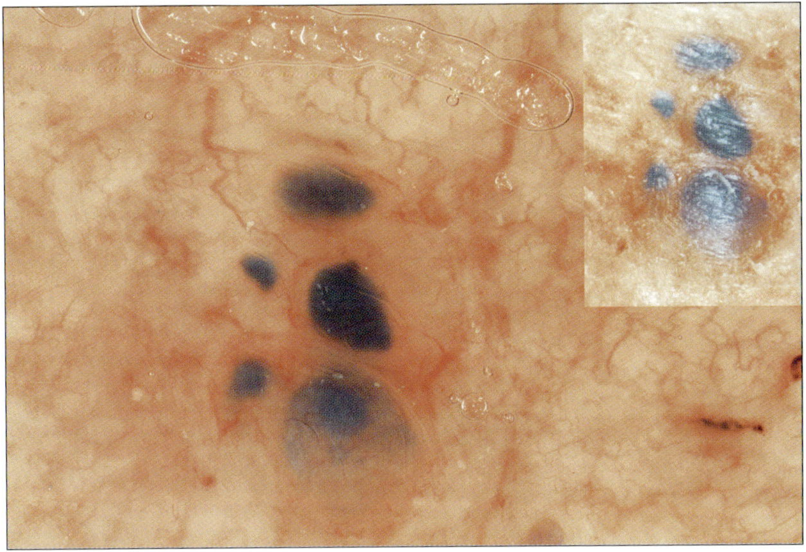

SEIS CRITERIOS PARA LESIONES NO MELANOCÍTICAS	
Manchas azul grisáceas	✓
Arborización de los vasos	✓
Quistes tipo milio	
Aberturas tipo comedón	
Lagunas rojo azuladas	
Parche central blanco	

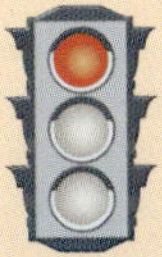

Figura 207 Carcinoma basocelular. Este es un carcinoma basocelular estereotípico con arborización de vasos y varias manchas azul grisáceas.

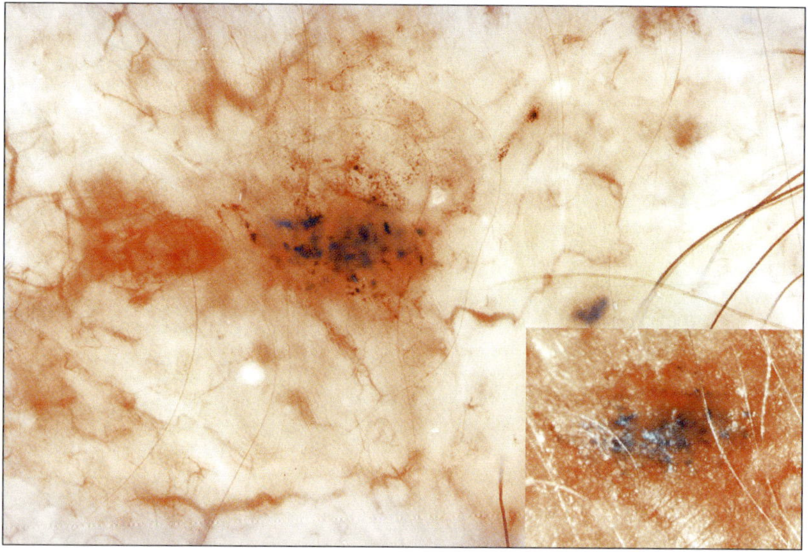

SEIS CRITERIOS PARA LESIONES NO MELANOCÍTICAS	
Manchas azul grisáceas	✓
Arborización de los vasos	✓
Quistes tipo milio	☐
Aberturas tipo comedón	☐
Lagunas rojo azuladas	☐
Parche central blanco	☐

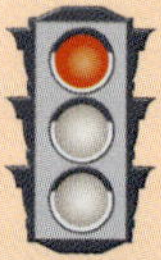

Figura 208 Carcinoma basocelular. Una vez más, vemos una pápula clara con manchas de pigmentación grises y arborización de vasos típica. Los puntos y glóbulos podrían llevar al diagnóstico de melanoma amelánico. Hay muchas variaciones de pigmentación, que pueden verse en un carcinoma basocelular y que por lo general se clasifican como manchas azul grisáceas.

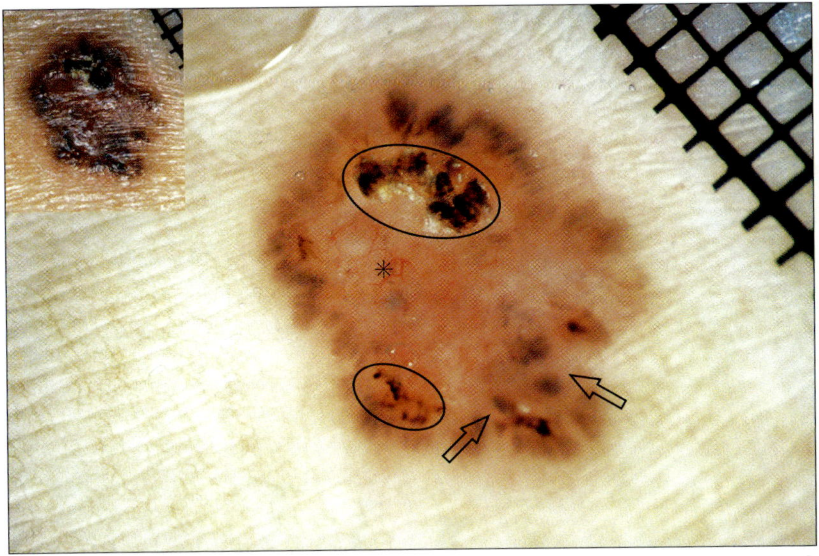

SEIS CRITERIOS PARA LESIONES NO MELANOCÍTICAS

Manchas azul grisáceas	✓
Arborización de los vasos	✓
Quistes tipo milio	☐
Aberturas tipo comedón	☐
Lagunas rojo azuladas	☐
Parche central blanco	☐

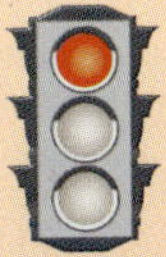

Figura 209 Carcinoma basocelular. Esta lesión tiene tres criterios diagnósticos de carcinoma basocelular: ulceración (*círculos*), arborización de vasos (*asterisco*) y manchas azul grisáceas (*flechas*). Para alguien inexperto, el patrón de esta lesión podría parecer similar al patrón en estallido de estrellas de los nevus de Spitz, pero la arborización de los vasos y la ulceración no se encuentran nunca en los nevus de Spitz.

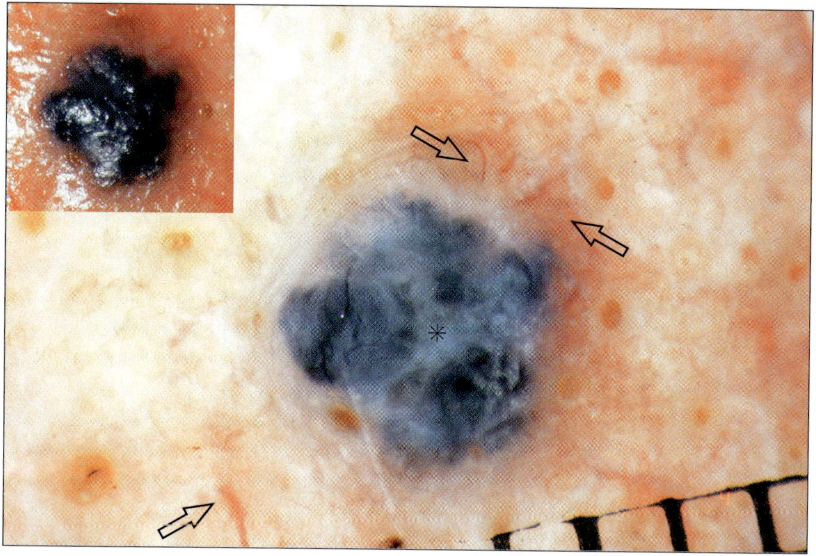

SEIS CRITERIOS PARA LESIONES NO MELANOCÍTICAS

Manchas azul grisáceas	✓
Arborización de los vasos	☐
Quistes tipo milio	☐
Aberturas tipo comedón	☐
Lagunas rojo azuladas	☐
Parche central blanco	☐

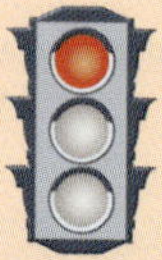

Figura 210 Carcinoma basocelular. En esta lesión hay manchas azul grisáceas, una estructura blanco azulada (*asterisco*) y vasos sanguíneos claramente visibles (*flechas*). El diagnóstico diferencial debe realizarse entre carcinoma basocelular, nevus azules atípicos y un melanoma medular. Los vasos sanguíneos (*flechas*) apuntan al diagnóstico de carcinoma basocelular, aunque no haya arborización estereotípica de los vasos.

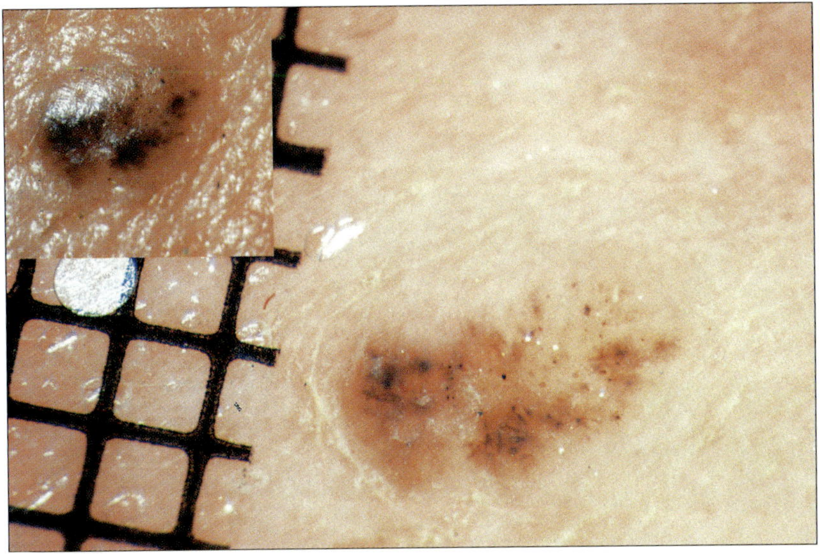

SEIS CRITERIOS PARA LESIONES NO MELANOCÍTICAS

- [x] Manchas azul grisáceas
- [ ] Arborización de los vasos
- [ ] Quistes tipo milio
- [ ] Aberturas tipo comedón
- [ ] Lagunas rojo azuladas
- [ ] Parche central blanco

Figura 211 Carcinoma basocelular. Esta es otra lesión de pequeño tamaño, caracterizada por pigmentación. Múltiples puntos grisáceos en pimienta forman las manchas azul grisáceas. No se ven criterios para diagnosticar una lesión melanocítica. La asimetría de color y estructura y el aspecto clínico deberían ser suficientes para justificar un diagnóstico histopatológico.

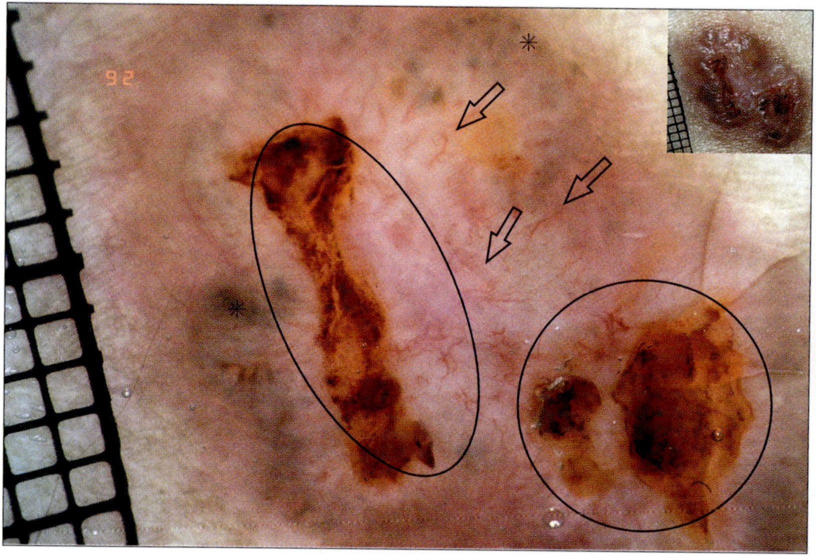

SEIS CRITERIOS PARA LESIONES NO MELANOCÍTICAS

Manchas azul grisáceas	✓
Arborización de los vasos	✓
Quistes tipo milio	☐
Aberturas tipo comedón	☐
Lagunas rojo azuladas	☐
Parche central blanco	☐

Figura 212 Carcinoma basocelular. Se presenta aquí otro carcinoma basocelular con áreas de ulceración (*círculos*), arborización de vasos sanguíneos (*flechas*) y manchas azul grisáceas (*asteriscos*). Este es un caso claro, pero conviene no olvidarse de realizar un diagnóstico diferencial dermatoscópico porque, de vez en cuando, podemos llevarnos alguna sorpresa.

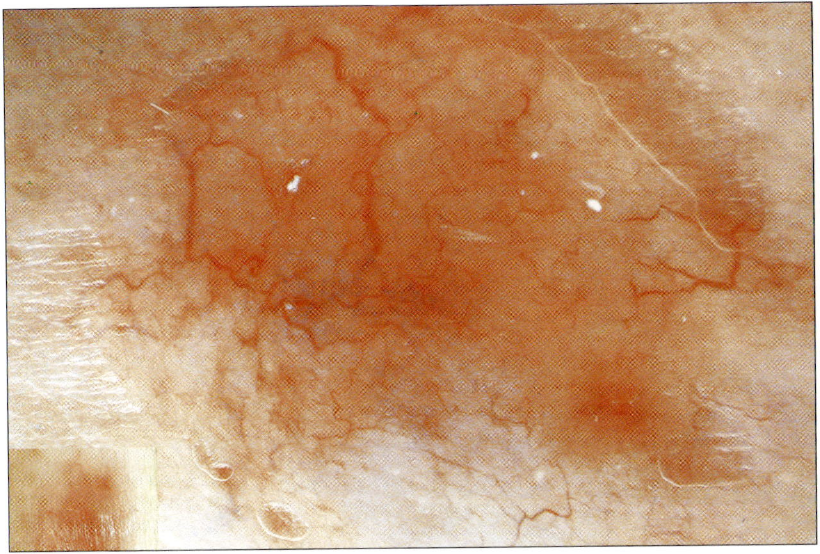

SEIS CRITERIOS PARA LESIONES NO MELANOCÍTICAS

Manchas azul grisáceas	☐
Arborización de los vasos	✓
Quistes tipo milio	☐
Aberturas tipo comedón	☐
Lagunas rojo azuladas	☐
Parche central blanco	☐

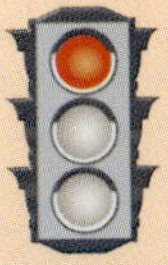

Figura 213 Carcinoma basocelular. Esta es otra variación de la morfología que puede verse en un carcinoma basocelular. Estadísticamente, este cuadro dermatoscópico corresponderá a un carcinoma basocelular, pero un melanoma amelánico puede tener un aspecto parecido a éste.

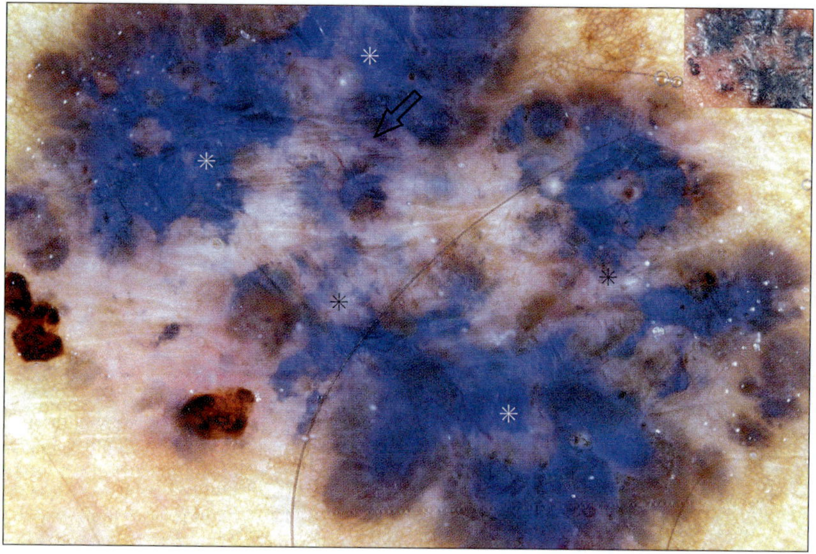

SEIS CRITERIOS PARA LESIONES NO MELANOCÍTICAS

Manchas azul grisáceas	✓
Arborización de los vasos	✓
Quistes tipo milio	☐
Aberturas tipo comedón	☐
Lagunas rojo azuladas	☐
Parche central blanco	☐

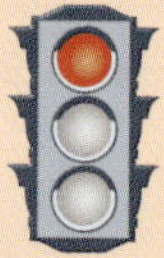

Figura 214 Carcinoma basocelular. Con este aspecto tan llamativo, esta lesión debe de ser maligna, pero ¿se trata de un melanoma o de un carcinoma basocelular? No se encuentran criterios para diagnosticar una lesión melanocítica (retículo, proyecciones, glóbulos). Hay manchas azul grisáceas por toda la lesión y ligera arborización de vasos (*flecha*). Se ven también estructuras blanco azuladas (*asteriscos*), que siempre refuerzan la sospecha de que se trate de una lesión de alto riesgo.

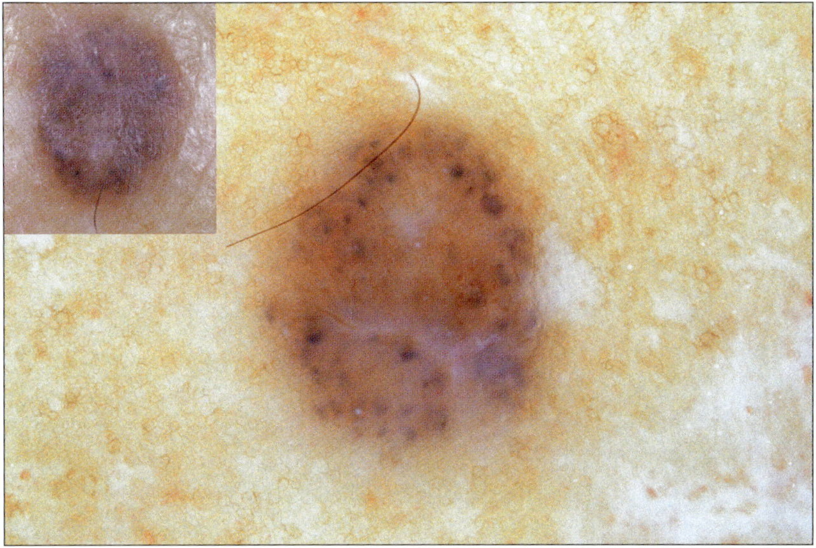

SEIS CRITERIOS PARA LESIONES NO MELANOCÍTICAS

Manchas azul grisáceas	✓
Arborización de los vasos	✓
Quistes tipo milio	☐
Aberturas tipo comedón	☐
Lagunas rojo azuladas	☐
Parche central blanco	☐

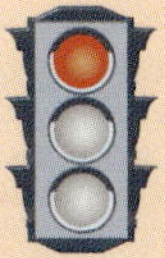

Figura 215 Carcinoma basocelular. Esta pequeña lesión rosa presenta manchas azul grisáceas tenues, pequeños vasos lineales y estructuras blanco azuladas. Una vez más, la ausencia de criterios necesarios para diagnosticar una lesión melanocítica sugiere el diagnóstico dermatoscópico de carcinoma basocelular. Siempre que sirva para llegar a la conclusión de que esta lesión no es benigna, se habrán cumplido los objetivos de la dermatoscopia. Esta es una lesión poco definida.

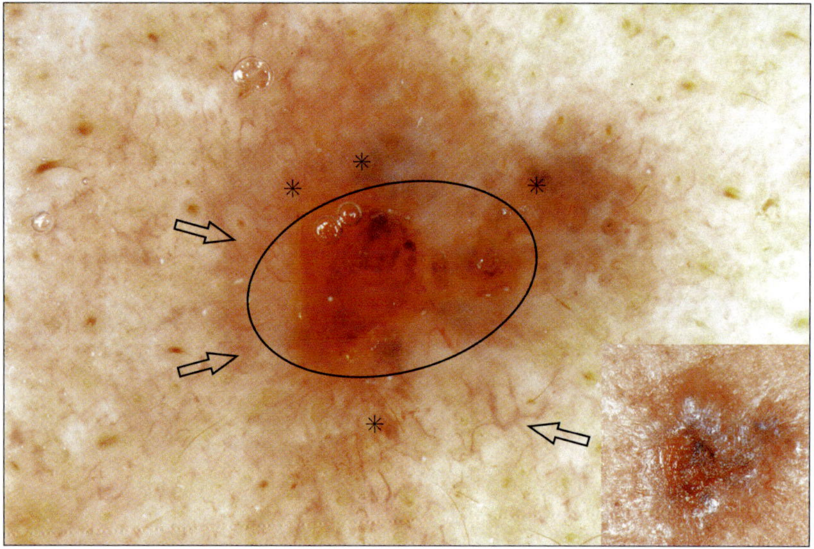

SEIS CRITERIOS PARA LESIONES NO MELANOCÍTICAS	
Manchas azul grisáceas	✓
Arborización de los vasos	✓
Quistes tipo milio	☐
Aberturas tipo comedón	☐
Lagunas rojo azuladas	☐
Parche central blanco	☐

Figura 216 Carcinoma basocelular. La mayor parte de esta lesión está cubierta por una costra debido a la ulceración (*círculo*). Se ve también arborización de pequeños vasos (*flechas*) y manchas azul grisáceas (*asteriscos*). La pigmentación observada en los carcinomas basocelulares puede ser marrón, gris o azul. Asimismo, puede formar estructuras ovoideas bien delimitadas o borrosas. Cuantas más lesiones diagnostique un dermatoscopista, mejor entenderá este principio dermatoscópico básico. Existen numerosas variaciones de todos los criterios dermatoscópicos.

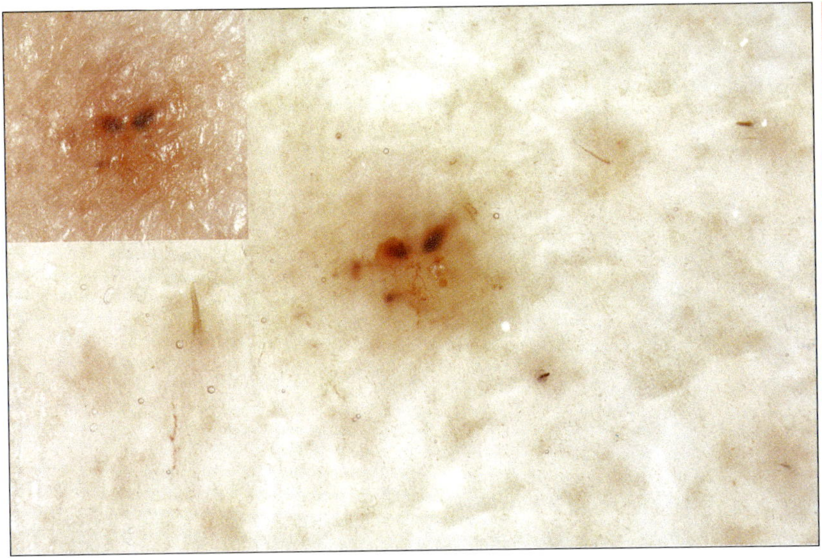

SEIS CRITERIOS PARA LESIONES NO MELANOCÍTICAS

Manchas azul grisáceas	✓
Arborización de los vasos	✓
Quistes tipo milio	☐
Aberturas tipo comedón	☐
Lagunas rojo azuladas	☐
Parche central blanco	☐

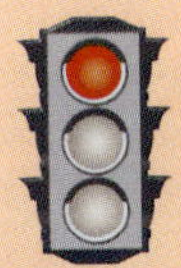

Figura 217 Carcinoma basocelular. Las manchas pigmentadas son la característica de esta lesión, y podrían confundirse con los glóbulos observados en una lesión melanocítica. Se pueden ver también algunos vasos rojos diminutos. Esta es una lesión muy inespecífica. Son necesarios otros datos clínicos para hacer el diagnóstico correcto.

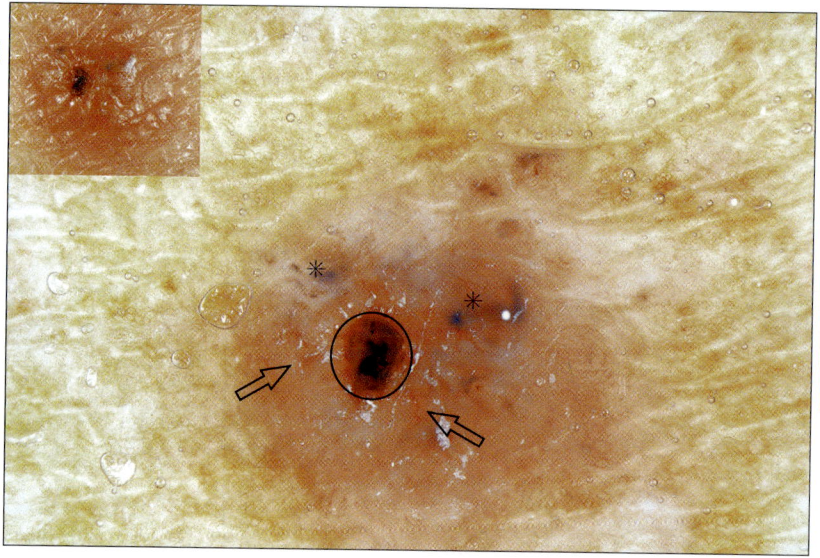

SEIS CRITERIOS PARA LESIONES NO MELANOCÍTICAS

Manchas azul grisáceas	✓
Arborización de los vasos	✓
Quistes tipo milio	☐
Aberturas tipo comedón	☐
Lagunas rojo azuladas	☐
Parche central blanco	☐

Figura 218 Carcinoma basocelular. Lesión rosa –¡cuidado! Se pueden ver manchas azul grisáceas (*asteriscos*), ligera arborización de vasos (*flechas*) y un área de ulceración (*círculo*). Estos tres criterios sugieren el diagnóstico de carcinoma basocelular.

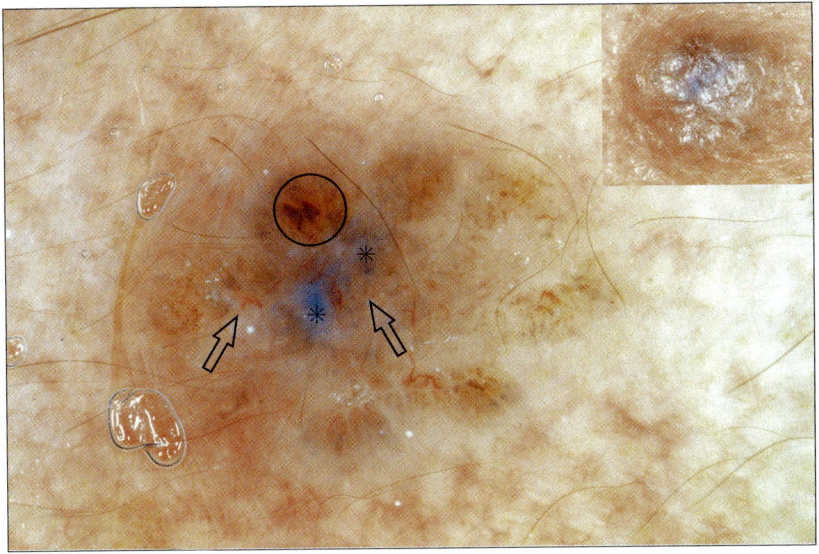

SEIS CRITERIOS PARA LESIONES NO MELANOCÍTICAS

Manchas azul grisáceas	✓
Arborización de los vasos	✓
Quistes tipo milio	☐
Aberturas tipo comedón	☐
Lagunas rojo azuladas	☐
Parche central blanco	☐

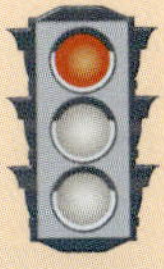

Figura 219 Carcinoma basocelular. Este es otro carcinoma basocelular con criterios muy poco claros. Si se mira con atención, se pueden ver una mancha azul grisáceas (*asteriscos*), arborización de vasos pequeños (*flechas*) y un área de ulceración (*círculo*). El color marrón claro apunta a un retículo pigmentado, pero en realidad se trata de pigmentación en los surcos de esta pápula ligeramente elevada.

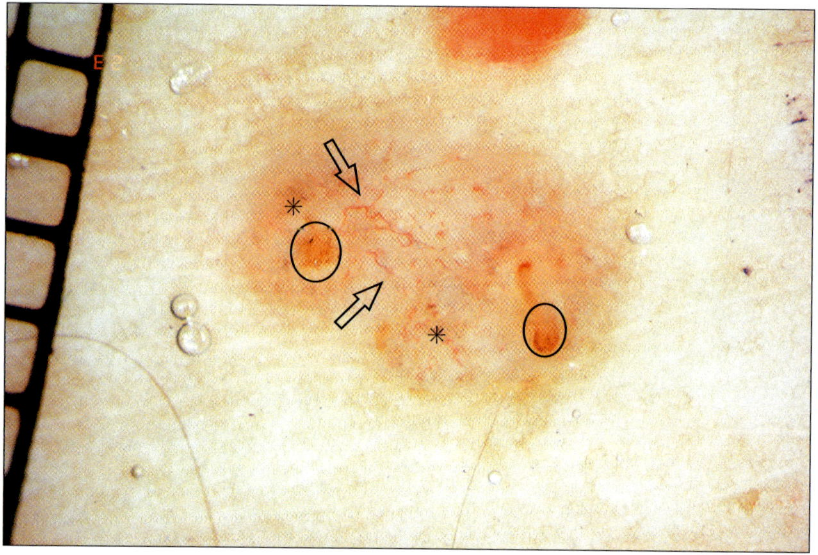

SEIS CRITERIOS PARA LESIONES NO MELANOCÍTICAS

Manchas azul grisáceas	✓
Arborización de los vasos	✓
Quistes tipo milio	
Aberturas tipo comedón	
Lagunas rojo azuladas	
Parche central blanco	

Figura 220 Carcinoma basocelular. La arborización de los vasos (*flechas*) en una pápula clara permite hacer el diagnóstico en este caso. Se observan también manchas azul grisáceas tenues (*asteriscos*) y áreas de ulceración (*círculos*). Los criterios dermatoscópicos importantes pueden ser fáciles o difíciles de ver. Intente no tener prisa cuando evalúe una lesión sospechosa con dermatoscopia.

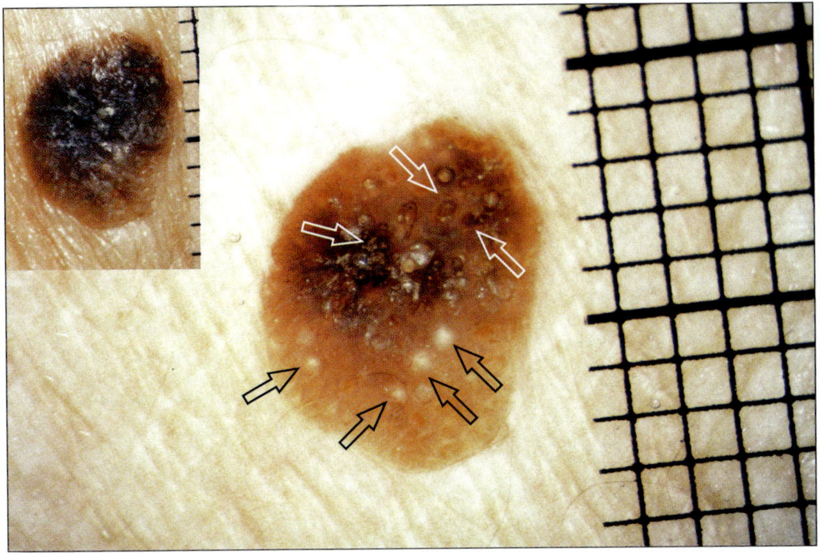

SEIS CRITERIOS PARA LESIONES NO MELANOCÍTICAS

Manchas azul grisáceas	☐
Arborización de los vasos	☐
Quistes tipo milio	☑
Aberturas tipo comedón	☑
Lagunas rojo azuladas	☐
Parche central blanco	☐

Figura 221 Queratosis seborreica. Los principales criterios dermatoscópicos en esta placa plana son los quistes tipo milio (*flechas negras*) y las aberturas tipo comedón (*flechas blancas*), que son diagnósticas de una queratosis seborreica. Si se utilizan los criterios, este es un caso fácil de diagnosticar.

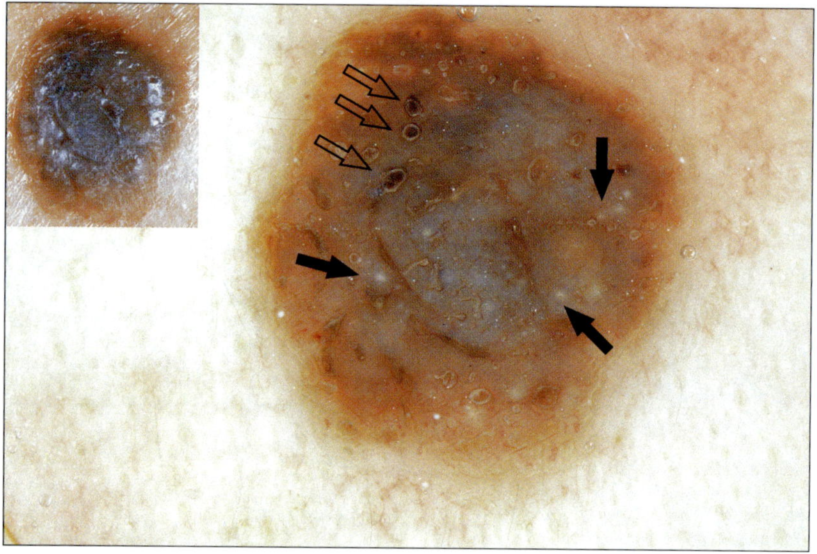

SEIS CRITERIOS PARA LESIONES NO MELANOCÍTICAS

Manchas azul grisáceas	☐
Arborización de los vasos	☐
Quistes tipo milio	☑
Aberturas tipo comedón	☑
Lagunas rojo azuladas	☐
Parche central blanco	☐

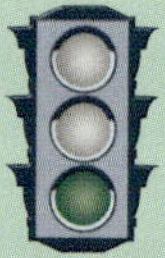

Figura 222 Queratosis seborreica. En esta variante de la queratosis seborreica, se ven claramente aberturas tipo comedón (*flechas huecas*) y quistes tipo milio (*flechas negras*). El color gris apagado y la ausencia de criterios específicos de lesiones melanocíticas están en contra del diagnóstico diferencial de un nevus melanocítico papilomatoso.

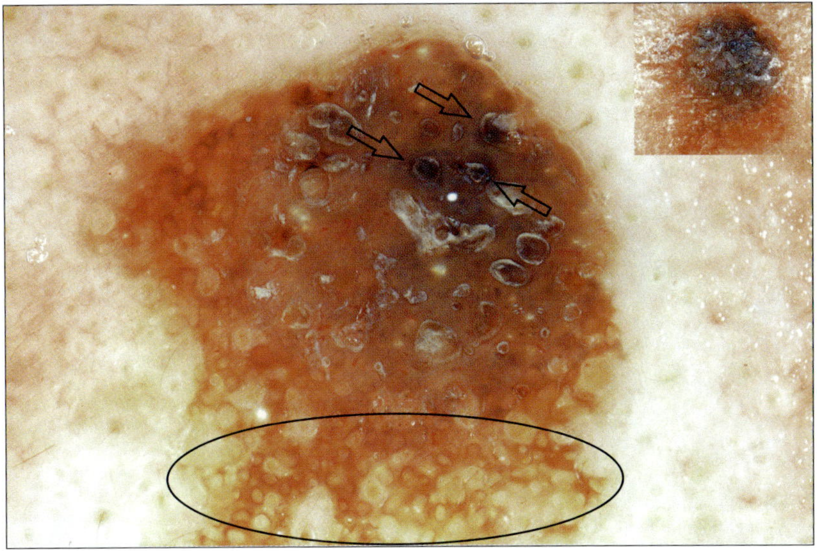

SEIS CRITERIOS PARA LESIONES NO MELANOCÍTICAS

- [ ] Manchas azul grisáceas
- [ ] Arborización de los vasos
- [x] Quistes tipo milio
- [x] Aberturas tipo comedón
- [ ] Lagunas rojo azuladas
- [ ] Parche central blanco

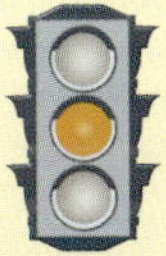

Figura 223 Queratosis seborreica. Esta lesión es un buen ejemplo de aberturas tipo comedón bien desarrolladas (*flechas*), con algunos quistes tipo milio. ¿Hay un retículo pigmentado en la parte inferior de la lesión (*círculo*)? No, se trata de un seudorretículo formado por las aberturas de folículos en la cara (criterio específico de localización). No forman la estructura romboidea de un lentigo maligno.

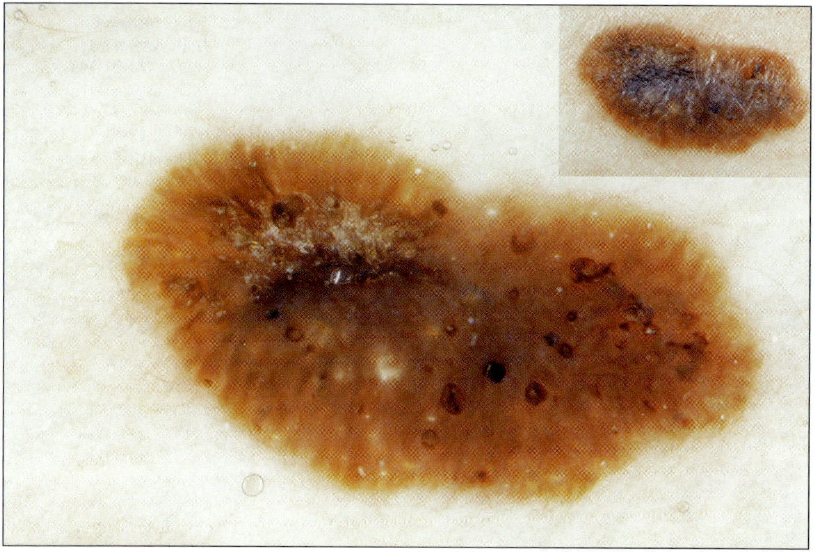

SEIS CRITERIOS PARA LESIONES NO MELANOCÍTICAS	
Manchas azul grisáceas	☐
Arborización de los vasos	☐
Quistes tipo milio	✓
Aberturas tipo comedón	✓
Lagunas rojo azuladas	☐
Parche central blanco	☐

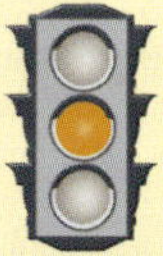

Figura 224 Queratosis seborreica. Esta placa plana se caracteriza por múltiples aberturas tipo comedón y algunos quistes tipo milio. Si se mira atentamente en los bordes de la lesión, se podría pensar que existe un patrón en estallido de estrellas de un nevus de Spitz. Las aberturas tipo comedón y los quistes tipo milio, por lo general, no se ven en los nevus de Spitz. Quizá podría describirse como un patrón en seudoestallido de estrellas.

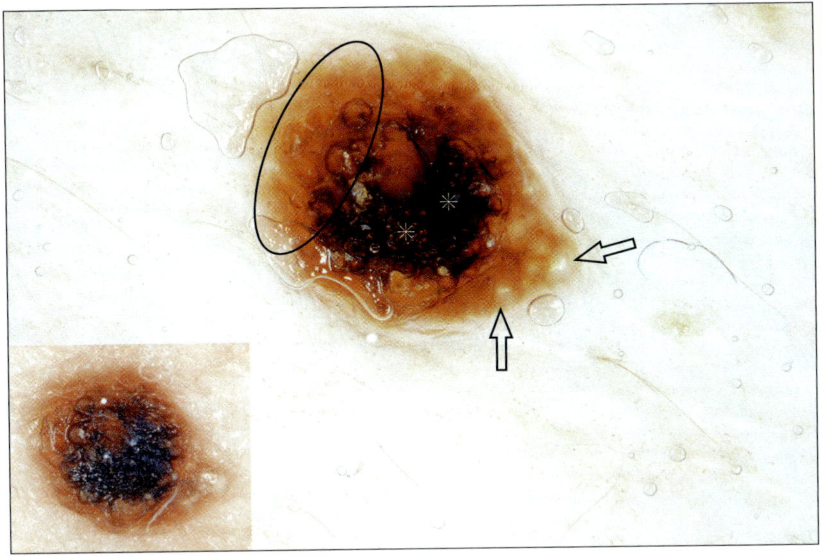

SEIS CRITERIOS PARA LESIONES NO MELANOCÍTICAS

Manchas azul grisáceas	☐
Arborización de los vasos	☐
Quistes tipo milio	✓
Aberturas tipo comedón	☐
Lagunas rojo azuladas	☐
Parche central blanco	☐

Figura 225 Queratosis seborreica. No es fácil decidir si esta lesión es o no melanocítica. La malla de color marrón de la parte superior izquierda (*círculo*) y las estructuras blanco azuladas centrales (*asteriscos*) podrían interpretarse como criterios de una lesión melanocítica. En la parte inferior, hay quistes tipo milio (*flechas*). Si una lesión presenta asimetría de color y estructura y no es posible identificar criterios claros de queratosis seborreica, se debe extirpar. Es mejor extirpar una queratosis seborreica que dejar escapar un melanoma.

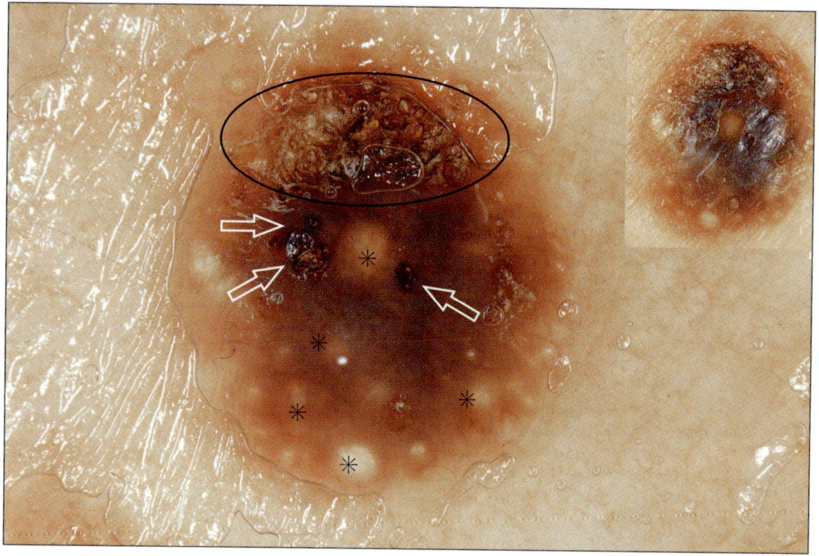

SEIS CRITERIOS PARA LESIONES NO MELANOCÍTICAS

Manchas azul grisáceas	☐
Arborización de los vasos	☐
Quistes tipo milio	☑
Aberturas tipo comedón	☑
Lagunas rojo azuladas	☐
Parche central blanco	☐

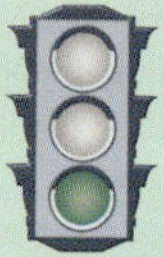

Figura 226 Queratosis seborreica. En esta lesión con una superficie verrugosa (*círculo*), se observan color opaco, quistes tipo milio (*asteriscos*) y aberturas tipo comedón (*flechas*). Ya en este momento, esta lesión debería diagnosticarse fácilmente como queratosis seborreica mediante dermatoscopia.

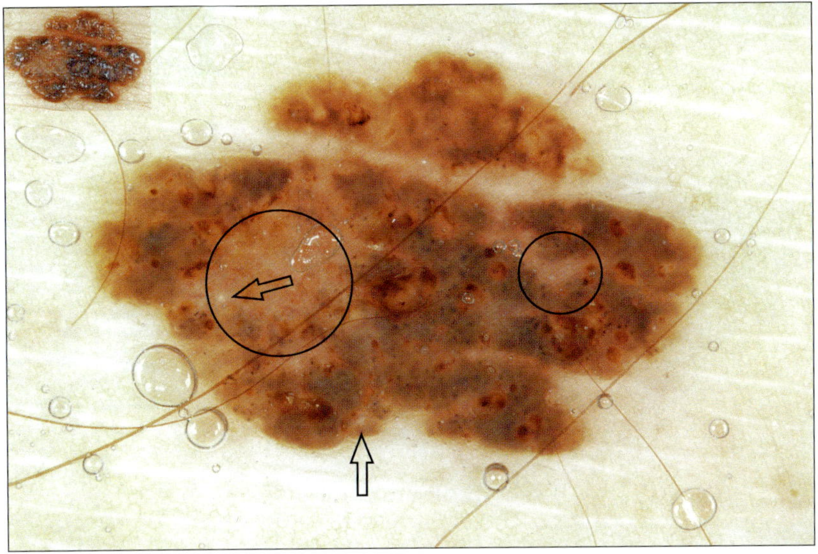

SEIS CRITERIOS PARA LESIONES NO MELANOCÍTICAS

Manchas azul grisáceas	☐
Arborización de los vasos	☐
Quistes tipo milio	✓
Aberturas tipo comedón	✓
Lagunas rojo azuladas	☐
Parche central blanco	☐

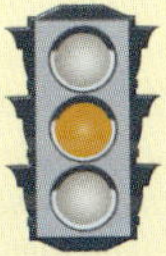

Figura 227 Queratosis seborreica. En comparación con el caso presentado en la Figura 226, éste no es fácil de diagnosticar. Esta lesión está separada por algunos surcos y hay muchas aberturas tipo comedón, que no deben confundirse con los glóbulos de una lesión melanocítica. Los quistes tipo milio tenues son difíciles de encontrar (*flechas*). Hay también áreas de hipopigmentación (*círculos*), que se pueden encontrar en la queratosis seborreica. Debido a la presencia de estructuras blanco azuladas, esta lesión se debe extirpar.

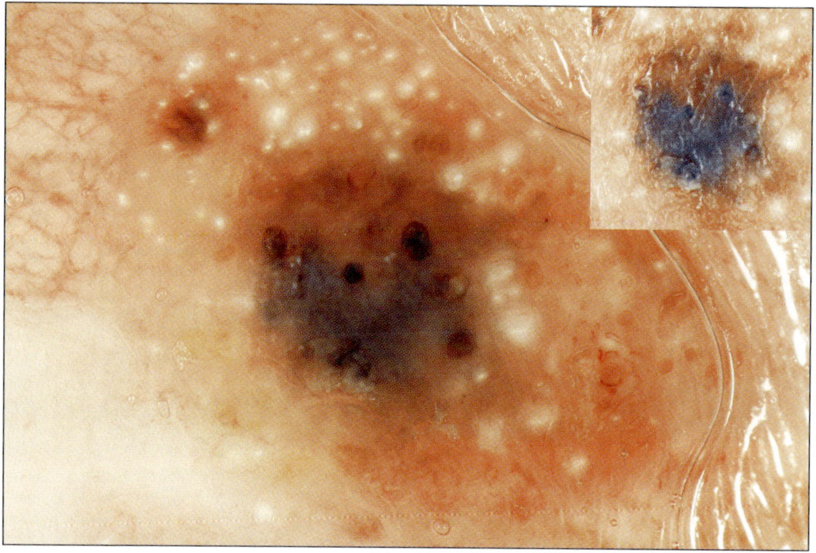

SEIS CRITERIOS PARA LESIONES NO MELANOCÍTICAS	
Manchas azul grisáceas	✓
Arborización de los vasos	☐
Quistes tipo milio	✓
Aberturas tipo comedón	✓
Lagunas rojo azuladas	☐
Parche central blanco	☐

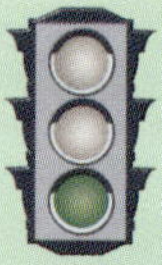

Figura 228 Queratosis seborreica. Un caso claro de queratosis seborreica con numerosos quistes tipo milio y algunas aberturas tipo comedón.

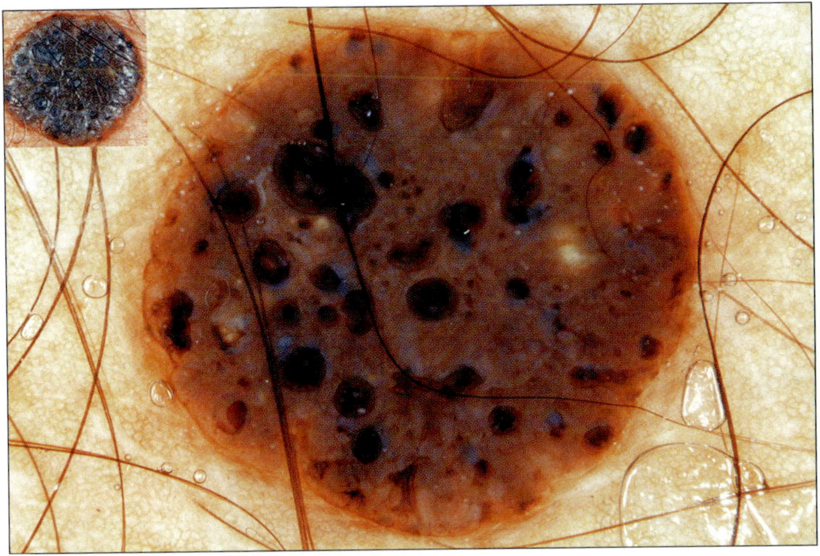

SEIS CRITERIOS PARA LESIONES NO MELANOCÍTICAS

Manchas azul grisáceas	☐
Arborización de los vasos	☐
Quistes tipo milio	✓
Aberturas tipo comedón	✓
Lagunas rojo azuladas	☐
Parche central blanco	☐

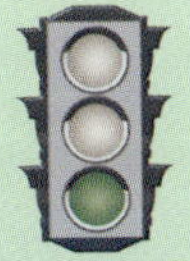

Figura 229 Queratosis seborreica. Esta es otra queratosis seborreica estereotípica caracterizada por numerosas aberturas tipo comedón y sólo algunos quistes tipo milio. No hay criterios de lesión melanocítica.

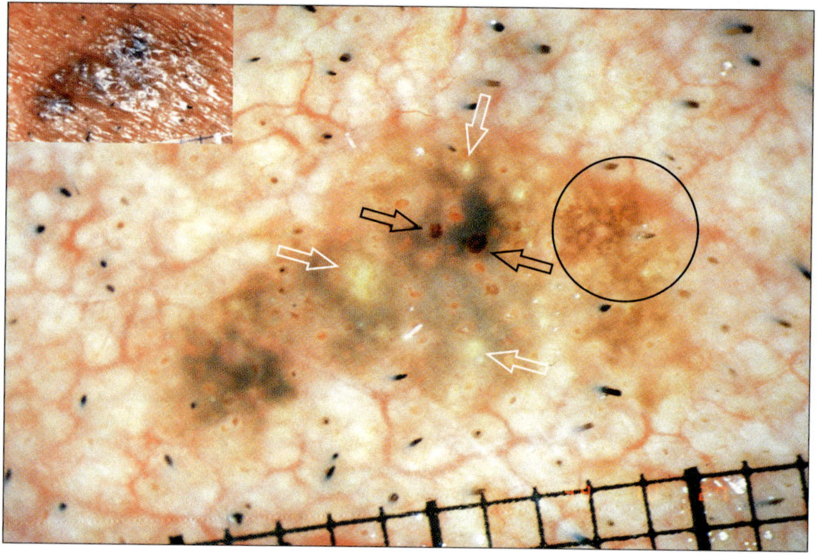

SEIS CRITERIOS PARA LESIONES NO MELANOCÍTICAS	
Manchas azul grisáceas	✓
Arborización de los vasos	☐
Quistes tipo milio	✓
Aberturas tipo comedón	✓
Lagunas rojo azuladas	☐
Parche central blanco	☐

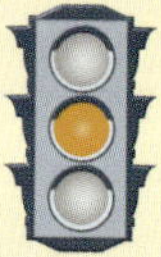

Figura 230 Queratosis seborreica. En esta lesión plana de la cara hay quistes tipo milio (*flechas blancas*) y aberturas tipo comedón (*flechas negras*). En una parte de la lesión parece que la pigmentación forma un retículo pigmentado (*círculo*), pero en realidad se trata de un seudorretículo pigmentado, detectado habitualmente en la cara. Los vasos prominentes que rodean la lesión son un signo frecuente en la piel dañada por el sol.

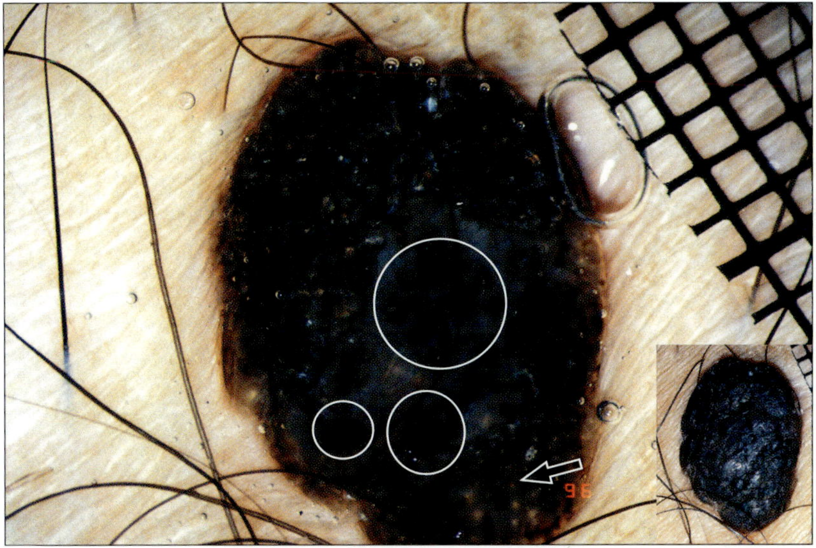

SEIS CRITERIOS PARA LESIONES NO MELANOCÍTICAS

Manchas azul grisáceas	☐
Arborización de los vasos	☐
Quistes tipo milio	✓
Aberturas tipo comedón	✓
Lagunas rojo azuladas	☐
Parche central blanco	☐

Figura 231 Queratosis seborreica. Color negro y estructuras blanco azuladas –¡cuidado! Recuerde buscar detenidamente criterios importantes para hacer un diagnóstico dermatoscópico. Esta lesión muestra múltiples quistes tipo milio (*flecha*). No es posible determinar si el color negro corresponde a una mancha o a aberturas tipo comedón (*círculos*). Existe un componente verrugoso importante en la parte superior de la lesión, que se puede encontrar en el melanoma verrugoso. Como demuestra este ejemplo, hay muchas variaciones de queratosis seborreica. Recuerde, en caso de duda, extírpela.

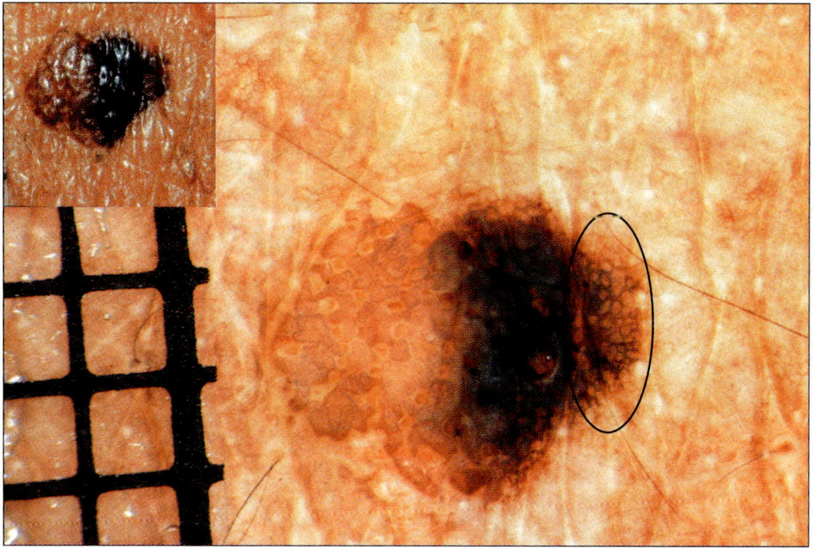

SEIS CRITERIOS PARA LESIONES NO MELANOCÍTICAS

Manchas azul grisáceas	✓
Arborización de los vasos	☐
Quistes tipo milio	☐
Aberturas tipo comedón	✓
Lagunas rojo azuladas	☐
Parche central blanco	☐

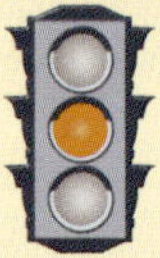

Figura 232 Queratosis seborreica. A pesar de la llamativa asimetría de color y estructura, este es un caso claro de queratosis seborreica, por la presencia de aberturas tipo comedón perfectamente desarrolladas. ¿Hay un retículo pigmentado? ¿Hay puntos y glóbulos? Rara vez se observa un retículo (*círculo*) en la queratosis seborreica y los puntos y glóbulos son en realidad aberturas tipo comedón pigmentadas. Este es un caso complicado que no debería dudar en extirpar.

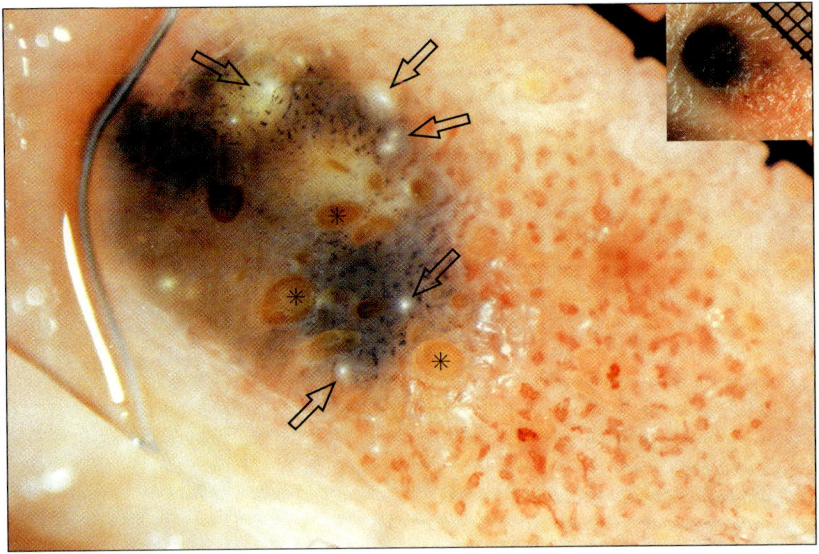

SEIS CRITERIOS PARA LESIONES NO MELANOCÍTICAS

Manchas azul grisáceas	✓
Arborización de los vasos	☐
Quistes tipo milio	✓
Aberturas tipo comedón	✓
Lagunas rojo azuladas	☐
Parche central blanco	☐

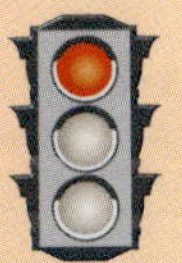

Figura 233 Queratosis seborreica. Esta rara forma de queratosis seborreica está formada por un área pigmentada con un color grisáceo y numerosos puntos grisáceos, junto a un área no pigmentada que contiene numerosos vasos sanguíneos. Las clásicas aberturas tipo comedón (*asteriscos*) y los quistes tipo milio (*flechas*) sugieren el diagnóstico. Puesto que una queratosis seborreica puede malignizarse, esta lesión se debe extirpar.

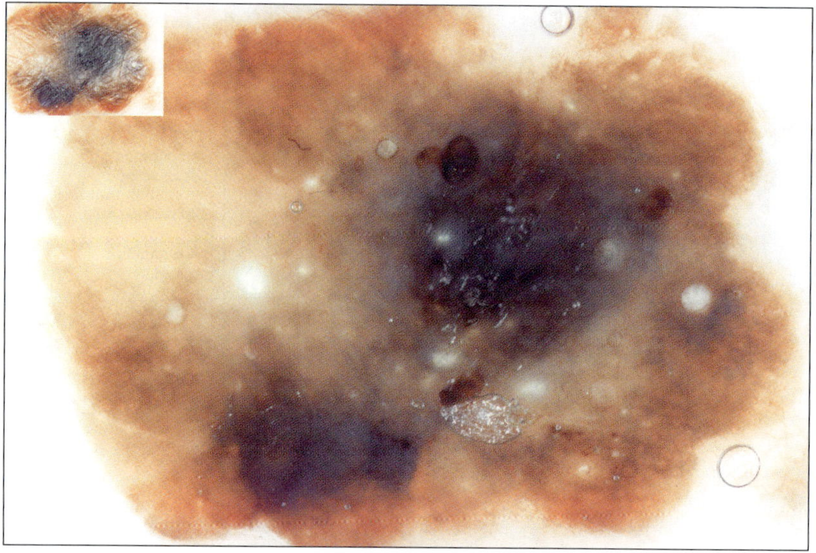

SEIS CRITERIOS PARA LESIONES NO MELANOCÍTICAS

Manchas azul grisáceas	☐
Arborización de los vasos	☐
Quistes tipo milio	✓
Aberturas tipo comedón	✓
Lagunas rojo azuladas	☐
Parche central blanco	☐

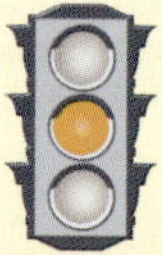

Figura 234 Queratosis seborreica. A pesar de la llamativa asimetría de color y estructura y el color negro, la presencia de múltiples quistes tipo milio y de algunas aberturas tipo comedón en esta lesión es prácticamente diagnóstica de queratosis seborreica.

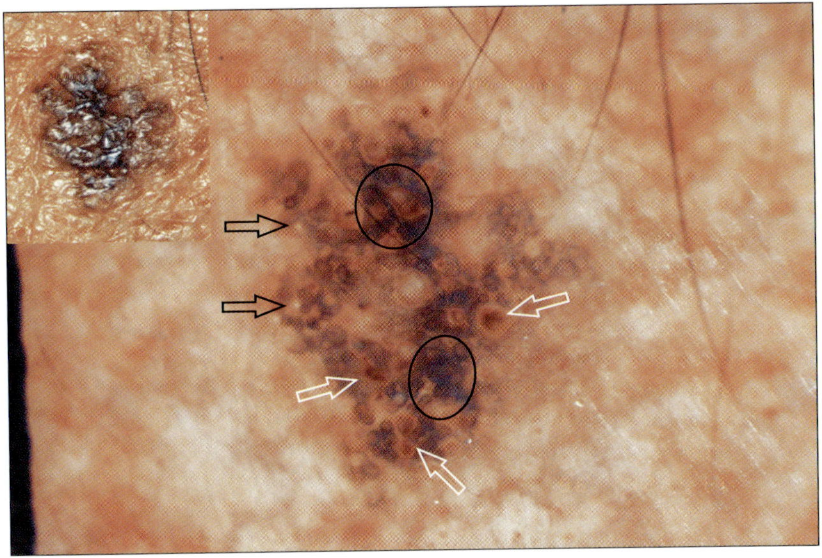

SEIS CRITERIOS PARA LESIONES NO MELANOCÍTICAS

Manchas azul grisáceas	✓
Arborización de los vasos	☐
Quistes tipo milio	✓
Aberturas tipo comedón	✓
Lagunas rojo azuladas	☐
Parche central blanco	☐

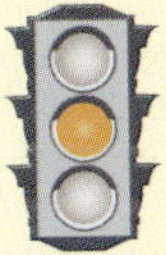

Figura 235 Queratosis seborreica. Esta es una queratosis seborreica localizada en la cara y caracterizada por aberturas tipo comedón (*flechas blancas*) y algunos quistes tipo milio (*flechas negras*). El color grisáceo se puede ver en lesiones irritadas y regresivas. Las manchas azul grisáceas (*círculos*) podrían reforzar las sospechas de lesión de alto riesgo. En caso de duda, ¡extírpela! Nunca insistiremos demasiado en este principio básico de la dermatoscopia.

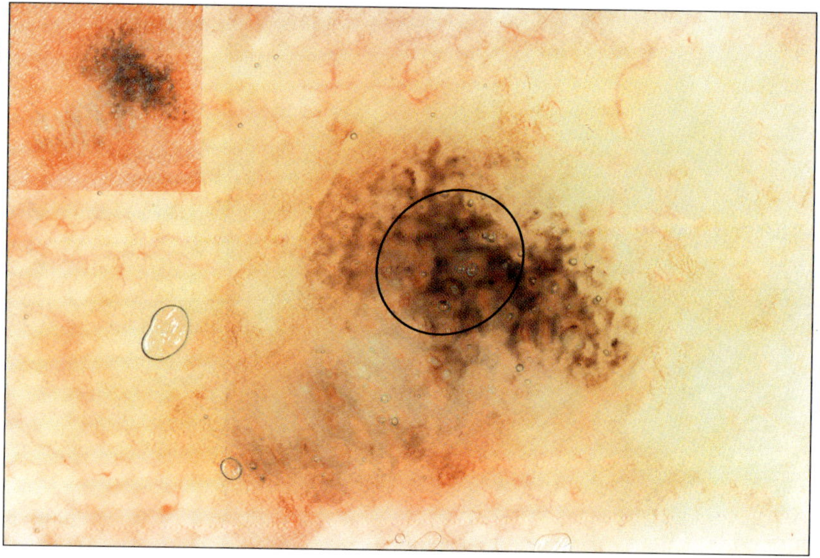

SEIS CRITERIOS PARA LESIONES NO MELANOCÍTICAS

- Manchas azul grisáceas ☐
- Arborización de los vasos ☐
- Quistes tipo milio ☐
- Aberturas tipo comedón ☐
- Lagunas rojo azuladas ☐
- Parche central blanco ☐

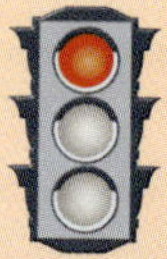

Figura 236 Queratosis seborreica. Esta es una queratosis seborreica muy poco frecuente, con un retículo pigmentado atípico en la parte superior derecha de la lesión. No hay criterios claros para diagnosticar una queratosis seborreica y se insinúan las estructuras romboideas (*círculo*) que se ven en el lentigo maligno. Por tanto, esta lesión se debe extirpar.

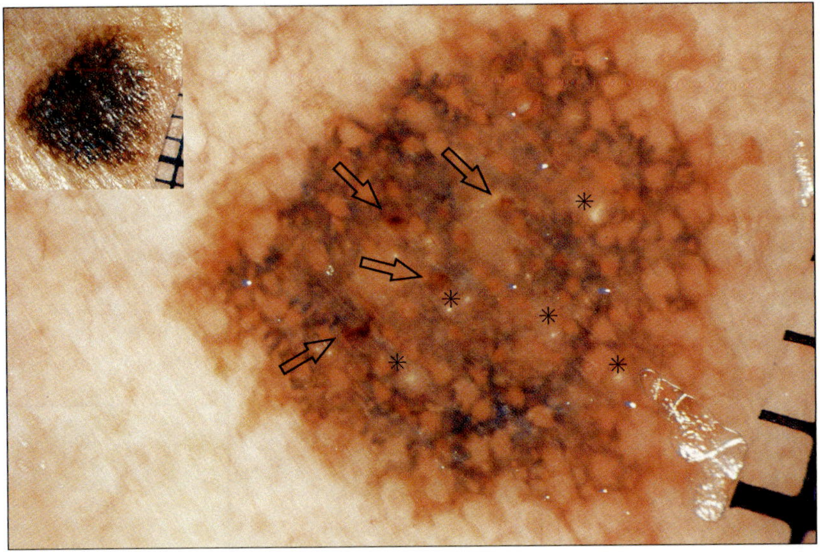

SEIS CRITERIOS PARA LESIONES NO MELANOCÍTICAS

Manchas azul grisáceas	☐
Arborización de los vasos	☐
Quistes tipo milio	✓
Aberturas tipo comedón	✓
Lagunas rojo azuladas	☐
Parche central blanco	☐

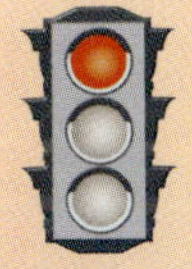

Figura 237 Queratosis seborreica. Este es otro ejemplo de queratosis seborreica en la cara, caracterizada por un patrón seudorreticulado gris pardusco que simula un lentigo maligno. El diagnóstico de queratosis seborreica se sospecha por la presencia de algunos quistes tipo milio (*asteriscos*) y aberturas tipo comedón (*flechas*). Este es otro caso difícil de diagnosticar, de los que por desgracia hay muchos. Como siempre, más vale pecar de demasiado precavido y extirpar lesiones dudosas en presencia de una imagen dermatoscópica confusa.

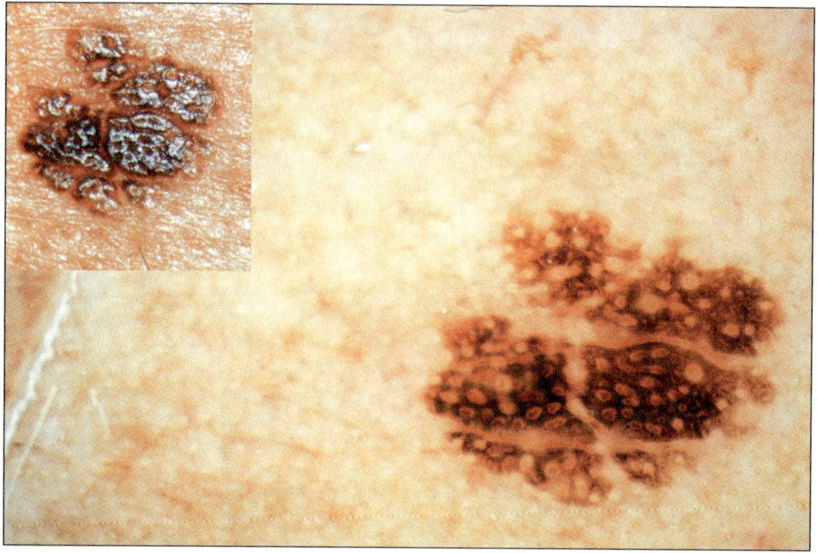

SEIS CRITERIOS PARA LESIONES NO MELANOCÍTICAS

- [ ] Manchas azul grisáceas
- [ ] Arborización de los vasos
- [ ] Quistes tipo millo
- [x] Aberturas tipo comedón
- [ ] Lagunas rojo azuladas
- [ ] Parche central blanco

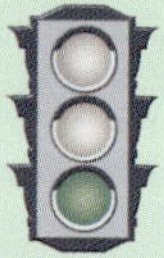

Figura 238 Queratosis seborreica. Se muestra aquí otra variación más de la morfología observada en la queratosis seborreica localizada en la cara. Los numerosos círculos de color amarillo claro, ¿corresponden a aberturas tipo comedón o a aberturas foliculares? Resulta difícil diferenciarlas, pero nosotros nos inclinamos por las aberturas tipo comedón. Clínicamente, parece una queratosis seborreica y con la dermatoscopia no hay criterios de alto riesgo que indiquen un lentigo maligno.

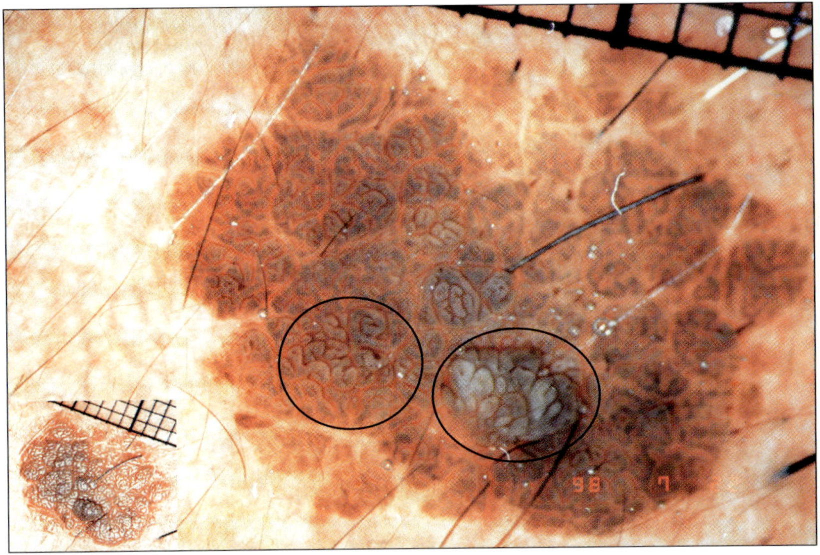

SEIS CRITERIOS PARA LESIONES NO MELANOCÍTICAS

- Manchas azul grisáceas ☐
- Arborización de los vasos ☐
- Quistes tipo milio ☐
- Aberturas tipo comedón ☐
- Lagunas rojo azuladas ☐
- Parche central blanco ☐

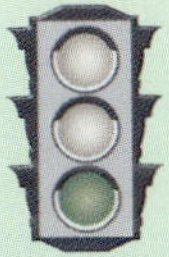

Figura 239 Queratosis seborreica. Esta queratosis seborreica con un patrón cerebriforme presenta fisuras y crestas (*círculos*) que recuerdan a las circunvoluciones y los surcos del cerebro. El patrón cerebriforme es diagnóstico de queratosis seborreica.

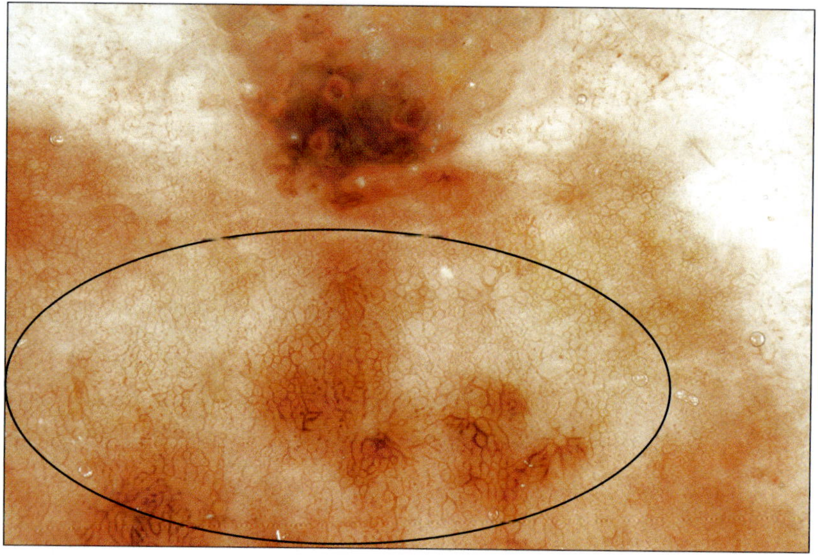

SEIS CRITERIOS PARA LESIONES NO MELANOCÍTICAS

- [ ] Manchas azul grisáceas
- [ ] Arborización de los vasos
- [x] Quistes tipo milio
- [x] Aberturas tipo comedón
- [ ] Lagunas rojo azuladas
- [ ] Parche central blanco

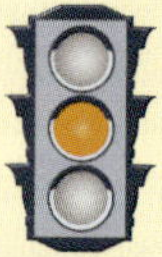

Figura 240 Queratosis seborreica. Esta es una lesión de colisión: dos patologías diferentes en una. Una lesión melanocítica basal está representada por el retículo pigmentado típico (*círculo*) y una queratosis seborreica tiene unos pocos quistes tipo milio y aberturas tipo comedón. Como hay asimetría de color y estructura, se recomienda diagnóstico histopatológico.

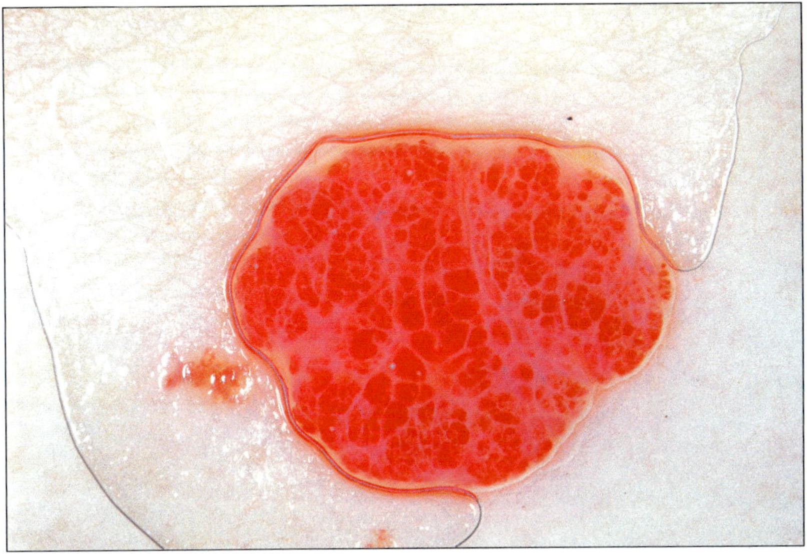

SEIS CRITERIOS PARA LESIONES NO MELANOCÍTICAS

Manchas azul grisáceas	☐
Arborización de los vasos	☐
Quistes tipo milio	☐
Aberturas tipo comedón	☐
Lagunas rojo azuladas	✓
Parche central blanco	☐

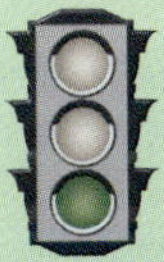

Figura 241 Hemangioma. Este es un hemangioma clásico con múltiples lagunas de color rojo. Son estructuras redondas o poligonales, rojizas, bien delimitadas, que corresponden a vasos dilatados en la dermis superior. El color blanco se encuentra con frecuencia en los hemangiomas; en este caso, tiene un patrón reticulado. En este caso, no hay duda del diagnóstico dermatoscópico.

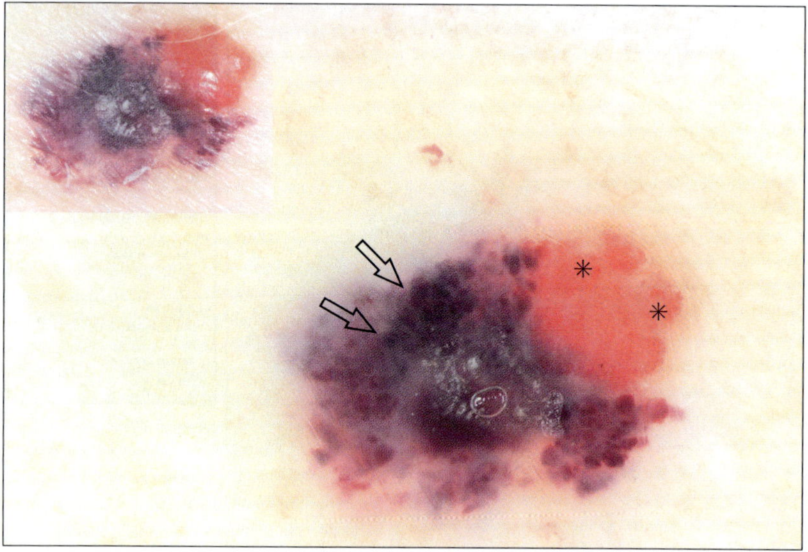

SEIS CRITERIOS PARA LESIONES NO MELANOCÍTICAS

Manchas azul grisáceas	☐
Arborización de los vasos	☐
Quistes tipo milio	☐
Aberturas tipo comedón	☐
Lagunas rojo azuladas	✓
Parche central blanco	☐

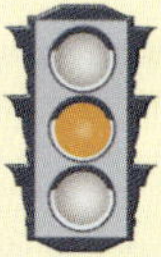

Figura 242 Hemangioma. Esta lesión vascular se caracteriza por lagunas rojas (*asteriscos*) y moradas (*flechas*). Es posible confundir el color azulado morado con una estructura blanco azulada. No es habitual encontrar dos colores en un hemangioma. En caso de duda, extírpela.

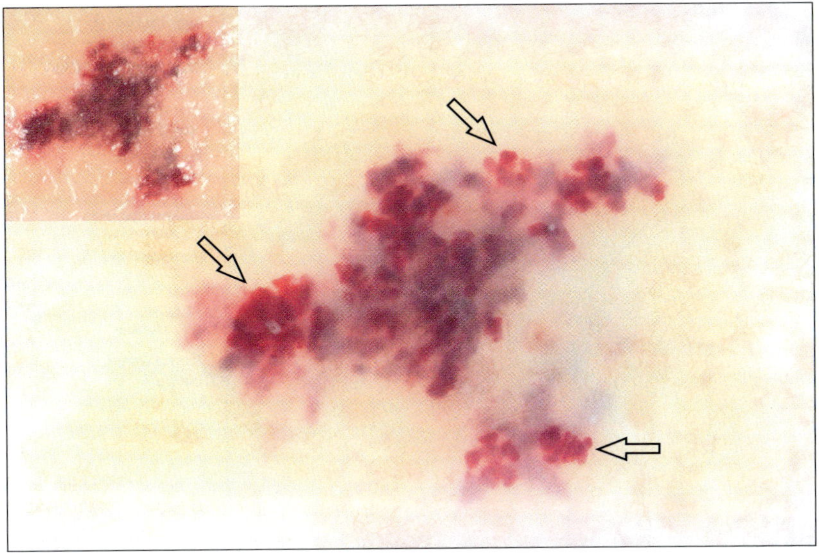

SEIS CRITERIOS PARA LESIONES NO MELANOCÍTICAS

Manchas azul grisáceas	☐
Arborización de los vasos	☐
Quistes tipo milio	☐
Aberturas tipo comedón	☐
Lagunas rojo azuladas	✓
Parche central blanco	☐

Figura 243 Hemangioma. Este es otro ejemplo estereotípico de hemangioma capilar (senil) y presenta numerosas lagunas rojo azuladas bien delimitadas (*flechas*). Recuerde que para diagnosticar las lagunas deben tener bordes nítidos. Deben ser claras y no estar como desenfocadas ni borrosas.

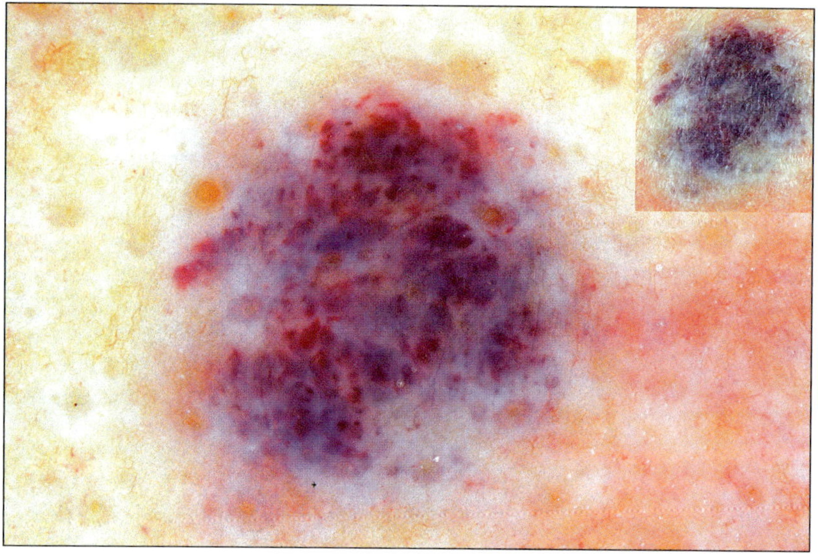

SEIS CRITERIOS PARA LESIONES NO MELANOCÍTICAS

- [ ] Manchas azul grisáceas
- [ ] Arborización de los vasos
- [ ] Quistes tipo milio
- [ ] Aberturas tipo comedón
- [x] Lagunas rojo azuladas
- [ ] Parche central blanco

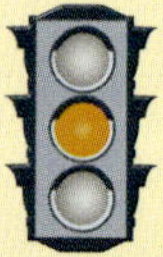

Figura 244 Hemangioma. Este hemangioma presenta un color blanco azulado difuso que recuerda a las estructuras blanco azuladas. Una inspección más detenida revela múltiples lagunas bien desarrolladas que ocupan la lesión.

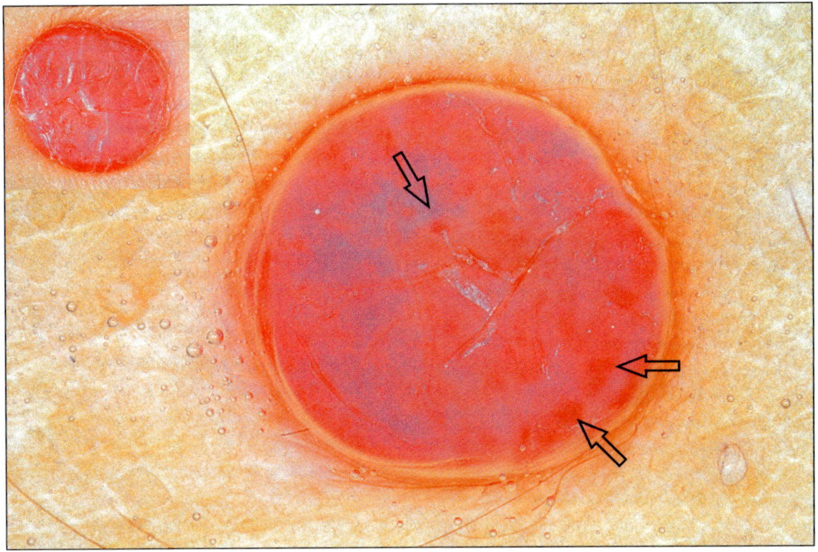

SEIS CRITERIOS PARA LESIONES NO MELANOCÍTICAS

Manchas azul grisáceas	☐
Arborización de los vasos	☐
Quistes tipo milio	☐
Aberturas tipo comedón	☐
Lagunas rojo azuladas	✓
Parche central blanco	☐

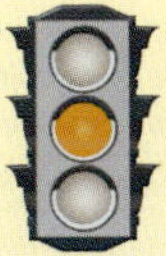

Figura 245 Fibroangioma. Este es un fibroangioma caracterizado por un color rojizo difuso, que es la característica de esta lesión. Hay algunas lagunas tenues de color rojo (*flechas*) y el color blanco difuso representa fibrosis. El granuloma piógeno, el sarcoma de Kaposi y el melanoma amelánico podrían tener un aspecto dermatoscópico similar.

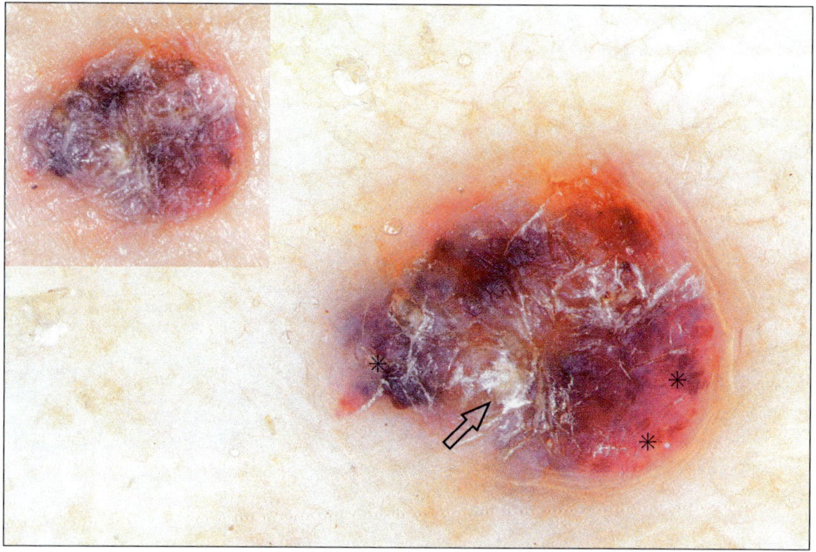

SEIS CRITERIOS PARA LESIONES NO MELANOCÍTICAS

- [ ] Manchas azul grisáceas
- [ ] Arborización de los vasos
- [ ] Quistes tipo milio
- [ ] Aberturas tipo comedón
- [x] Lagunas rojo azuladas
- [ ] Parche central blanco

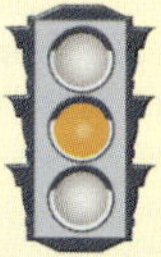

Figura 246 Angioqueratoma. Este es un ejemplo de angioqueratoma caracterizado por lagunas rojo azuladas (*asteriscos*) y áreas escamosas blanquecinas (*flecha*) que representan hiperqueratosis. La combinación de color rojo azulado con una superficie escamosa es la característica dermatoscópica de un angioqueratoma. Con bastante frecuencia, los angioqueratomas se parecen clínicamente a los melanomas; la dermatoscopia es muy útil para hacer el diagnóstico correcto.

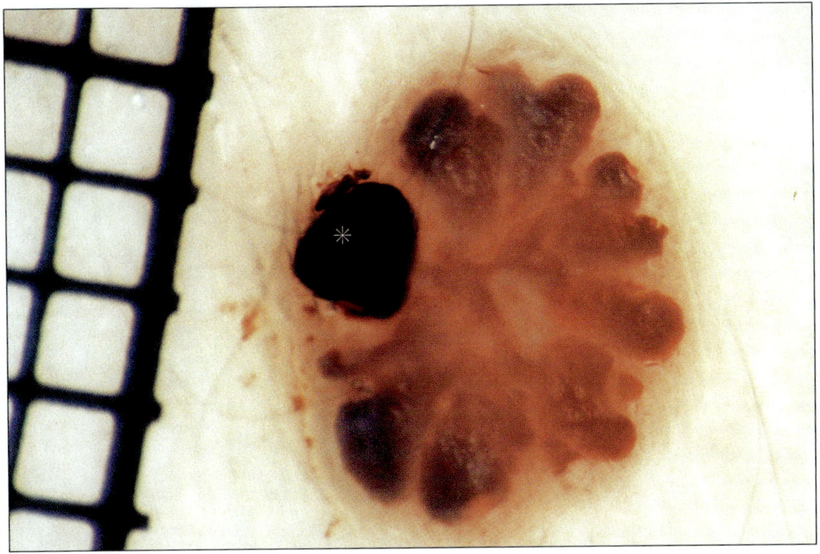

SEIS CRITERIOS PARA LESIONES NO MELANOCÍTICAS

Manchas azul grisáceas	☐
Arborización de los vasos	☐
Quistes tipo milio	☐
Aberturas tipo comedón	☐
Lagunas rojo azuladas	✓
Parche central blanco	☐

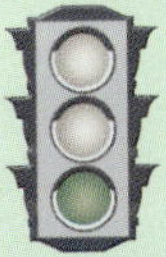

Figura 247 Hemangioma. Este hemangioma está parcialmente trombosado. Las áreas rojizas negras representan espacios vasculares trombosados (*asterisco*) y no las manchas de un melanoma.

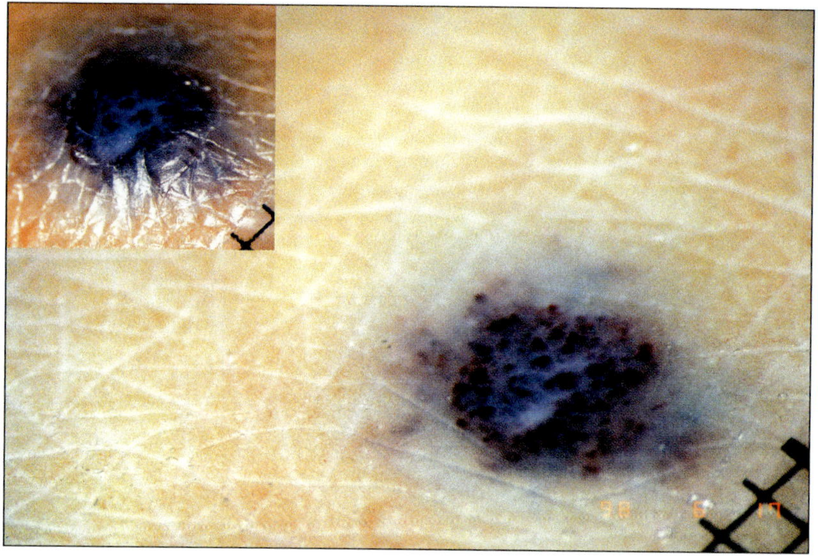

SEIS CRITERIOS PARA LESIONES NO MELANOCÍTICAS

Manchas azul grisáceas	☐
Arborización de los vasos	☐
Quistes tipo milio	☐
Aberturas tipo comedón	☐
Lagunas rojo azuladas	✓
Parche central blanco	☐

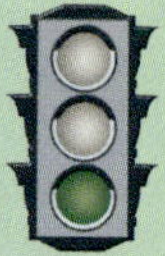

Figura 248 Hemangioma. Este hemangioma se caracteriza por lagunas rojo azuladas con un color azulado predominante. El halo periférico de color azul claro indica afectación más profunda del hemangioma en la dermis.

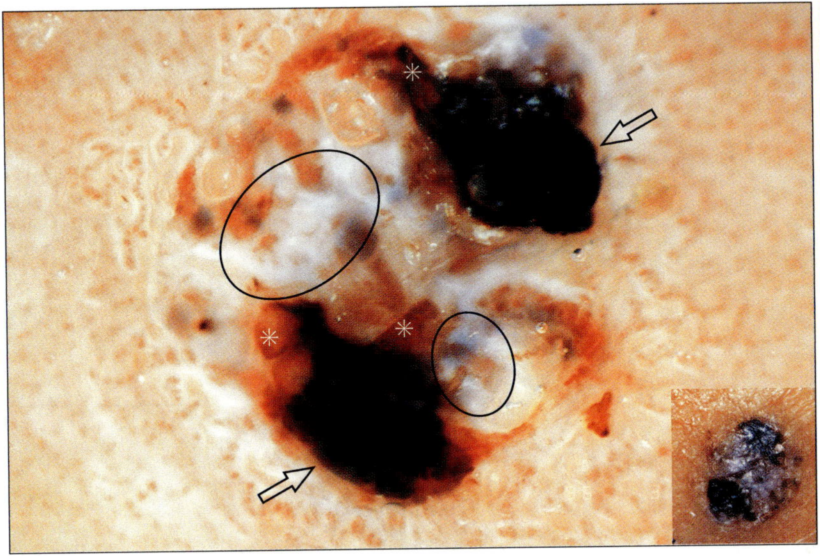

SEIS CRITERIOS PARA LESIONES NO MELANOCÍTICAS

Manchas azul grisáceas	✓
Arborización de los vasos	☐
Quistes tipo milio	☐
Aberturas tipo comedón	☐
Lagunas rojo azuladas	✓
Parche central blanco	☐

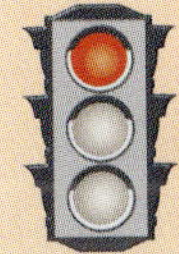

Figura 249 Hemangioma. Las manchas entre grises y negras y el color blanco son criterios preocupantes, incluso para el dermatoscopista experimentado. Sin embargo, este es otro ejemplo de hemangioma trombosado. Tiene lagunas entre rojo azuladas (*asteriscos*) y rojo negruzcas (*flechas*) que corresponden a áreas trombosadas. El color blanquecino (*círculos*) representa la fibrosis de la dermis. Está indicada la extirpación de una lesión con este aspecto.

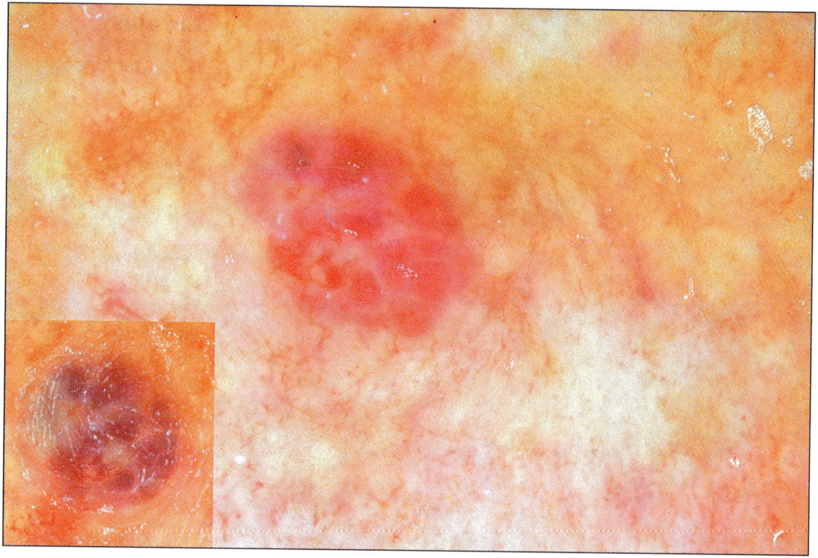

SEIS CRITERIOS PARA LESIONES NO MELANOCÍTICAS

Manchas azul grisáceas	☐
Arborización de los vasos	☐
Quistes tipo milio	☐
Aberturas tipo comedón	☐
Lagunas rojo azuladas	☑
Parche central blanco	☐

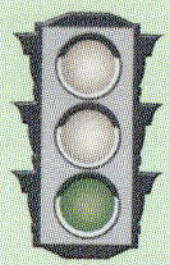

Figura 250 Hemangioma. Este hemangioma típico presenta lagunas rojizas bien delimitadas. ¿Qué sucede con el color rosado blanquecino adyacente a la lesión? ¿Podría tratarse de un melanoma regresivo localizado junto al hemangioma extendido, o se trata simplemente de piel gravemente dañada por el sol?

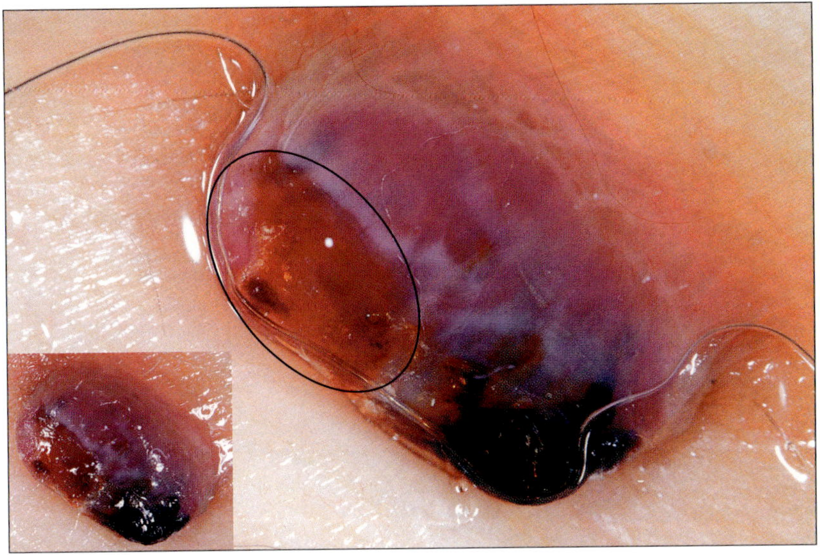

SEIS CRITERIOS PARA LESIONES NO MELANOCÍTICAS

- [ ] Manchas azul grisáceas
- [ ] Arborización de los vasos
- [ ] Quistes tipo milio
- [ ] Aberturas tipo comedón
- [x] Lagunas rojo azuladas
- [ ] Parche central blanco

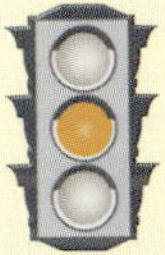

Figura 251 Hemangioma. Se presenta una variación de la morfología que se puede encontrar en un hemangioma parcialmente trombosado. Se caracteriza por grandes lagunas entre rojo azuladas y rojo negruzcas. El color rojizo de la izquierda (*círculo*) representa un área hemorrágica por un traumatismo. Las lesiones vasculares tienen aspectos muy variados. El color entre rojo y morado es esencial para hacer el diagnóstico. Pero recuerde, en caso de duda, extírpela.

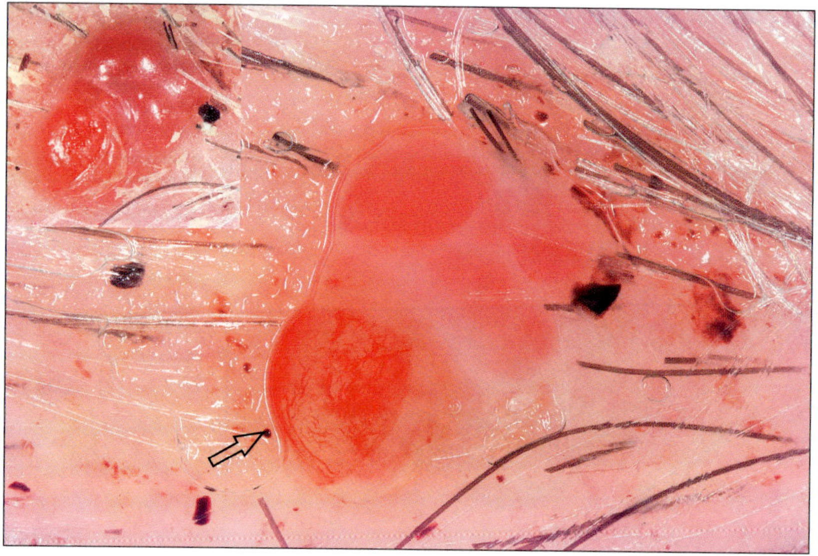

SEIS CRITERIOS PARA LESIONES NO MELANOCÍTICAS

- [ ] Manchas azul grisáceas
- [ ] Arborización de los vasos
- [ ] Quistes tipo milio
- [ ] Aberturas tipo comedón
- [x] Lagunas rojo azuladas
- [ ] Parche central blanco

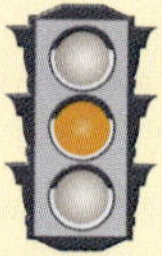

Figura 252 Granuloma piógeno. Esta es una lesión vascular porque presenta grandes lagunas rojas. Hay también numerosas telangiectasias (*flecha*). El diagnóstico de granuloma piógeno sólo se puede realizar por métodos clínicos o histopatológicos, pues la dermatoscopia no permite hacer una diferenciación precisa con un hemangioma. Recuerde que el melanoma amelánico, el gran «enmascarador», debe formar parte siempre del diagnóstico diferencial de un granuloma piógeno.

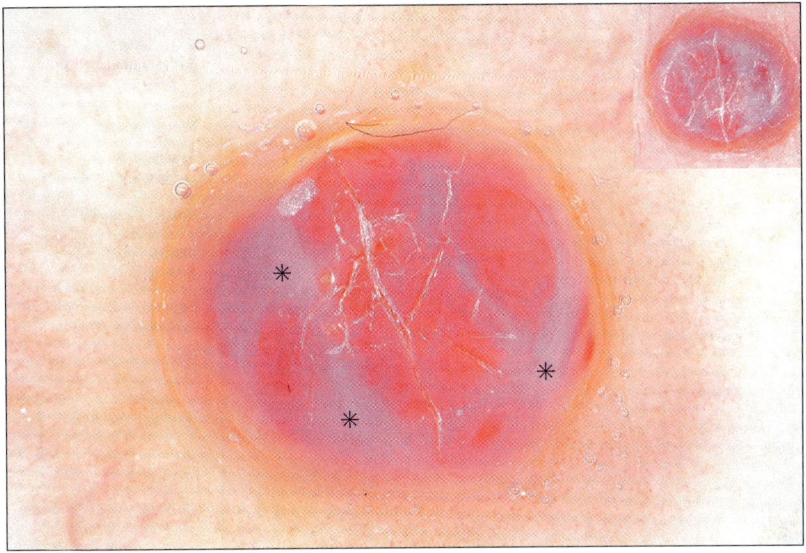

SEIS CRITERIOS PARA LESIONES NO MELANOCÍTICAS

Manchas azul grisáceas	☐
Arborización de los vasos	☐
Quistes tipo milio	☐
Aberturas tipo comedón	☐
Lagunas rojo azuladas	☑
Parche central blanco	☐

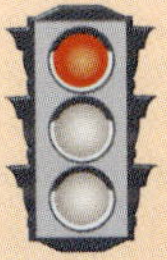

Figura 253 Sarcoma de Kaposi. El aspecto dermatoscópico de este nódulo vascular es inespecífico y similar al del granuloma piógeno y el fibroangioma presentado en la Figura 245. Hay lagunas rojas y áreas blanquecinas de fibrosis (*asteriscos*). Pueden ser necesarios importantes datos históricos y clínicos para ayudar a diagnosticar ciertas lesiones de aspecto vascular.

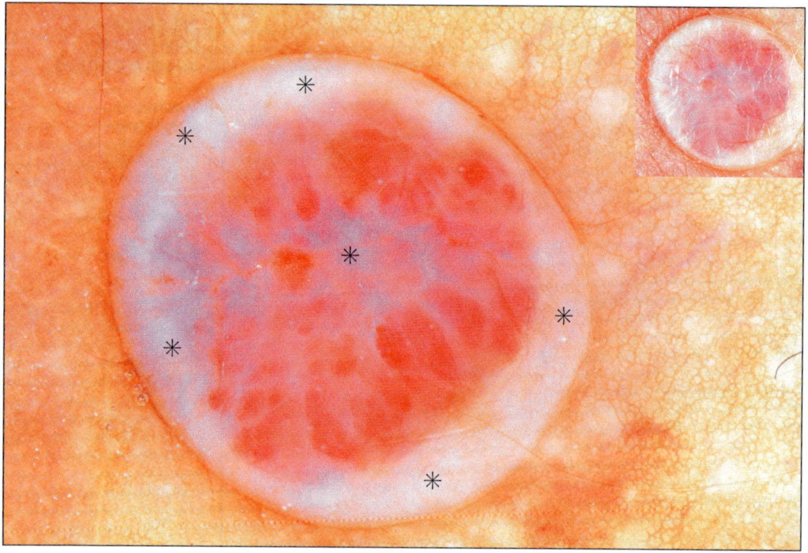

SEIS CRITERIOS PARA LESIONES NO MELANOCÍTICAS

Manchas azul grisáceas	☐
Arborización de los vasos	☐
Quistes tipo milio	☐
Aberturas tipo comedón	☐
Lagunas rojo azuladas	✓
Parche central blanco	☐

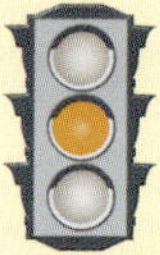

Figura 254 Hemangioma. Como en las figuras anteriores, esta lesión vascular muestra lagunas rojas con áreas blanquecinas de fibrosis intensa (*asteriscos*). El diagnóstico diferencial dermatoscópico incluye el fibroangioma y el granuloma piógeno fibrosante. Como regla general, el aspecto dermatoscópico de una lesión debe formar parte de la valoración clínica global del paciente. Este es otro principio dermatoscópico básico sobre el que nunca se insistirá demasiado.

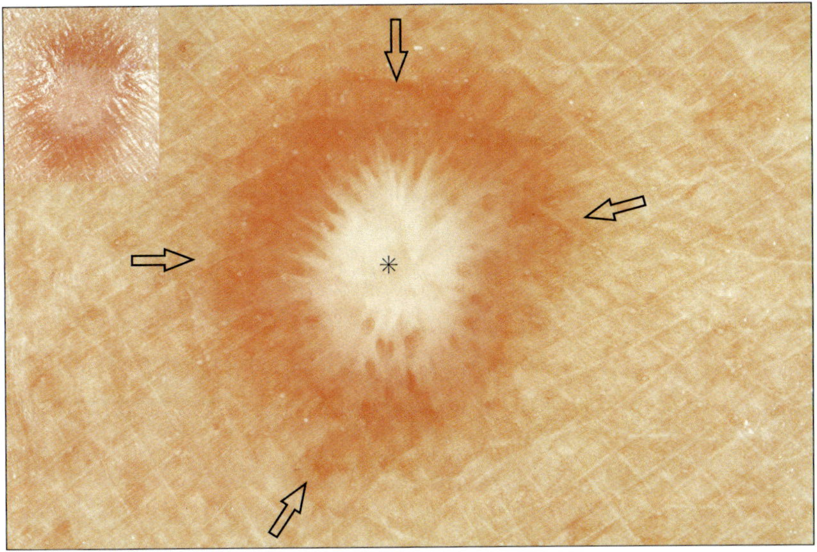

SEIS CRITERIOS PARA LESIONES NO MELANOCÍTICAS

- [ ] Manchas azul grisáceas
- [ ] Arborización de los vasos
- [ ] Quistes tipo milio
- [ ] Aberturas tipo comedón
- [ ] Lagunas rojo azuladas
- [x] Parche central blanco

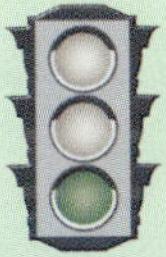

Figura 255 Dermatofibroma. Este dermatofibroma estereotípico con un parche central blanco (*asterisco*) está rodeado por un retículo pigmentado muy tenue (*flechas*). Los dermatofibromas son una de las pocas lesiones no melanocíticas que pueden tener retículo pigmentado.

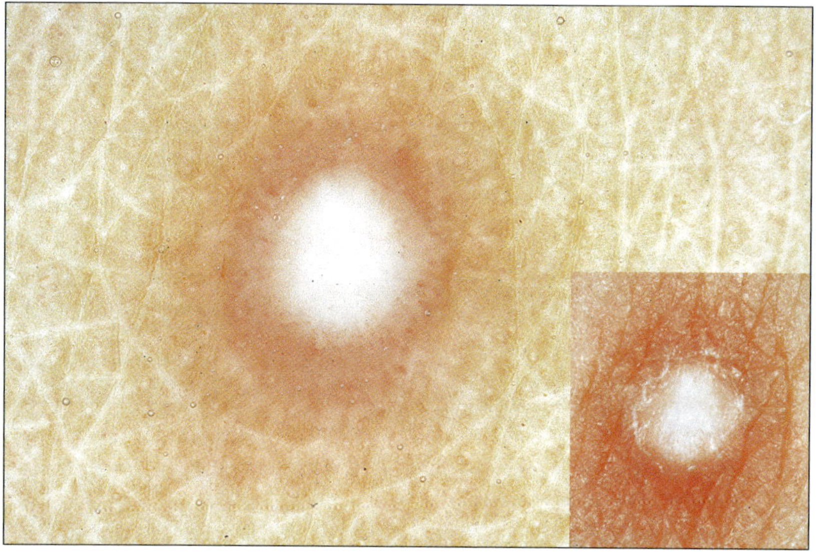

SEIS CRITERIOS PARA LESIONES NO MELANOCÍTICAS

Manchas azul grisáceas	☐
Arborización de los vasos	☐
Quistes tipo milio	☐
Aberturas tipo comedón	☐
Lagunas rojo azuladas	☐
Parche central blanco	✓

Figura 256 Dermatofibroma. En este dermatofibroma, predomina el parche central blanco. Se puede observar una pigmentación ligera, pero no un retículo, en la periferia. La palpación de esta pápula dura ayudará a hacer el diagnóstico. Existen numerosas variaciones del parche blanco observado en los dermatofibromas.

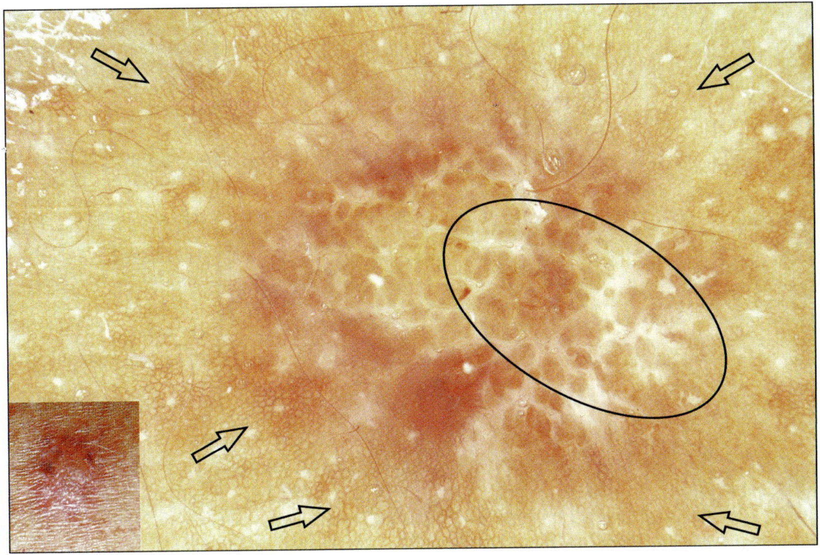

SEIS CRITERIOS PARA LESIONES NO MELANOCÍTICAS

Manchas azul grisáceas	☐
Arborización de los vasos	☐
Quistes tipo milio	☐
Aberturas tipo comedón	☐
Lagunas rojo azuladas	☐
Parche central blanco	✓

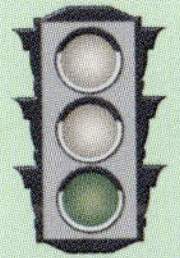

Figura 257 Dermatofibroma. Este dermatofibroma tiene una despigmentación reticulada (*círculo*), que es una variación del parche central blanco. Se puede ver también un retículo pigmentado muy tenue en la periferia (*flechas*). Es frecuente ver un color blanco reticulado en los dermatofibromas.

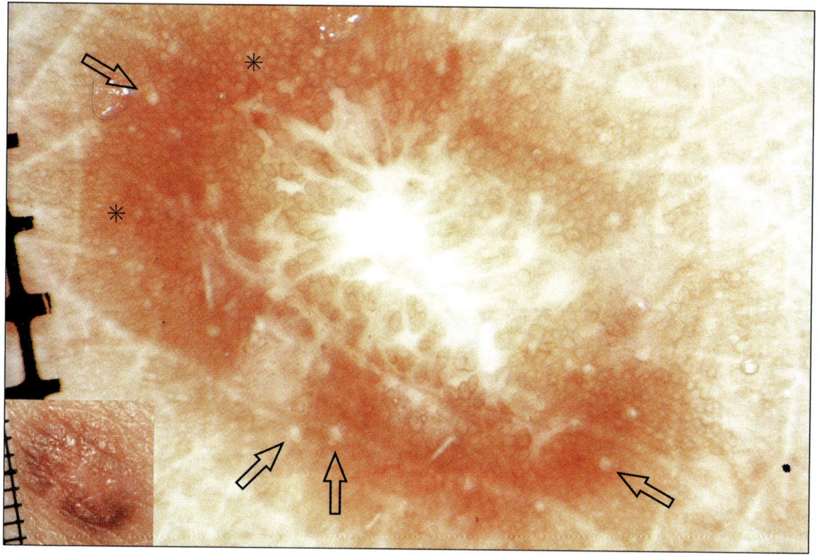

SEIS CRITERIOS PARA LESIONES NO MELANOCÍTICAS

Manchas azul grisáceas	☐
Arborización de los vasos	☐
Quistes tipo milio	✓
Aberturas tipo comedón	☐
Lagunas rojo azuladas	☐
Parche central blanco	✓

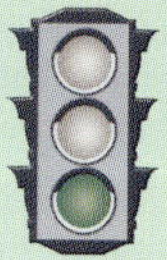

Figura 258 Dermatofibroma. Este es otro ejemplo de un dermatofibroma clásico con un parche central blanco y un retículo pigmentado típico fino en la periferia (*asteriscos*). No hay que hacer el diagnóstico de queratosis seborreica porque se pueden ver quistes tipo milio (*flechas*).

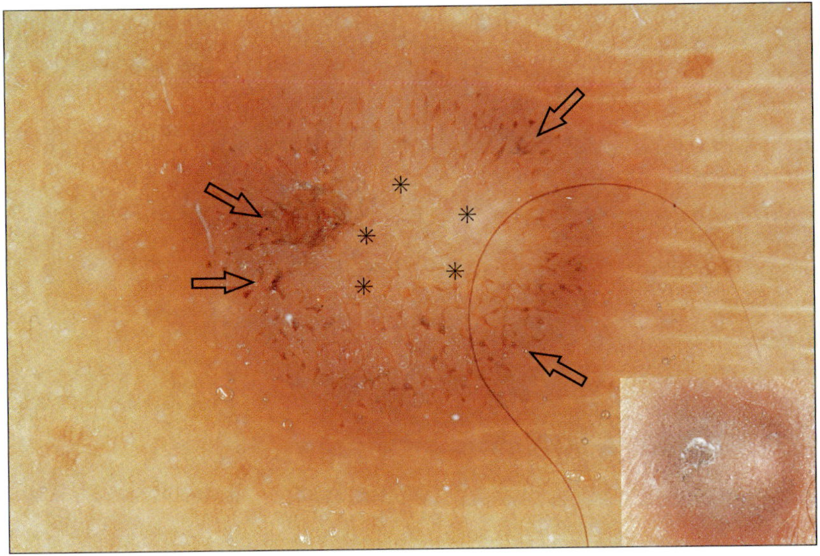

SEIS CRITERIOS PARA LESIONES NO MELANOCÍTICAS

Manchas azul grisáceas	☐
Arborización de los vasos	☐
Quistes tipo milio	☐
Aberturas tipo comedón	☐
Lagunas rojo azuladas	☐
Parche central blanco	✓

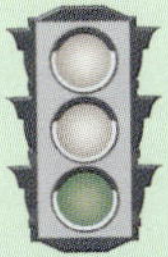

Figura 259 Dermatofibroma. Este dermatofibroma tiene un parche central blanco (*asteriscos*) y un retículo pigmentado apenas detectable en la periferia. Hay también numerosos puntos y glóbulos y proyecciones pigmentadas (*flechas*), que representan la pigmentación de las fisuras en una lesión elevada. No hay que confundir estos criterios con los que sirven para hacer el diagnóstico de otras lesiones pigmentadas. Cualquier neoplasia verrugosa, independientemente de la anatomía patológica, ya sea melanocítica o no melanocítica, puede tener fisuras pigmentadas.

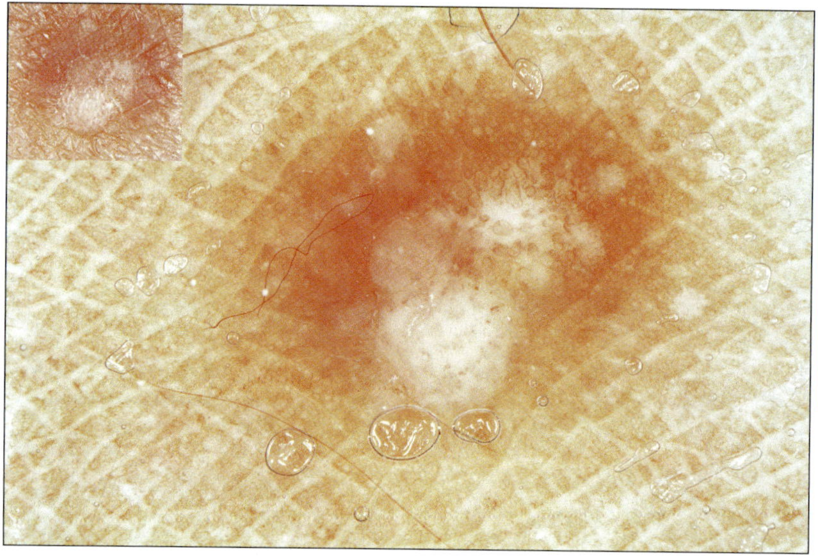

SEIS CRITERIOS PARA LESIONES NO MELANOCÍTICAS

- [ ] Manchas azul grisáceas
- [ ] Arborización de los vasos
- [ ] Quistes tipo milio
- [ ] Aberturas tipo comedón
- [ ] Lagunas rojo azuladas
- [x] Parche central blanco

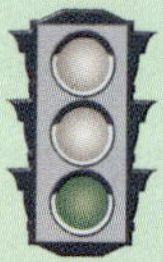

Figura 260 Dermatofibroma. Se presenta aquí otro dermatofibroma que sirve de ejemplo de los variados aspectos del parche central blanco.

3 Situaciones clínicas habituales

Comparación directa entre lesiones benignas y malignas de aspecto similar

INTRODUCCIÓN

Cuando se examina una lesión con dermoscopia, ésta puede ser evidentemente benigna o maligna. Existe también una zona oscura de lesiones equívocas. Estas lesiones de la zona oscura son las que se encontrará habitualmente el dermatoscopista novato. Para ayudarle a hacer frente a estas situaciones habituales, le ofrecemos algunas sugerencias. Aprenda los fundamentos, practique la técnica tan a menudo como le sea posible y realice un diagnóstico diferencial dermatoscópico.

Tiene que ser capaz de razonar las cosas sopesando de manera lógica los pros y los contras de cada criterio o de cada patrón que vea. La obtención de un diagnóstico dermatoscópico provisional o, en muchos casos, de un diagnóstico diferencial dermatoscópico será el final del proceso.

Por ejemplo, los puntos y glóbulos amarillos, redondos u ovales, que está viendo ¿son los quistes tipo milio de una queratosis seborreica o los orificios foliculares de una lesión melanocítica? ¡Cómo cambia las cosas poder diferenciar entre ambas! La lesión que tiene delante podría ser una queratosis seborreica o un lentigo maligno. ¿Son estos los puntos y glóbulos marrones de una lesión melanocítica o las aberturas foliculares pigmentadas de una queratosis seborreica? Usted observa que la lesión tiene algunos vasos sanguíneos. ¿Corresponden a las ramas engrosadas de un carcinoma basocelular o a los vasos lineales irregulares que se pueden encontrar en los melanomas?

Lamentamos informarle de que se va a encontrar con lesiones difíciles; lesiones de las que ni el más experimentado dermatoscopista estará seguro. Esta es pues la situación actual del tema. Existen infinitas variaciones de criterios, patrones y lesiones. Las situaciones que se presentan en este capítulo final, muestran el proceso de razonamiento dermatoscópico que utilizamos nosotros. Concéntrese, utilice todo lo aprendido en los dos primeros capítulos del libro y comprobará como aprende y progresa con cada caso. No se sienta intimidado por lo que ve. Le garantizamos que podrá llegar a dominar esta técnica. Podrá desarrollar su propio estilo de análisis dermatoscópico y comprobará que la dermatoscopia se va a convertir en parte esencial de su práctica diaria. ¡Ya no podrá prescindir de ella!

PRINCIPIOS GENERALES

- Ningún paciente en edad infantil (hasta los 20 años, inclusive) debe ser sometido a una biopsia o una extirpación de una lesión pigmentada de la piel, sin haber sido examinado antes mediante dermatoscopia. La frecuencia de nevus displásicos o melanomas es muy baja en este grupo de edad, por lo que pueden evitarse operaciones innecesarias.
- Los criterios dermatoscópicos son los mismos en todos los grupos de edad.
- Una lesión pigmentada de la piel en un niño con aspecto de alto riesgo, tanto por la clínica como por la dermatoscopia, se considera de alto riesgo hasta que se demuestre lo contrario. Hay que hacer el diagnóstico cuanto antes.
- En la población infantil se pueden encontrar melanomas y nevus displásicos amelánicos y relativamente carentes de rasgos característicos.

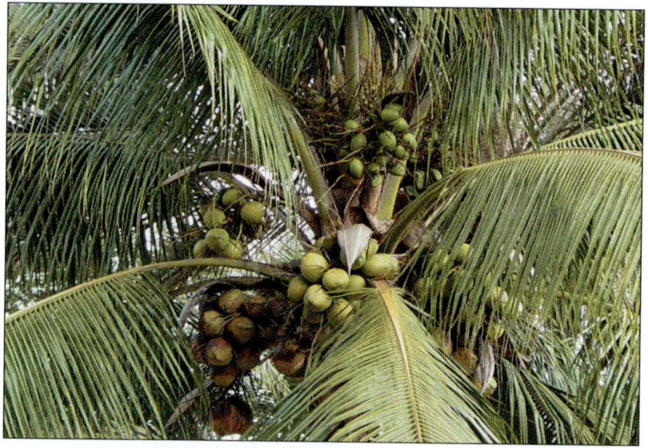

Puede usted relajarse debajo de estos glóbulos y puede relajarse si se los encuentra en una lesión pigmentada de la piel, debido a la uniformidad de tamaño y de forma que presentan.

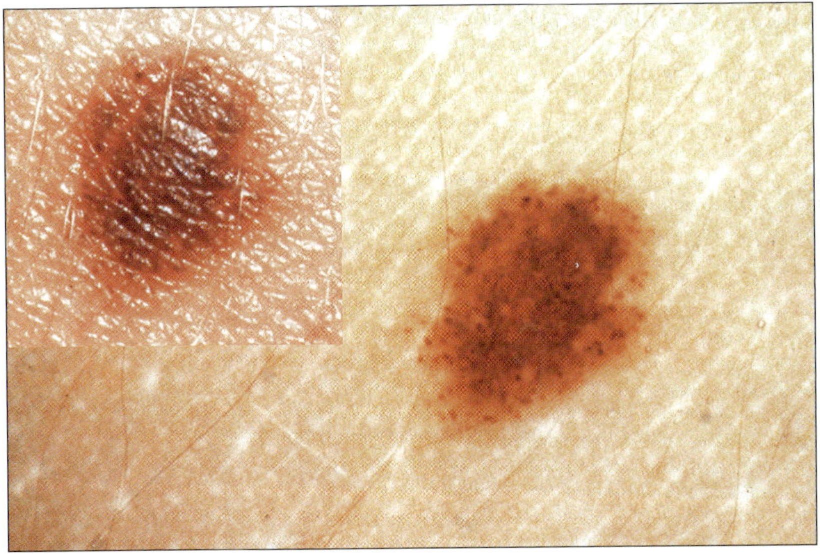

Figura 261 Nevus de Clark (displásico). Este es un ejemplo de los tres nevus moderadamente displásicos diagnosticados en un niño de 5 años con fototipo cutáneo II. Dos lesiones estaban en la espalda y una estaba oculta en el cuero cabelludo. Ninguno de los nevus presentaba el ABCD clínico, pero en la dermoscopia había asimetría de puntos y glóbulos irregulares.

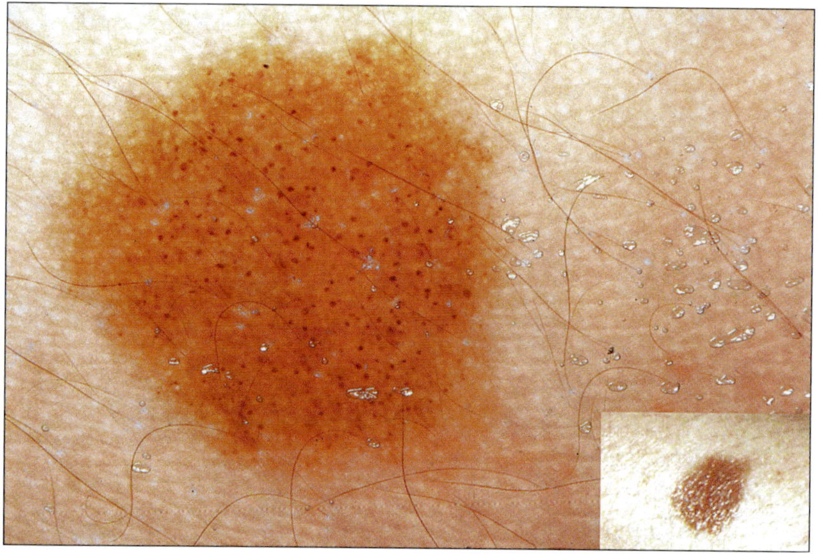

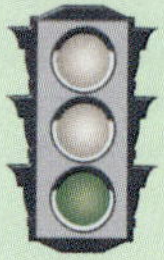

Figura 262 Nevus. Un niño de 3 años estaba siendo evaluado antes de la cirugía para extirparle un nevus melanocítico congénito gigante en el cuero cabelludo. La madre del niño afirmaba que el cirujano le iba a extirpar también un nevus que tenía en la pierna aprovechando que iba a ser sometido a una anestesia general. Tanto por la clínica como por la dermatoscopia, el nevus de la pierna se consideró de bajo riesgo, con un patrón globular. Basándose en el cuadro dermatoscópico, se evitó así una extirpación innecesaria, reduciendo el tiempo de la anestesia general.

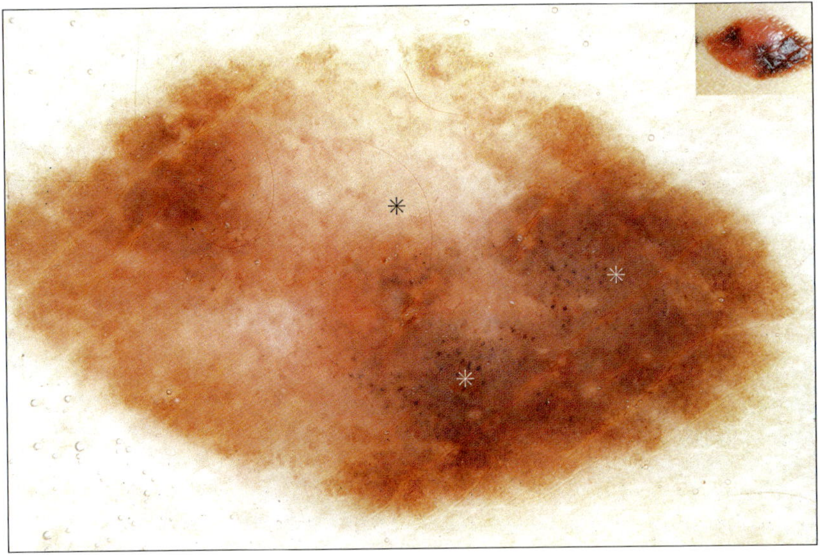

Figura 263 Nevus de Spitz. Este es un cuadro dermatoscópico muy preocupante a cualquier edad. Existe un patrón global multicomponente, asimetría de color y estructura con dos criterios específicos de melanoma: una estructura blanco azulada (*asterisco negro*) y puntos y glóbulos irregulares (*asteriscos blancos*). Obsérvese también el color rosado. Aunque este paciente era joven, cuando recibimos el informe anatomopatológico en el que se demostraba que era un nevus de Spitz, pedimos una segunda opinión para descartar un melanoma.

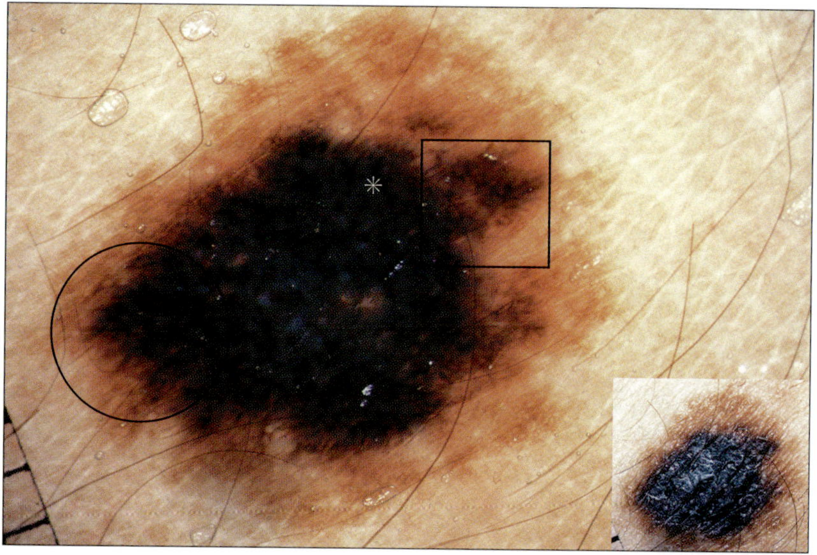

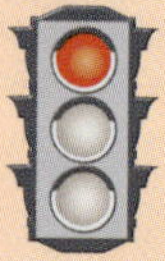

Figura 264 Nevus de Clark (displásico). Esta es otra lesión muy preocupante que casualmente aparece en un paciente joven. Contiene varios criterios específicos de melanoma –una mancha oscura (*asterisco blanco*), una estructura blanco azulada (*asterisco negro*), proyecciones irregulares (*círculo*) y un retículo pigmentado atípico tenue (*cuadrado*). El color negro no es patognomónico de melanoma en ningún grupo de edad. El cuadro dermatoscópico de peor aspecto puede no ser de un melanoma. Nunca diga a su paciente que está seguro al 100% de que tiene un melanoma.

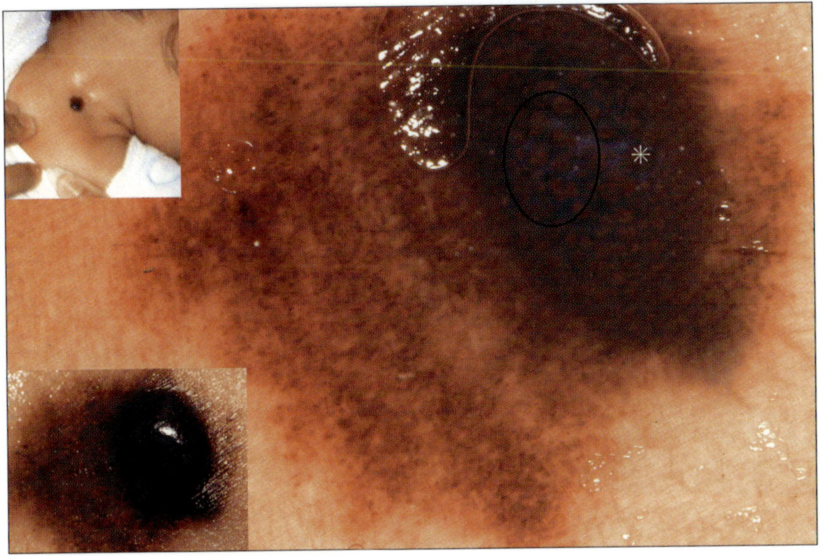

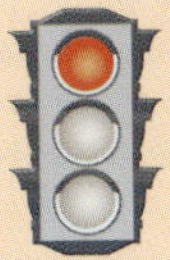

Figura 265 Melanoma congénito. Esta lesión correspondía a un nódulo de crecimiento rápido en un pequeño nevus melanocítico congénito presente al nacer. En la dermatoscopia, se observaba una estructura blanco azulada (*asterisco*) y puntos negros (*círculo*). El dilema no estaba en si era necesario extirpar la lesión, sino en cuándo. El cirujano quería esperar hasta que el paciente tuviese 6 meses, pues entonces la anestesia general sería más segura. Pero, basándonos en el cuadro dermatoscópico de alto riesgo, nosotros recomendamos la extirpación lo antes posible.

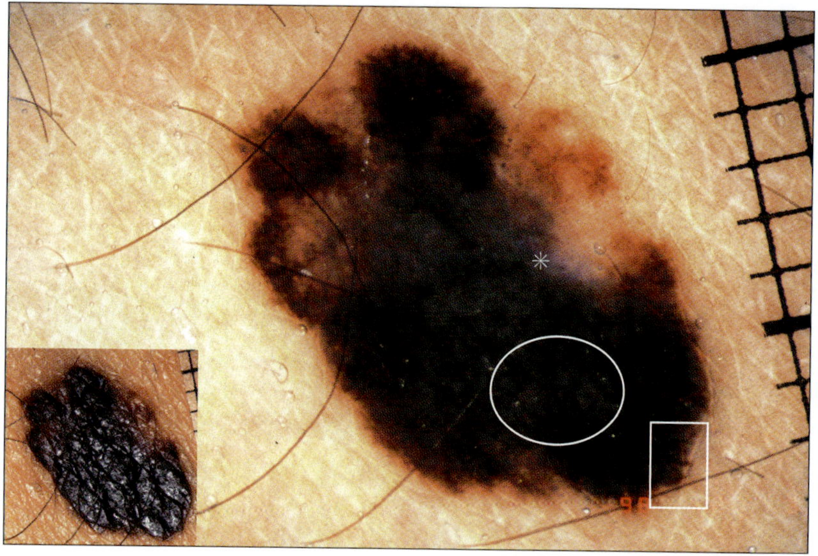

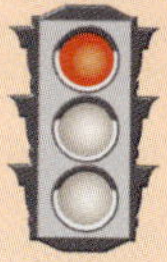

Figura 266 Melanoma. Este es un melanoma en un niño de 14 años. Presenta criterios específicos de melanoma: una estructura blanco azulada (*asterisco*), que es fácil de ver, proyecciones tenues (*cuadrado*) y puntos y glóbulos irregulares (*círculo*). Los pacientes jóvenes tienen melanomas que pueden resultar mortales, por tanto es necesario aumentar el grado de sospecha en los pacientes pediátricos.

PRINCIPIOS GENERALES

- Asimetría de color y estructura – descartar melanoma.
- Patrón de crestas paralelas = melanoma.
- Patrones de surcos paralelos, en celosía, fibrilar = lesiones benignas.
- Color morado = sangre.
- Se puede encontrar sangre en melanomas lentiginosos acrales y del aparato ungueal; por tanto, si se observa sangre, hay que buscar criterios específicos de melanoma.
- Y, lo que es más importante, en caso de duda, extírpela.

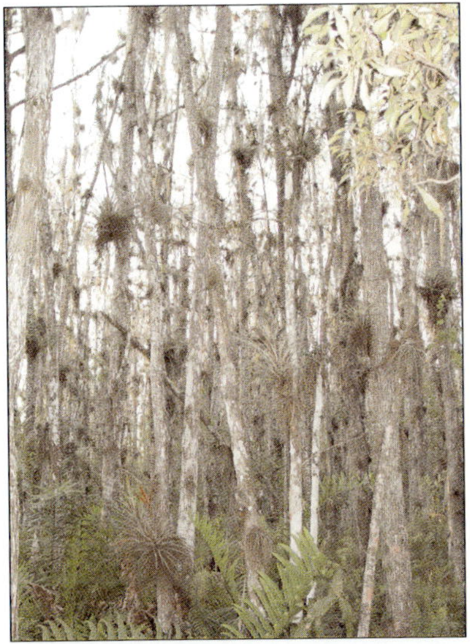

Estas líneas son paralelas, ¿o no lo son?

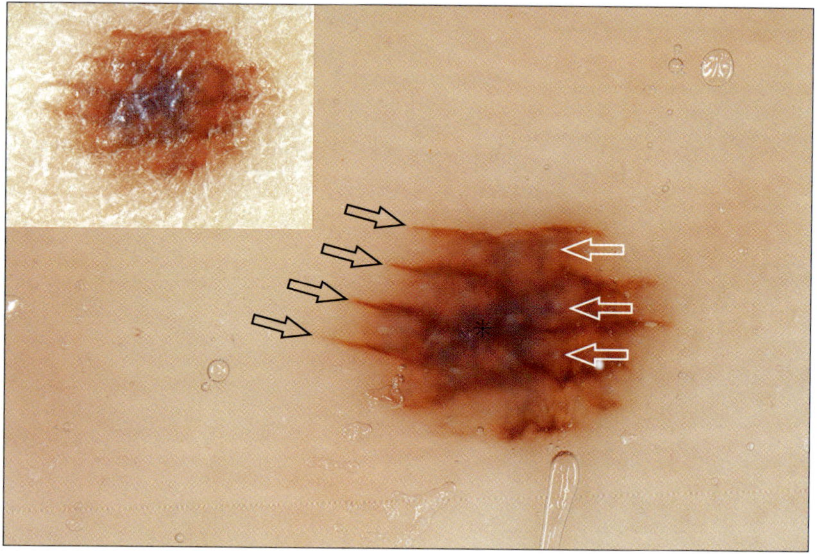

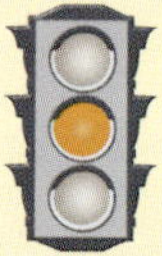

Figura 267 Nevus. ¿Crestas paralelas? ¿Surcos paralelos? El color marrón lineal más oscuro corresponde a pigmentación de los surcos (*flechas negras*). Los puntos blancos, el «collar de perlas» (*flechas blancas*), están siempre en las crestas. Hay también una estructura blanco azulada (*asterisco*). Más vale ser demasiado precavido y hacer una biopsia, así el dermatoscopista actuará con mayor confianza la próxima vez que encuentre un nevus con este aspecto.

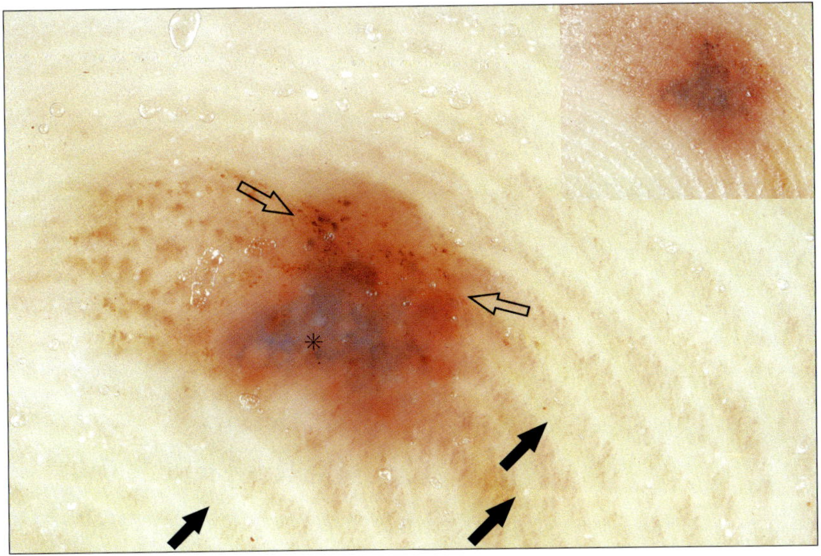

Figura 268 **Melanoma.** Esta lesión muestra el patrón de crestas paralelas (*flechas negras*). Hay también asimetría de color y estructura, puntos y glóbulos atípicos (*flechas blancas*) y una estructura blanco azulada (*asterisco*). Mientras no se demuestre lo contrario, se trata de un melanoma.

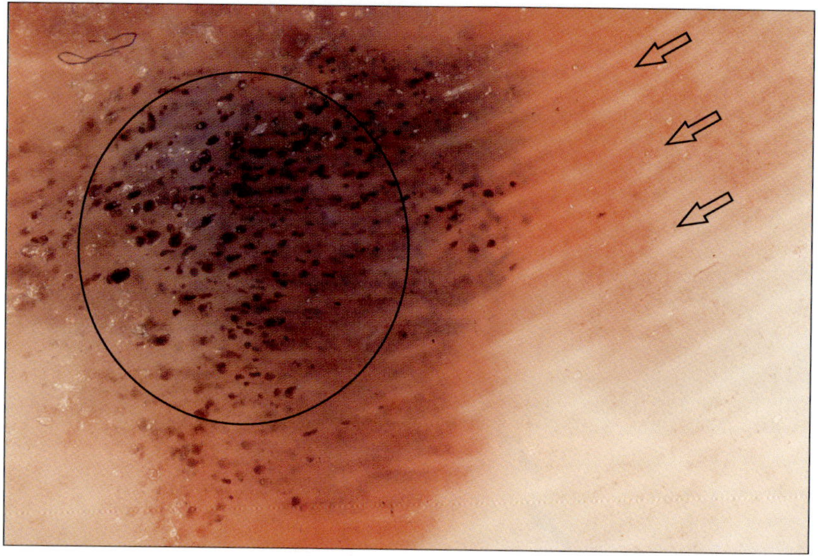

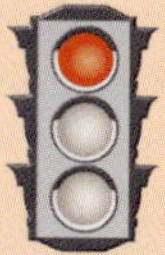

Figura 269 Melanoma. ¿Crestas paralelas? ¿Surcos paralelos? Los puntos blancos en «collar de perlas» de los poros de los conductos sudoríparos no se pueden ver claramente, pero este es un patrón de crestas paralelas (*flechas*) de alto riesgo. Si el dermatoscopista no está seguro de lo que debe hacer, los puntos y glóbulos irregulares (*círculo*) son lo bastante preocupantes por sí solos como para justificar una biopsia.

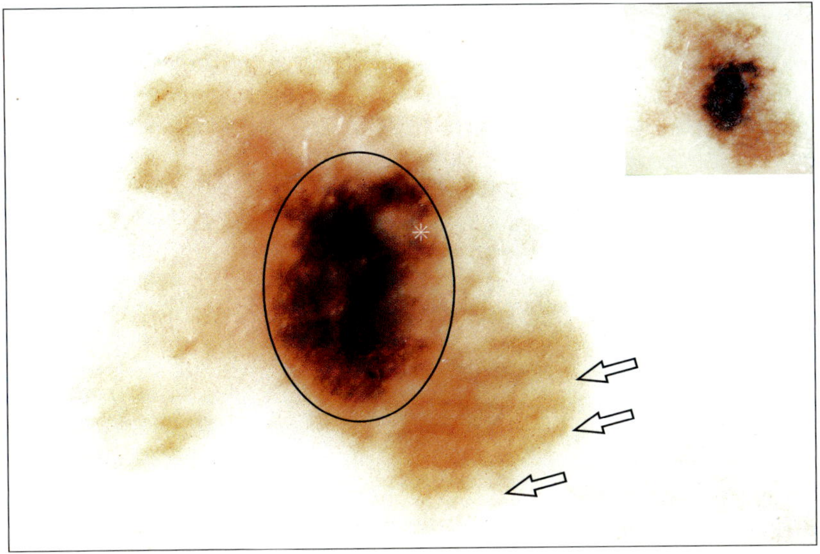

Figura 270 Melanoma. ¿Crestas paralelas? ¿Surcos paralelos? ¿Se parece al patrón de surcos paralelos de un nevus benigno? La mancha oscura irregular (*círculo*) y la estructura blanco azulada (*asterisco*) revelan que, en este caso, se trata de un melanoma, que está apareciendo en un nevus con un patrón de surcos paralelos (*flechas*).

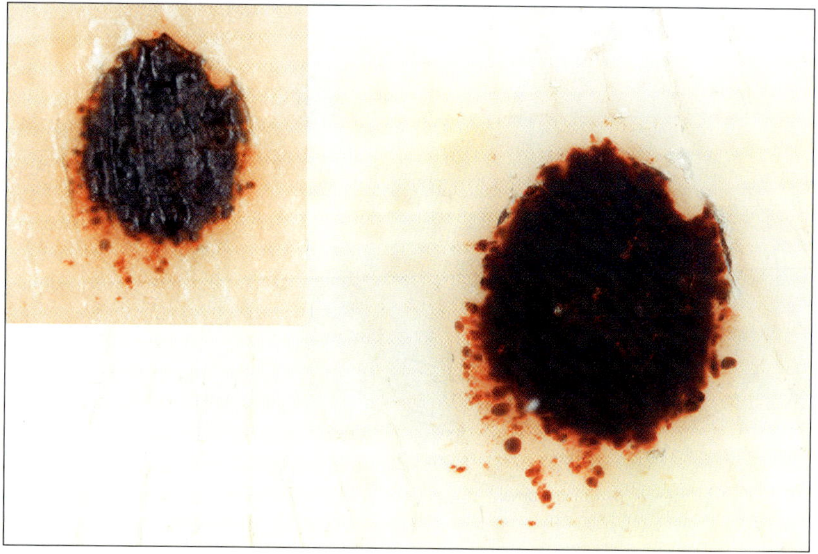

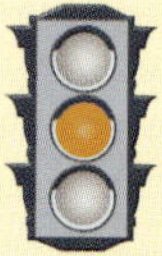

Figura 271 Hemorragia subcorneal. El color de esta lesión ¿es negro o morado? Es morado y amorfo (sin estructura), por lo que se trata de sangre. Con una aguja, saque un pedacito. La prueba de la aguja es una prueba sencilla para confirmar que se trata de sangre. Otra clave que nos indica que se trata de sangre son las manchas de color morado adyacentes a la lesión.

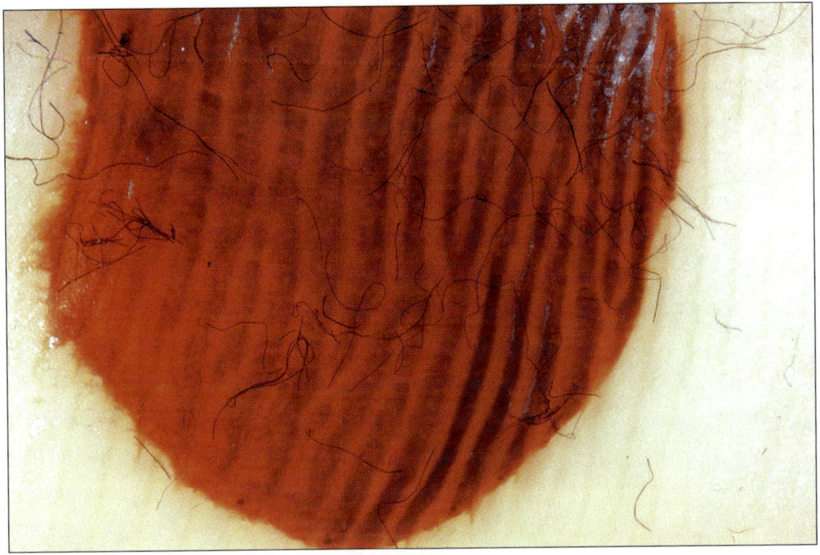

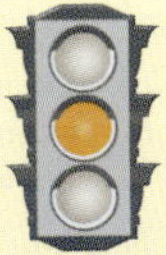

Figura 272 Hemorragia subcorneal. Este es el color de la sangre, pero con un patrón definido. ¿Crestas paralelas? ¿Surcos paralelos? Compruebe la piel circundante. Las crestas son más gruesas que los surcos y hay sangre en ambos. Las crestas son las líneas más oscuras. Si no está muy convencido, pinche con una aguja la sangre seca. Debajo de donde estaba la sangre, se debe de ver la piel sonrosada.

PRINCIPIOS GENERALES

- En la clínica, el color negro no siempre es un mal presagio.
- El color negro con la dermatoscopia no siempre es un mal presagio.
- El diagnóstico diferencial de una mácula o una pápula de color negro aislada podría ser melanocítica, no melanocítica, benigna o maligna.
- ¿Qué se debe hacer cuando se encuentra una lesión negra? Explórela con dermatoscopia antes de adoptar cualquier medida.

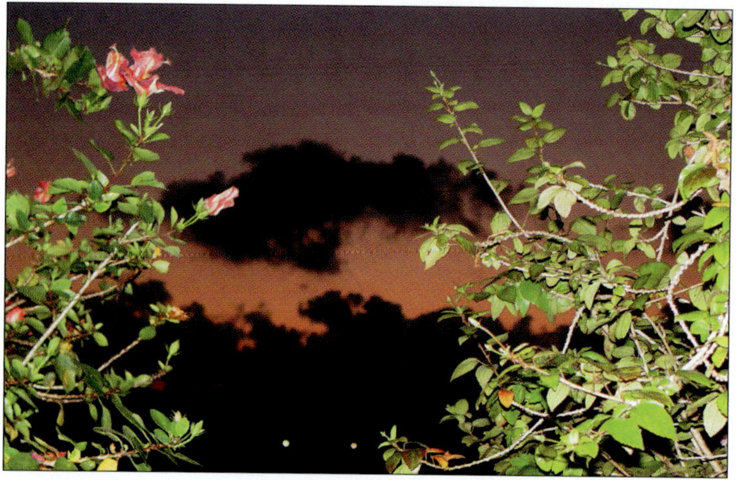

Las nubes negras irregulares de una inminente tormenta de verano se parecen mucho a las manchas negras irregulares de otra tormenta inminente, el melanoma.

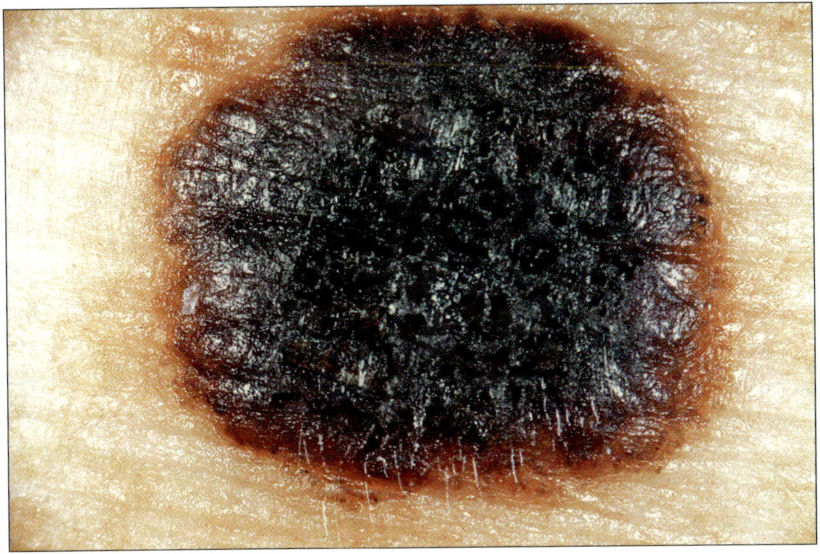

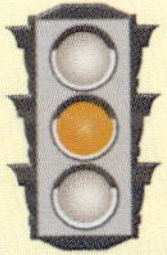

Figura 273 ¿Cuál es su diagnóstico clínico? Esta lesión negra clínicamente inespecífica se parece a la de la Figura 274. No hay forma de saber con seguridad cuál es benigna y cuál maligna. ¿Qué debe hacerse? ¿Extirparla o examinarla? (Véase la Fig. 275.)

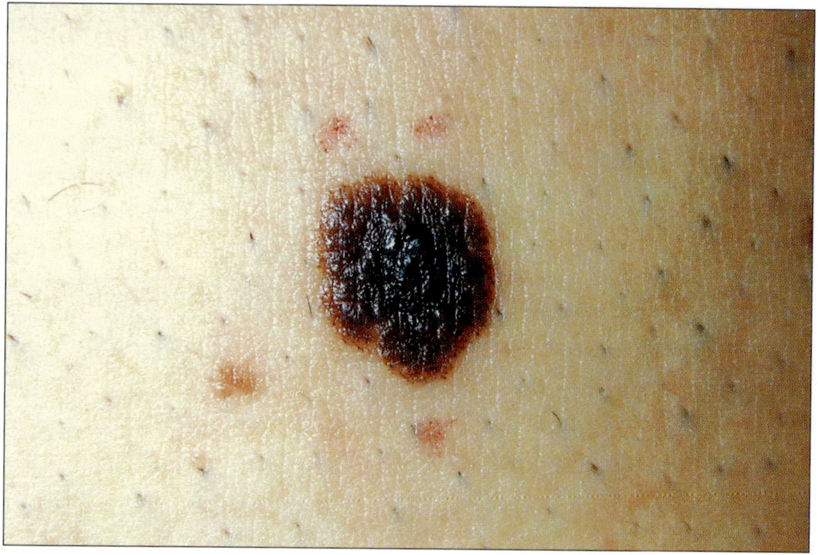

Figura 274 ¿Cuál es su diagnóstico clínico? Esta lesión negra clínicamente inespecífica se parece a la de la Figura 273. No hay forma de saber con seguridad cuál es benigna y cuál maligna. ¿Qué debe hacerse? ¿Extirparla o examinarla? (Véase la Fig. 276.)

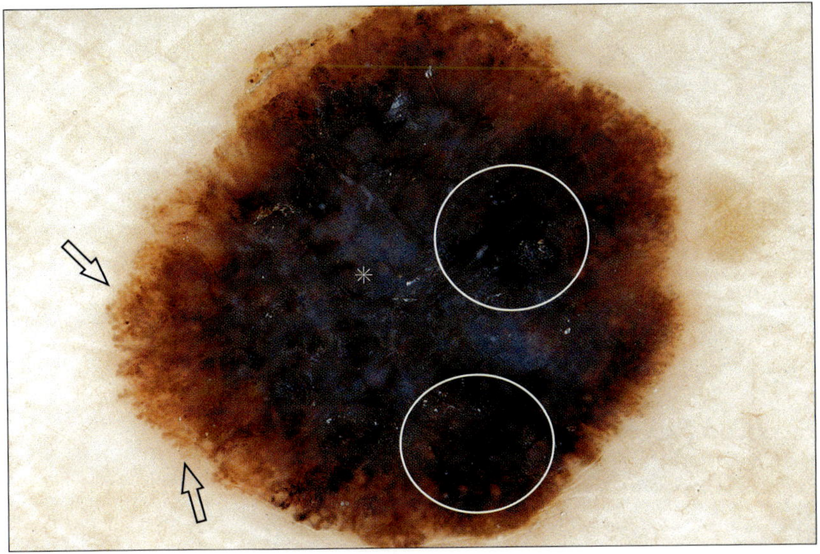

Figura 275 Melanoma. Paso uno: ¿es melanocítica o no melanocítica? Es una lesión melanocítica porque tiene proyecciones en la periferia (*flechas*). Paso 2: ¿es benigna o maligna? ¿Pueden identificarse criterios específicos de melanoma? La estructura blanco azulada (*asterisco*) y las manchas irregulares (*círculos*) son suficientes para justificar su extirpación lo antes posible.

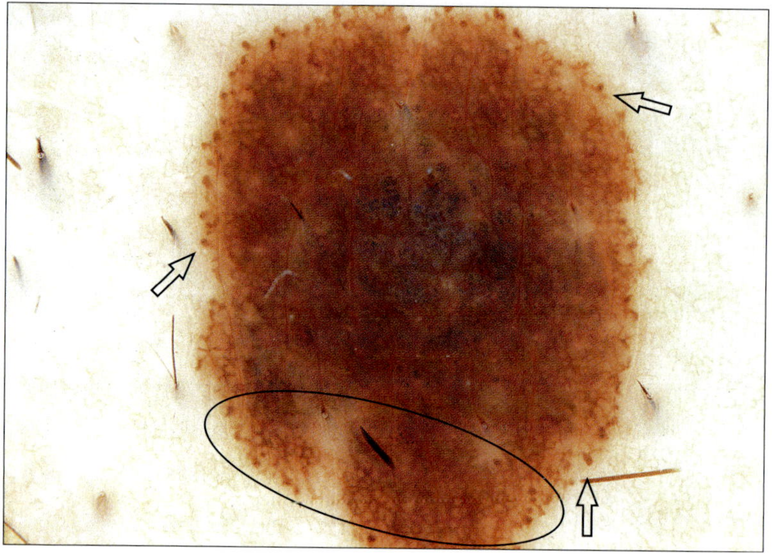

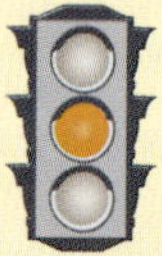

Figura 276 Nevus. Una imagen tranquilizadora. Se trata de un nevus benigno por la simetría de color y estructura. Tiene un retículo pigmentado típico (*círculo*), puntos y glóbulos regulares (*flechas*), pero sólo un criterio específico de melanoma, una estructura blanco azulada. Los puntos y glóbulos de la periferia indican una lesión que está en fase de modificación activa. Este es el tipo de lesión cutánea pigmentada que necesita seguimiento clínico y dermatoscópico.

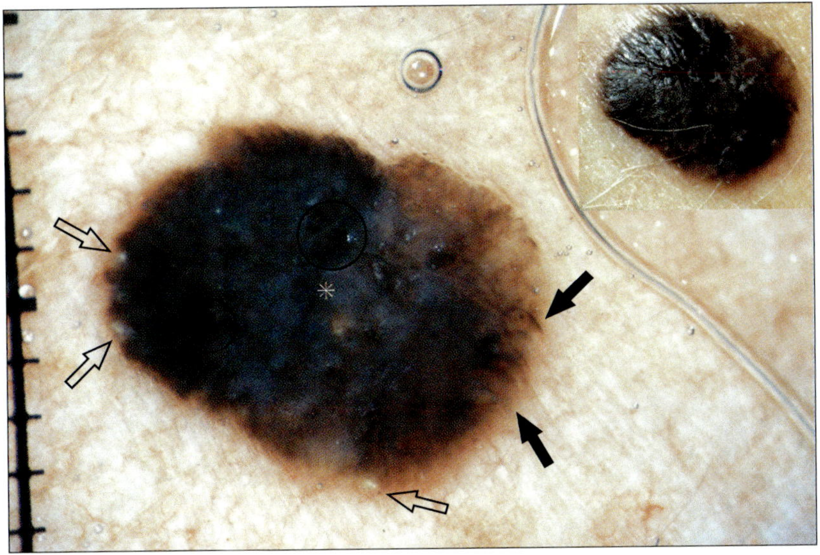

Figura 277 Queratosis seborreica. ¿Hay una estructura blanco azulada (*asterisco*) en esta lesión? Posiblemente haya algunas proyecciones tenues (*flechas negras*). Puede haber algunos quistes tipo milio (*flechas blancas*) y aberturas foliculares (*círculos*). Por tanto, esta lesión tiene criterios específicos de melanoma y criterios que se observan en una queratosis seborreica. Recuerde, en caso de duda, extírpela.

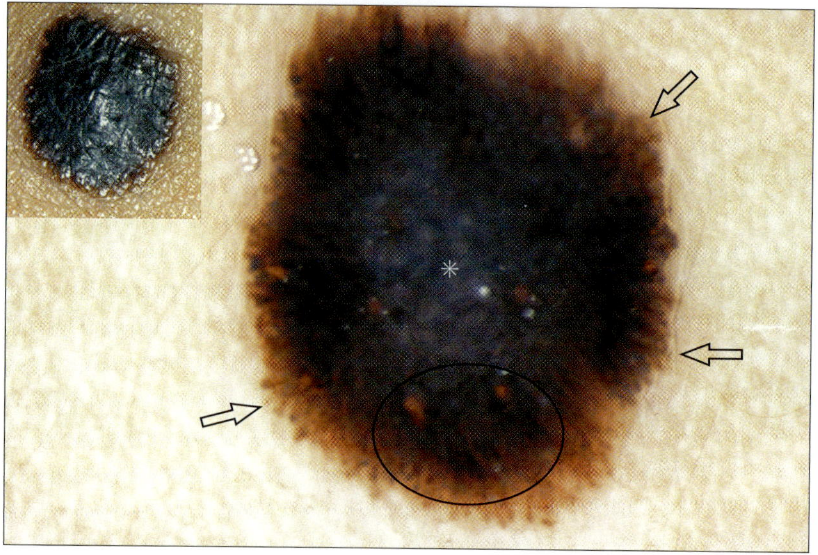

Figura 278 Nevus de Spitz. El diagnóstico diferencial de esta lesión de aspecto spitzoide debe incluir el nevus de Spitz y el melanoma. Hay una estructura blanco azulada central (*asterisco*) y proyecciones de orientación simétrica (*flechas*) alrededor de la lesión. Estas características apoyan el diagnóstico de nevus de Spitz. Hay también puntos y glóbulos irregulares (*círculo*) que apuntan a un melanoma.

RAZAS DE PIEL MÁS OSCURA

PRINCIPIOS GENERALES

- Los criterios dermatoscópicos no sólo se pueden ver en los fototipos cutáneos I-IV, sino también en las razas de piel más oscura, con fototipos cutáneos V y VI.
- Afroamericanos, haitianos, cubanos, indios y originarios de América Central y del Sur son ejemplos de razas de piel más oscura en las que la dermatoscopia es una técnica útil.
- No hay ninguna razón por la que no se pueda utilizar la dermatoscopia en las razas de piel más oscura de todo el mundo.
- Los nevus melanocíticos congénitos de cualquier tamaño, los nevus melanocíticos adquiridos, la pigmentación del aparato ungueal, la pigmentación acral y las lesiones vasculares se benefician de la evaluación dermatoscópica en pacientes con fototipos cutáneos III-VI.
- La dermatoscopia podría carecer de utilidad en las lesiones intensamente pigmentadas.
- Deben evaluarse detenidamente las características globales y locales en todas las razas.

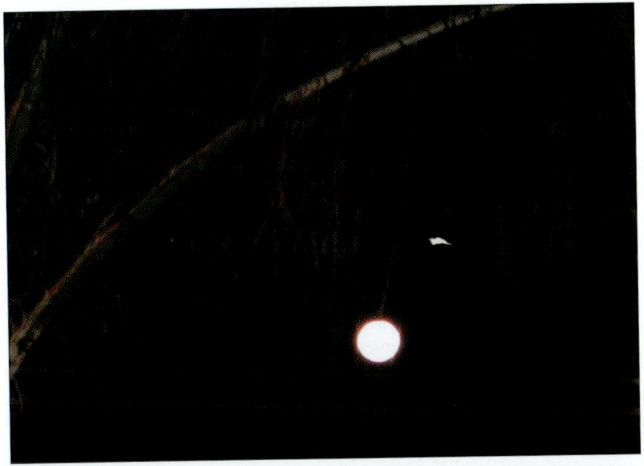

La luna sobre Miami, la homogeneidad más intensa. El patrón homogéneo global máximo porque la luna no tiene la cara del ser humano.

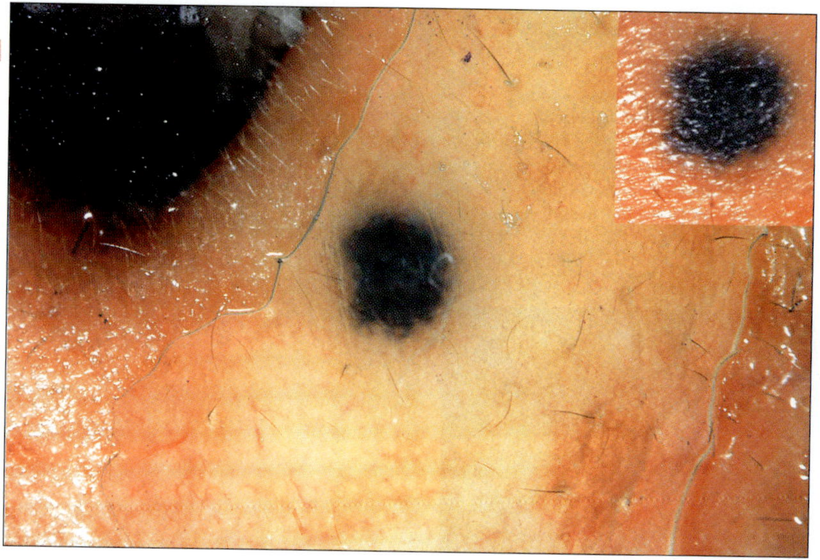

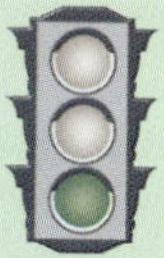

Figura 279 Nevus azul. Este es un nevus azul estereotípico con un patrón global homogéneo azul en una mujer jamaicana de 51 años, de fototipo cutáneo V. Esta mujer tiene antecedentes familiares de melanoma y estaba muy preocupada por esta lesión en la nariz. Tras realizarse un diagnóstico dermatoscópico fiable, se tranquilizó a la paciente asegurándola que no tenía un melanoma y se evitó un proceso de cicatrización en un área de gran importancia estética.

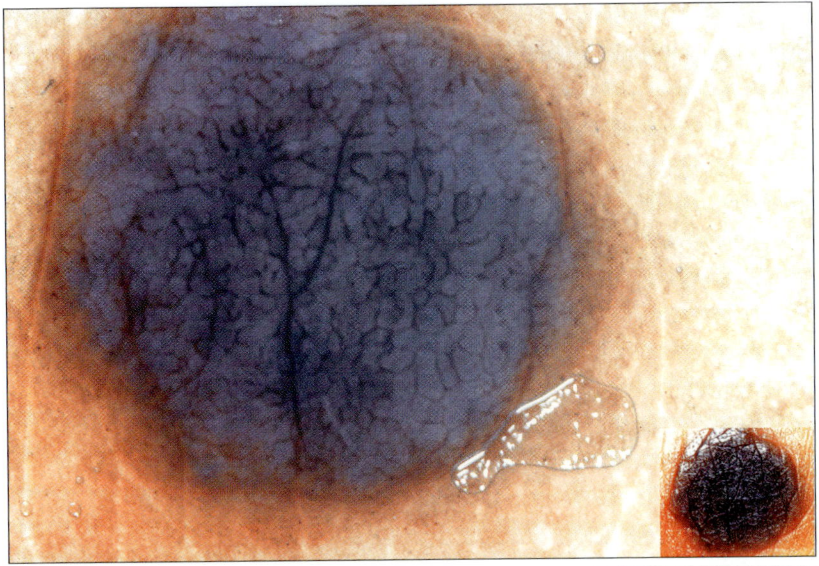

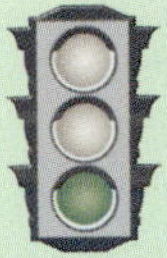

Figura 280 Nevus. No había criterios específicos de melanoma en este nevus bien delimitado, de aspecto banal, en un paciente de origen latino con fototipo cutáneo IV. Se trata de una pápula verrugosa de color marrón, con pigmentación en los surcos de la piel. En cualquier fototipo cutáneo, no debe confundirse la pigmentación de los surcos cutáneos con un retículo pigmentado atípico.

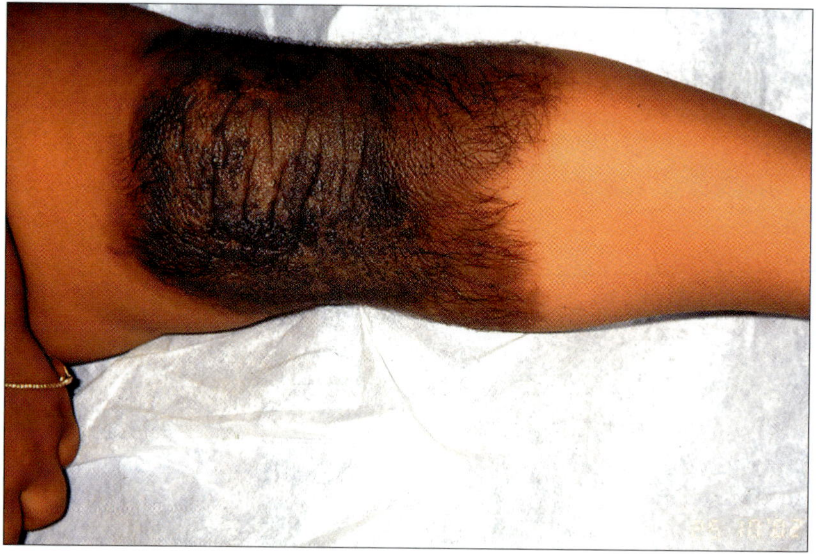

Figura 281 Nevus melanocítico congénito. Este es un gran nevus melanocítico congénito en un adolescente de origen latino, con fototipo cutáneo IV. Clínicamente no es una lesión gruesa, por lo que es perfecta para la evaluación dermatoscópica (véase Fig. 282).

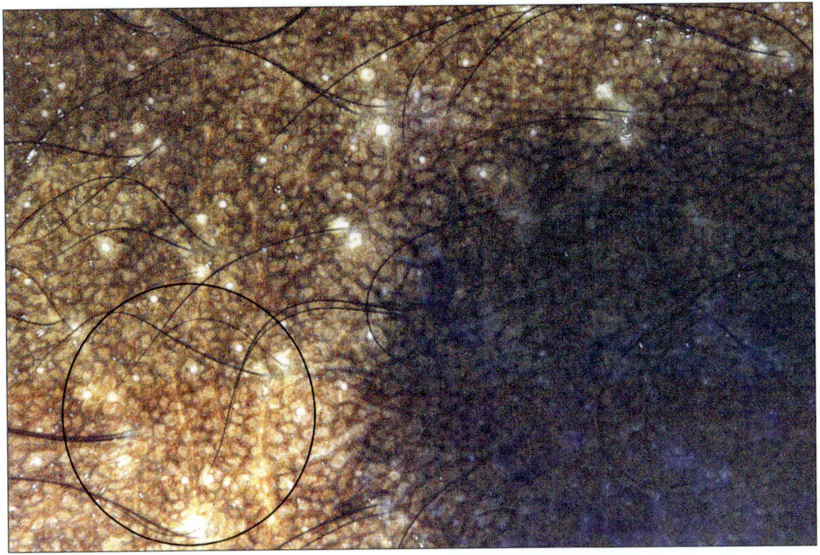

Figura 282 Nevus melanocítico congénito. La evaluación dermatoscópica del nevus melanocítico congénito presentado en la Figura 281 muestra varias sombras marrones y un retículo pigmentado típico (*círculo*). Se pudo examinar toda la lesión con dermatoscopia. No se identificaron criterios específicos de melanoma.

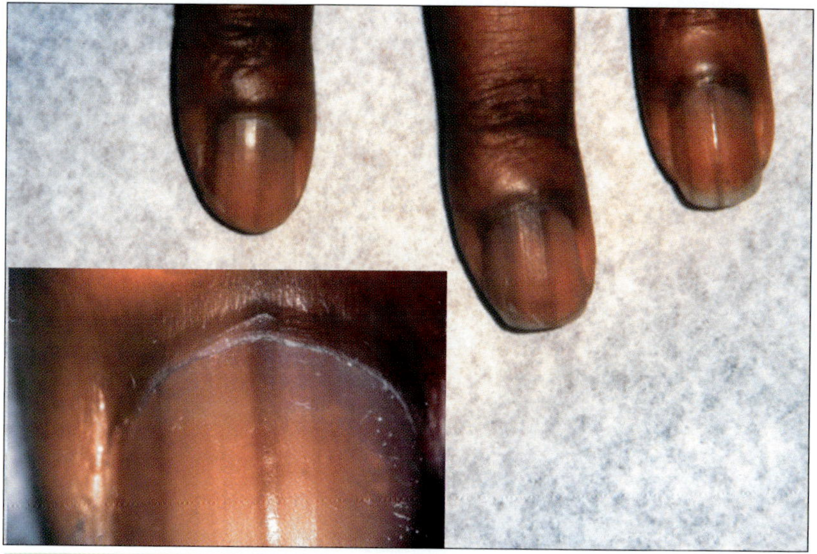

Figura 283 Pigmentación banal del aparato ungueal. La dermatoscopia es útil para evaluar la pigmentación del aparato ungueal en todos los fototipos cutáneos. En las razas de piel más oscura, los melanomas del aparato ungueal son más frecuentes . Estas imágenes clínicas y dermatoscópicas muestran bandas pigmentadas en una mujer jamaicana con fototipo cutáneo V. El pliegue ungueal proximal y la banda pigmentada se ven con mayor claridad en la dermatoscopia. En este caso, la historia clínica fue importante para diagnosticar las bandas pigmentadas banales. El cuadro dermatoscópico era completamente benigno, y se evitaron así las biopsias de matriz ungueal que pueden llegar a provocar importantes desfiguraciones.

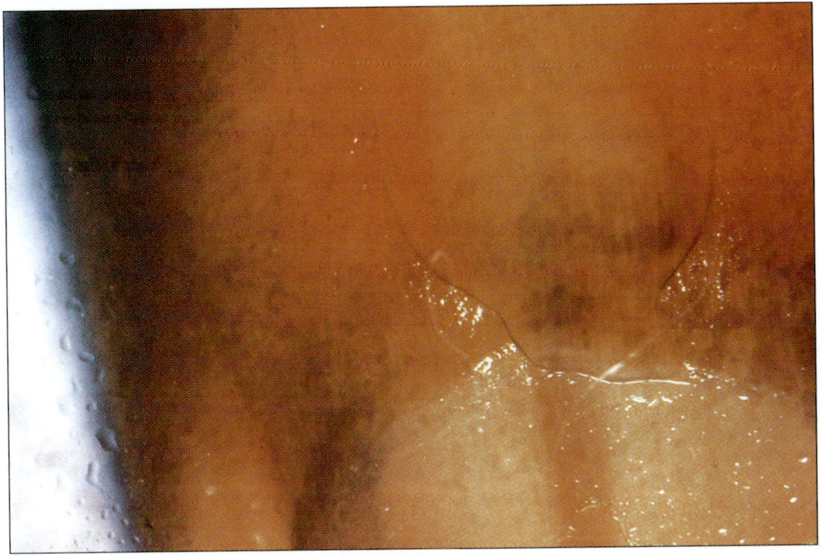

Figura 284 Pigmentación banal del aparato ungueal. Se presenta aquí la imagen dermatoscópica del pliegue ungueal proximal y la parte proximal de la banda pigmentada mostrada en la Figura 283. No se observaron criterios de alto riesgo, como múltiples colores, puntos y glóbulos irregulares, ni bandas irregulares.

PRINCIPIOS GENERALES

- El color azul se puede ver tanto en lesiones benignas como malignas. No todas ellas son nevus azules.
- El color azul indica que la localización de la melanina en la dermis es profunda.
- Es obligado realizar un diagnóstico diferencial completo de las lesiones azules.
- Si se encuentra una lesión de color azul pero que también presenta otros criterios, debe evaluarse como cualquier otra lesión.
- Las lesiones azules pueden ser complicadas. En caso de duda, no vacile: ¡extírpela!

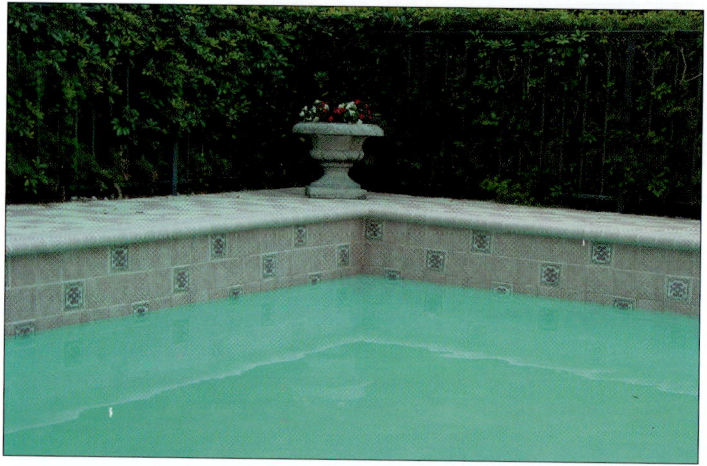

Las estructuras blanco azuladas pueden ser divertidas, pero no cuando aparecen en una lesión pigmentada de la piel de su cuerpo.

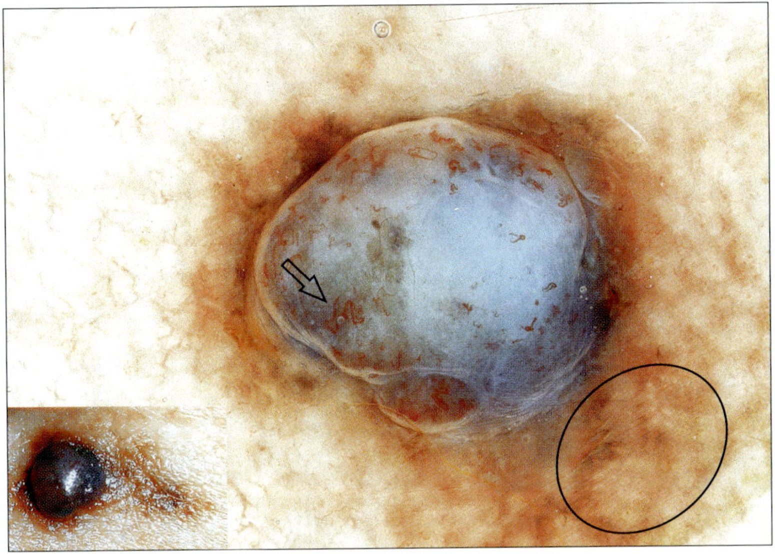

Figura 285 Melanoma nodular en la cara. Esta lesión no presenta criterios de lesión melanocítica, queratosis seborreica, carcinoma basocelular ni hemangioma; por tanto, por definición será melanocítica por exclusión. Puede haber algunas estructuras romboidales (*círculo*) y pueden apreciarse los vasos lineales irregulares observados en el melanoma (*flecha*). El nódulo presenta una estructura blanco azulada evidente. Esta lesión presenta un cuadro dermatoscópico de alto riesgo y debe ser extirpada.

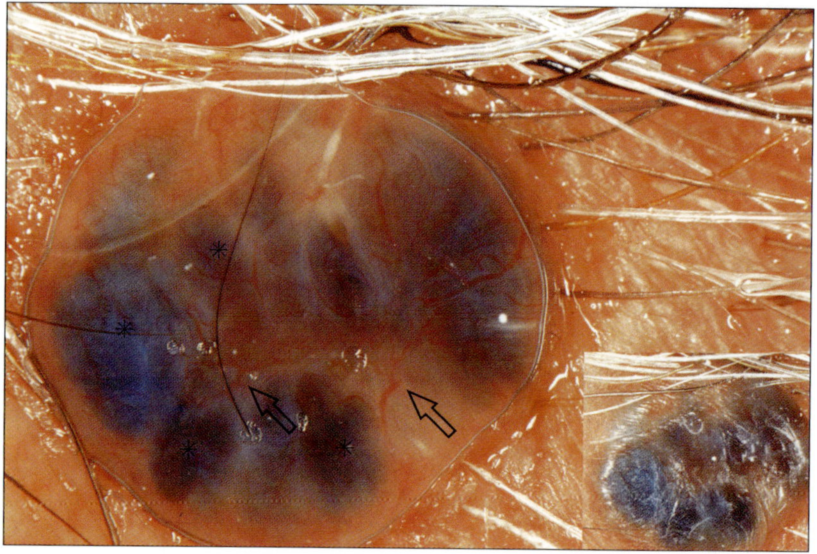

Figura 286 Carcinoma basocelular. Este es un carcinoma basocelular estereotípico. No hay ninguno de los criterios observados en las lesiones melanocíticas y hay dos criterios necesarios para diagnosticar un carcinoma basocelular: arborización de los vasos (*flechas*) y manchas azul grisáceas (*asteriscos*).

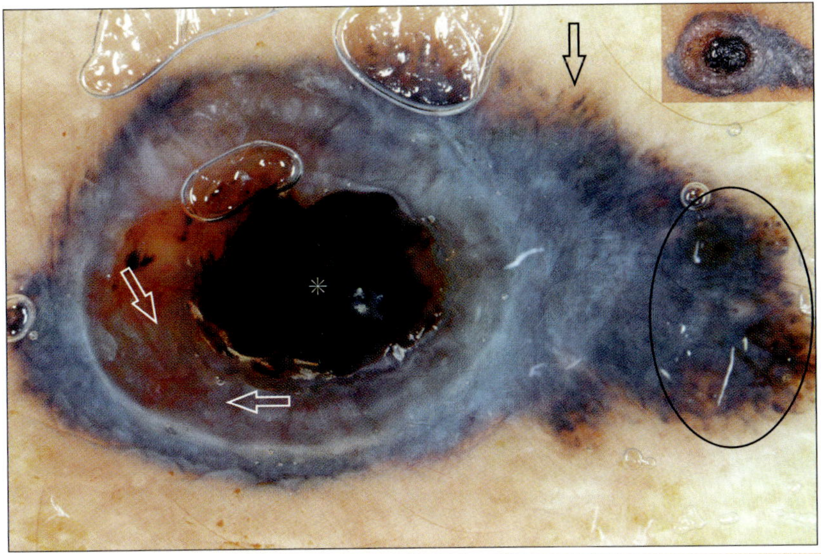

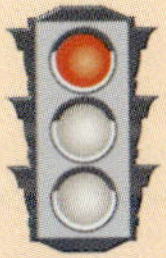

Figura 287 Melanoma. La primera impresión que podría darnos esta lesión sería la de un carcinoma basocelular debido a la ulceración (*asterisco*) y a los vasos (*flechas blancas*). Hay que explorar la lesión para buscar todos los criterios. Realmente presenta puntos y glóbulos (*círculo*), por lo que es melanocítica. En este momento parece un melanoma debido a la estructura blanco azulada, a los puntos y glóbulos irregulares de localización asimétrica y a las proyecciones irregulares (*flecha negra*). Por tanto, esta lesión necesita un diagnóstico histopatológico. El cuadro dermatoscópico ayudará a planificar el enfoque quirúrgico. Es importante no dejar pasar este melanoma invasivo.

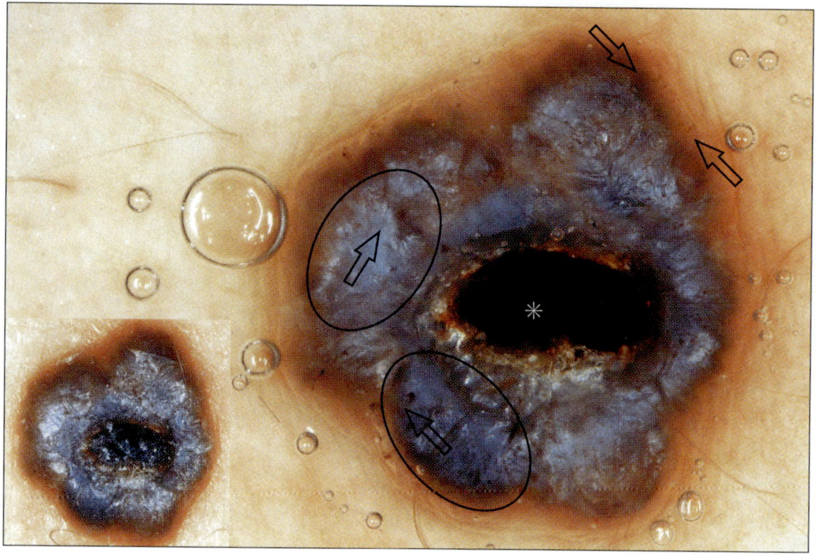

Figura 288 Carcinoma basocelular. Esta lesión es muy similar a la presentada en la Figura 287. Algunas de las características que presenta son ulceración (*asterisco*), estructuras blanco azuladas (*círculos*) y algunos puntos y glóbulos irregulares (*flechas*). Esta lesión es melanocítica por definición si se siguen rigurosamente los criterios, aunque resultó ser un carcinoma basocelular. El punto más importante es que este cuadro dermatoscópico hace necesario un diagnóstico histopatológico.

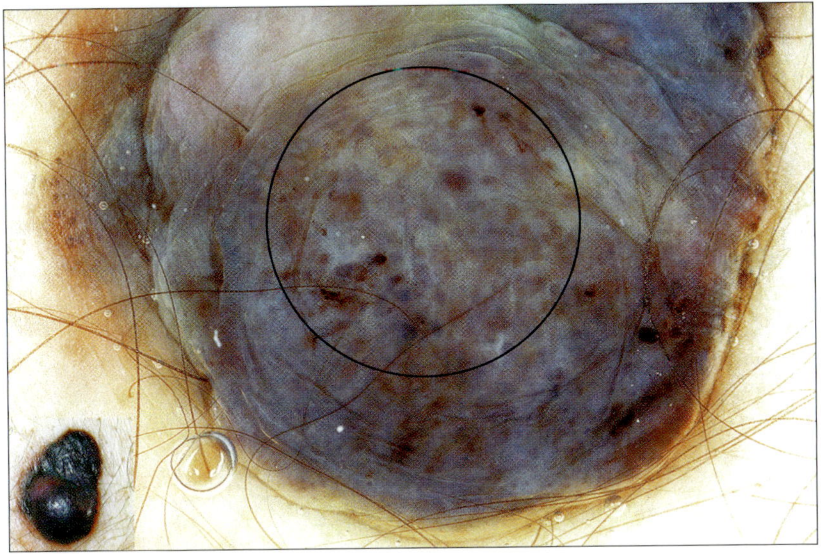

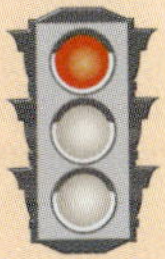

Figura 289 Melanoma. Esta lesión es similar a la mostrada en la Figura 285. Los criterios específicos de melanoma son la extensa estructura blanco azulada y los puntos y glóbulos irregulares (*círculo*), la mayoría de ellos de color morado, aunque hay algunos negros. El color no es tan importante como la estructura. Los puntos y glóbulos rojizos que aparecen desenfocados pueden ser uno de los patrones vasculares del melanoma.

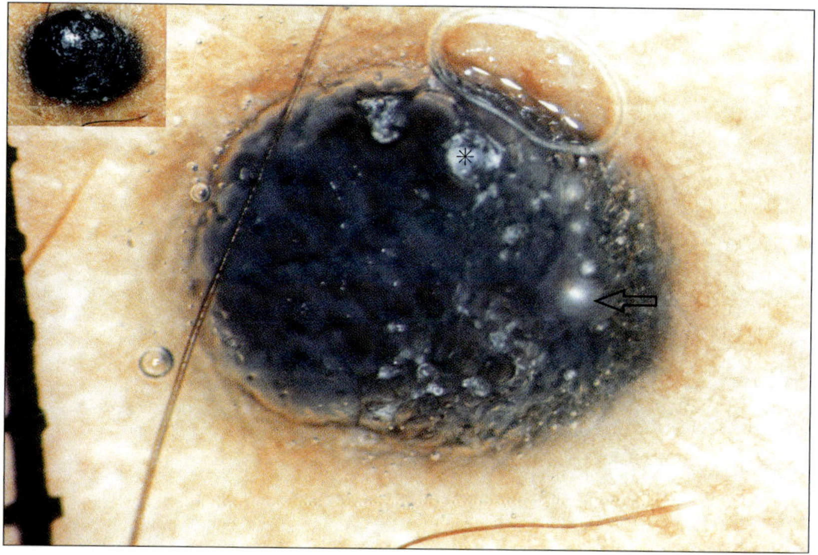

Figura 290 Nevus azul. Este es un buen ejemplo de nevus azul, con un color azul relativamente homogéneo. Es una lesión seca y escamosa (*asterisco*) con quistes tipo milio (*flecha*). No olvide que el diagnóstico diferencial incluye el melanoma metastásico cutáneo y el nodular. El cuadro clínico completo nos ayudará a decidir el tratamiento de esta lesión.

PRINCIPIOS GENERALES

- Por definición, un nevus combinado es un nevus azul junto a un nevus melanocítico corriente más superficial.
- Varias sombras azul y marrón deben hacer sospechar que se trata de un nevus combinado.
- Todos los nevus con aspecto de «huevo frito», sobre todo en niños, no son lesiones de alto riesgo y la exploración dermatoscópica puede ayudar a demostrarlo.
- Una lesión cutánea pigmentada de alto riesgo puede tener también aspecto de «huevo frito», por lo que es importante buscar siempre los criterios dermatoscópicos de alto riesgo.
- Los nevus combinados presentan muchas variaciones de su morfología. En caso de duda, hay que extirpar.

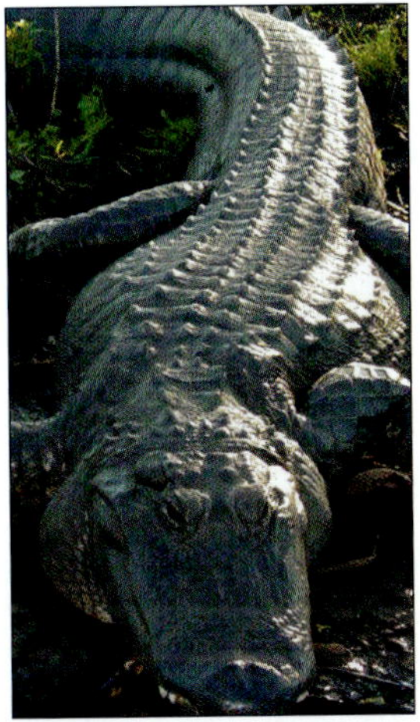

Patrón de adoquinado estilo *«everglades»*. Los cocodrilos presentan las estructuras angulares que forman el patrón en adoquinado benigno. Sí, este cocodrilo está vivo pero duerme. Haga un movimiento equivocado y las cosas podrían dejar de ser tan benignas, pues los cocodrilos pueden correr tan deprisa como un perro pequeño. Centre su atención con esta técnica para proteger a sus pacientes.

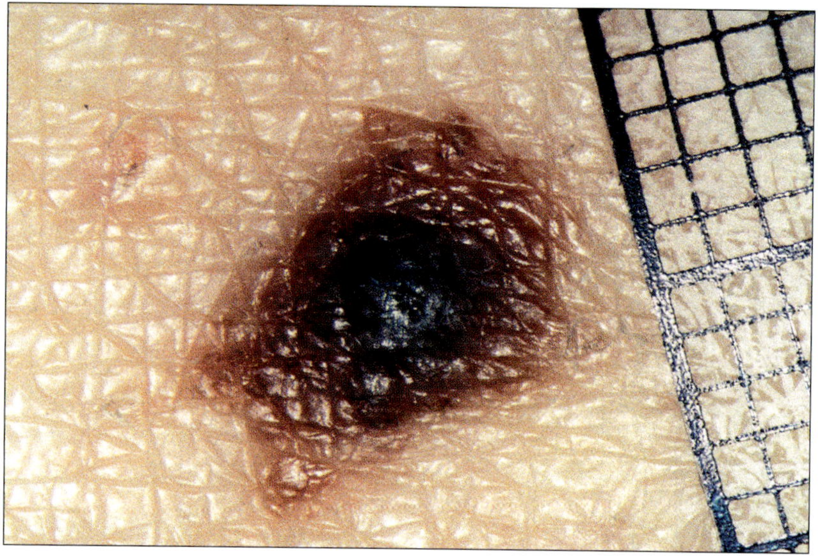

Figura 291 Nevus combinado con sospecha clínica de melanoma. Este es un nevus con el aspecto típico en «huevo frito». La historia clínica y el aspecto dermatoscópico proporcionan los mejores datos para decidir sobre el tratamiento de la lesión.

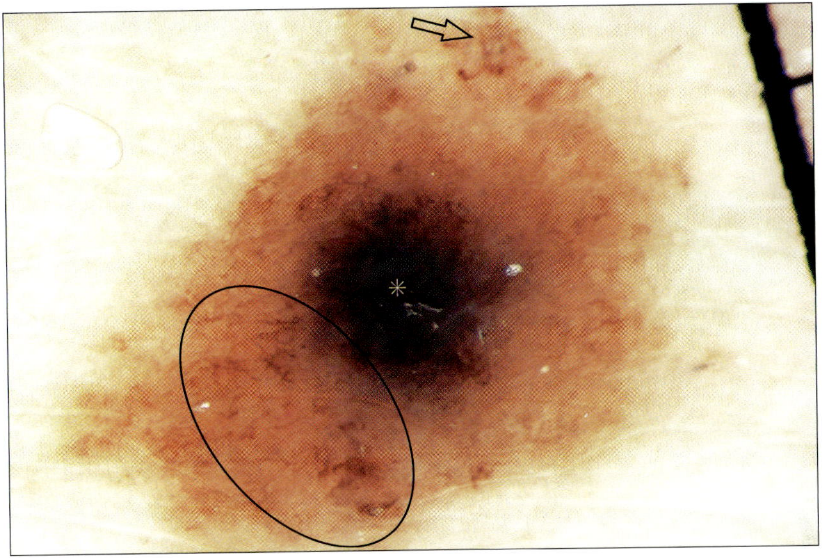

Figura 292 Nevus combinado. Esta imagen dermatoscópica de la Figura 291 debería ser preocupante para el dermatoscopista novato. Hay tres criterios específicos de melanoma: una estructura blanco azulada (*asterisco*), un retículo pigmentado atípico (*círculo*) y puntos y glóbulos irregulares (*flecha*). Aunque los criterios son leves, son más que suficientes para justificar un diagnóstico histopatológico. En un caso como éste, es mejor ser demasiado precavidos y llegar a un diagnóstico específico por el cuadro dermatoscópico.

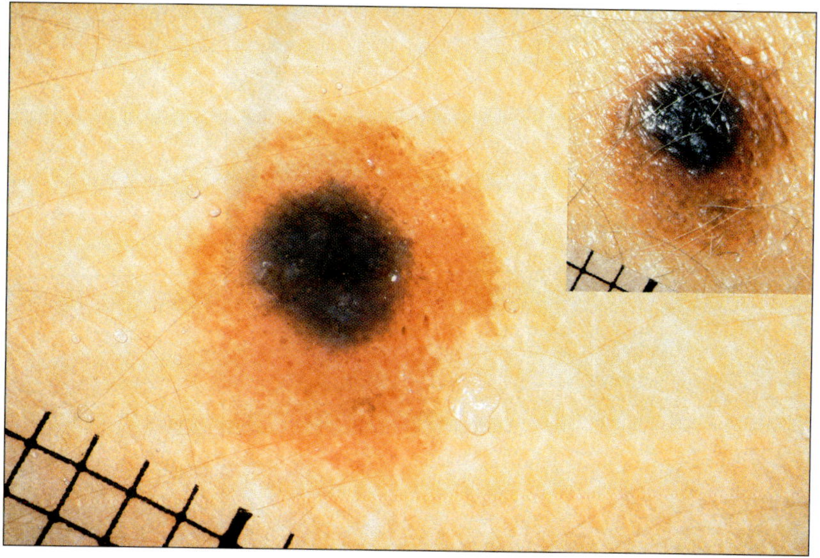

Figura 293 Nevus combinado. Este nevus con aspecto de «huevo frito» es menos preocupante que el del caso anterior, porque la estructura blanco azulada es simétrica y está bien delimitada. El resto de la lesión está formado por puntos y glóbulos pequeños: el patrón global globular.

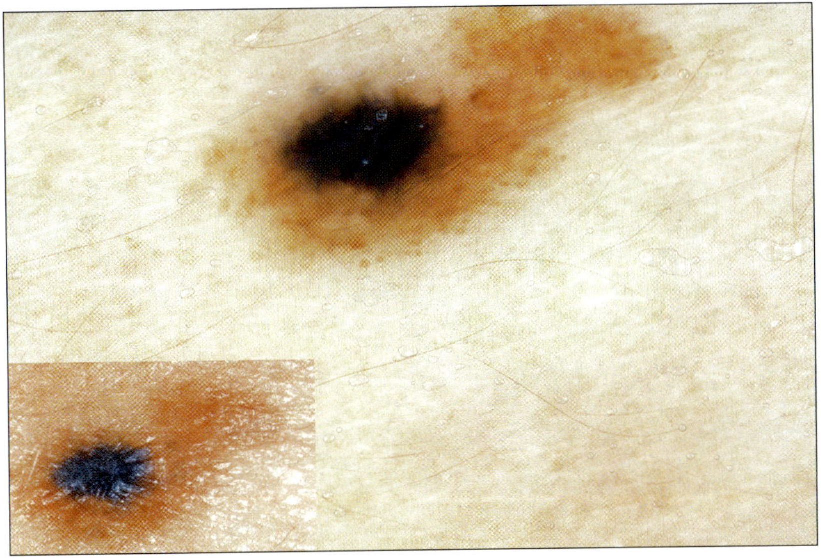

Figura 294 Nevus combinado. Siempre que exista asimetría de color o estructura, debe existir un alto grado de sospecha de que es una lesión de alto riesgo. La estructura blanco azulada presenta una localización asimétrica en la periferia. Esta es una presentación de posible alto riesgo. Ante este cuadro dermatoscópico, considere la posibilidad de pedir una segunda opinión anatomopatológica si el informe anatomopatológico es de bajo riesgo.

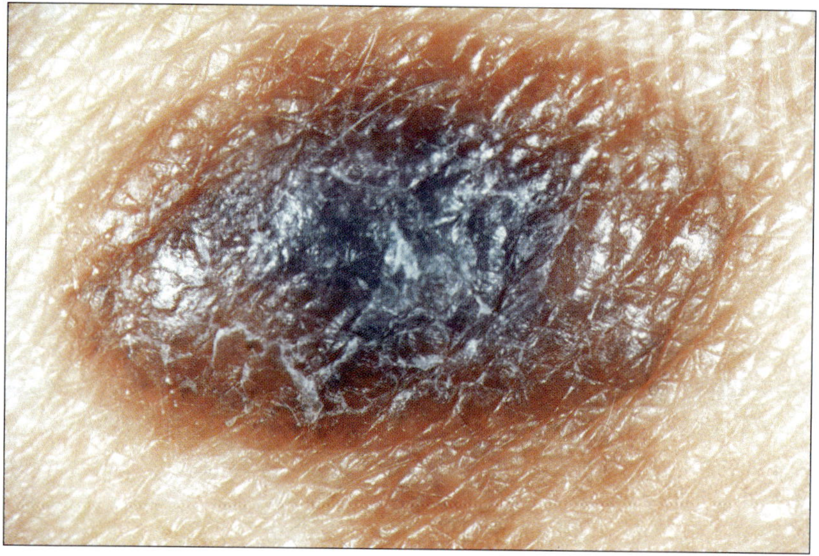

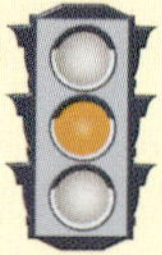

Figura 295 ¿Cuál es su diagnóstico? ¿Nevus en «huevo frito»? ¿Melanoma en «huevo frito»? ¿Qué debe hacerse? Examínela con dermatoscopia (véase Fig. 296).

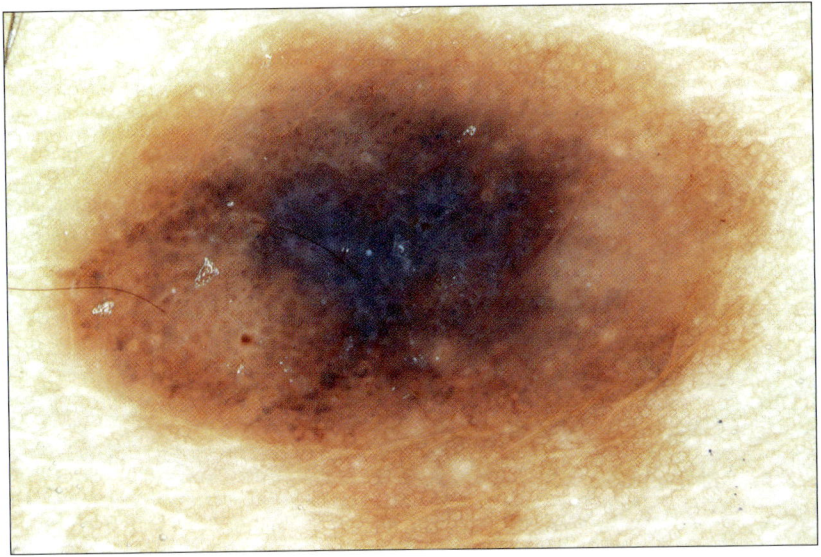

Figura 296 Melanoma. Encuentre los criterios específicos de melanoma en esta lesión. La imagen muestra asimetría de color y estructura, un patrón global multicomponente, puntos y glóbulos irregulares y estructuras blanco azuladas.

PRINCIPIOS GENERALES

- El aspecto clínico y las impresiones «instintivas» iniciales no deben ignorarse cuando se evalúan lesiones planas marrones en la cabeza y el cuello.
- No hay que confundir las salidas foliculares de una lesión melanocítica con los quistes tipo milio de una queratosis seborreica. Muchas veces no va a ser capaz de explicar la diferencia entre ambas.
- No espere encontrar criterios específicos de la localización «clásicos». Si existe un posible criterio específico de la localización, considérelo como único.
- Muchas lesiones de alto riesgo de la zona de la cabeza y el cuello carecen relativamente de rasgos característicos. Busque signos de alto riesgo poco llamativos, como diferentes sombras de color de localización asimétrica en la lesión.

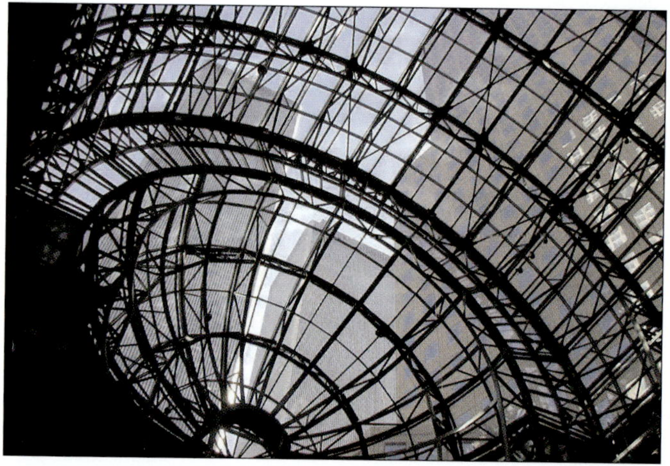

Red de acero en la ciudad, Nueva York.

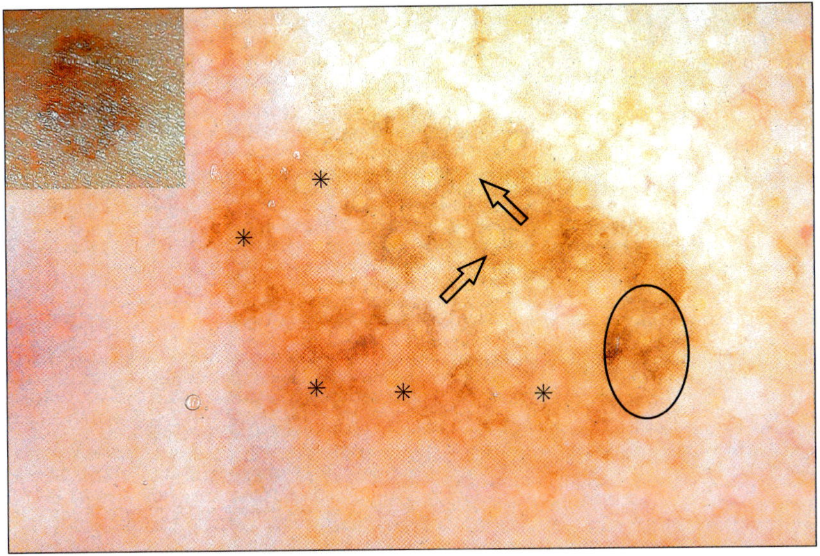

Figura 297 Lentigo maligno en la nariz. Las estructuras redondeadas u ovales (*asteriscos*), ¿son los quistes tipo milio de una queratosis seborreica o las salidas foliculares de una lesión melanocítica? Es necesario realizar esta distinción inicial. ¿Hay algún criterio específico de localización y específico de melanoma? Hay aberturas foliculares de pigmentación asimétrica (*flechas*) y no hay estructuras anulares-granulares. Hay también estructuras romboideas precoces (*círculo*), pero no retículo gris. La asimetría de diferentes tonalidades de color marrón es otro signo de alto riesgo importante.

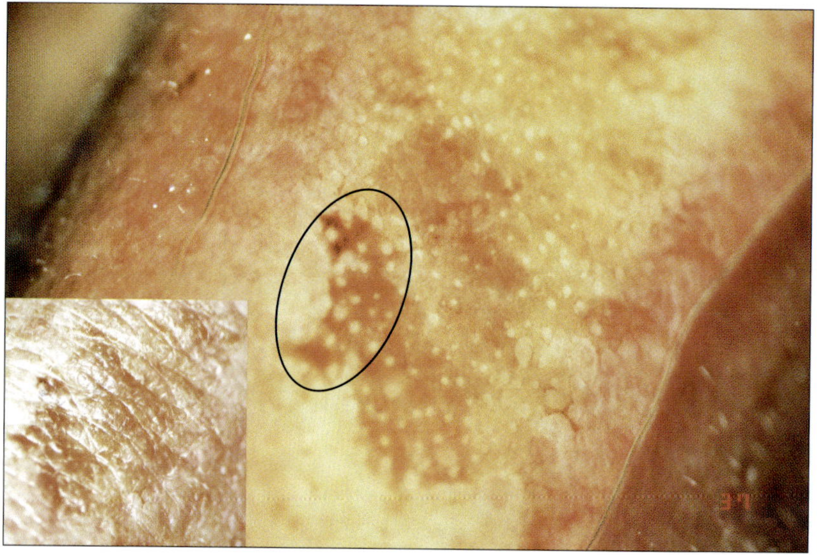

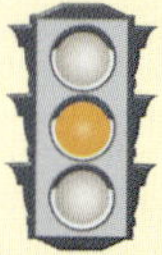

Figura 298 Lentigo solar en la nariz. Una vez más, es preciso decidir qué son las estructuras amarillas redondas. ¿Se trata de una lesión melanocítica o no melanocítica? No hay criterios específicos de localización ni específicos de melanoma. Sin embargo, sí existe asimetría de diferentes tonalidades de color marrón. La concavidad del borde de aspecto «apolillado» (*círculo*) es clave para un diagnóstico correcto. El aspecto clínico, junto con la asimetría de color son suficientes para justificar un diagnóstico histopatológico. Algunas lesiones de alto riesgo de la cabeza y el cuello pueden carecer relativamente de rasgos característicos.

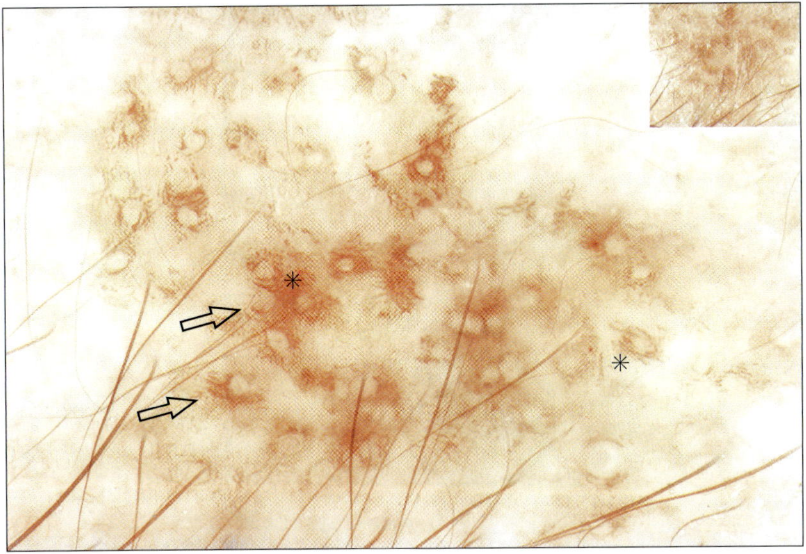

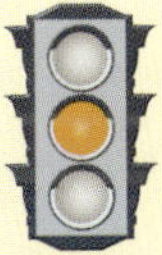

Figura 299 Queratosis seborreica plana. Esta imagen muestra asimetría de color y estructura, con dos criterios específicos de localización y específicos de melanoma, las aberturas foliculares con pigmentación asimétrica (*flechas*) y las estructuras anulares-granulares (*asteriscos*). En este caso, fueron criterios de alto riesgo falsos positivos. Ante esta lesión benigna, podría considerarse una segunda opinión de la anatomía patológica.

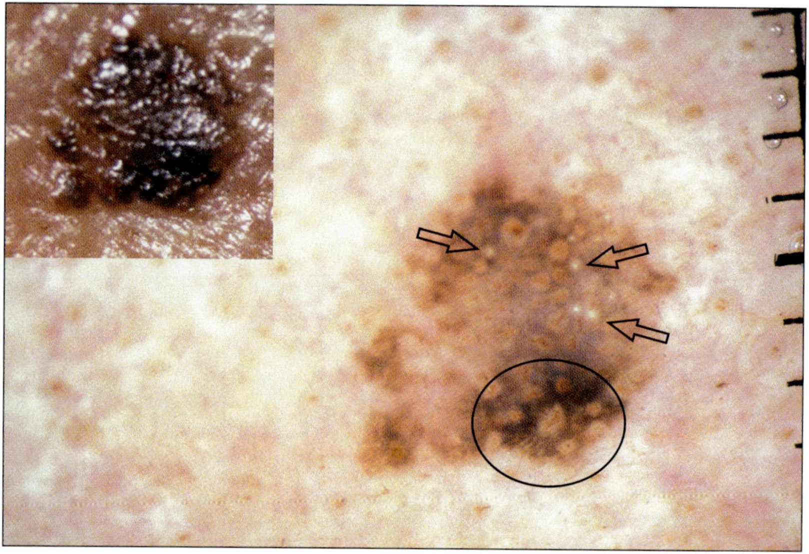

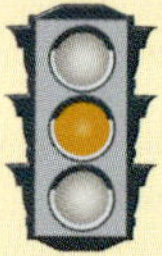

Figura 300 Queratosis seborreica. Aunque esta lesión muestra asimetría de color y estructura y se adivinan estructuras romboideas (*círculo*), los quistes tipo milio estereotípicos claros (*flechas*) permiten hacer el diagnóstico. Recuerde que los quistes tipo milio se pueden observar en lesiones melanocíticas. En caso de duda, se debe extirpar.

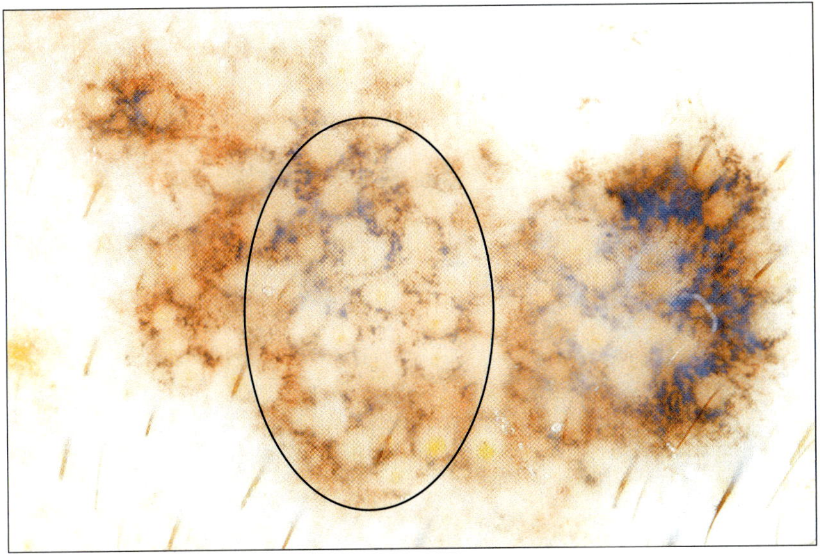

Figura 301 Queratosis liquenoide plana. Es necesario desarrollar un diagnóstico diferencial para todos los criterios dermatoscópicos, siendo necesario su conocimiento para lesiones difíciles de diagnosticar, como ésta. Hay múltiples puntos y glóbulos azulados (*círculo*). Son estructuras anulares-granulares formadas por melanófagos. Los melanófagos se pueden ver en lesiones melanocíticas o no melanocíticas, benignas o malignas. La extensión de los melanófagos apunta a una lesión benigna.

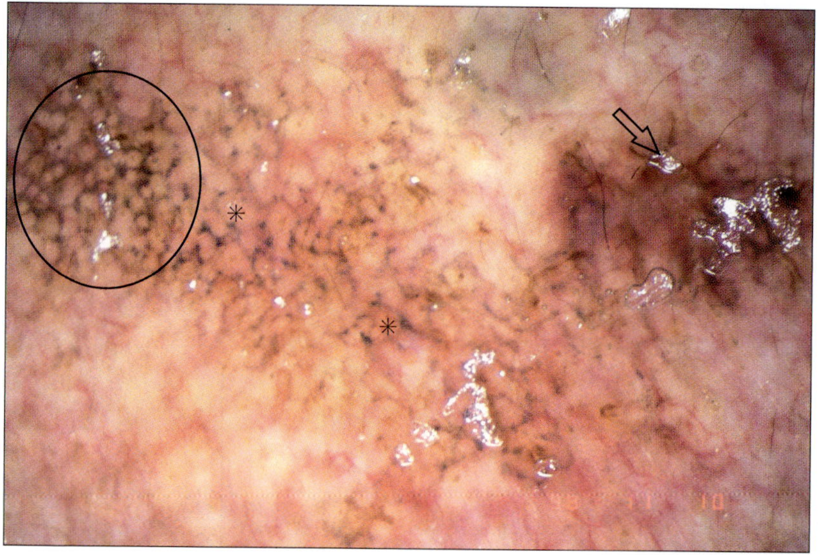

Figura 302 Lentigo maligno. Esta lesión muestra estructuras anulares-granulares (*asteriscos*), folículos con pigmentación asimétrica, estructuras romboideas (*círculo*) y una estructura blanco azulada de localización asimétrica (*flecha*). En resumen, se trata de un lentigo maligno estereotípico. En la cara se ven muchas lesiones no tan evidentes, planas y de alto riesgo; por tanto, la aparición de cualquier mácula o mancha pigmentada en la cabeza o el cuello de pacientes de edad avanzada es altamente sospechosa.

LESIONES NODULARES EN LA CARA

PRINCIPIOS GENERALES

- El diagnóstico diferencial entre nódulos pigmentados y no pigmentados en la cara incluye lesiones melanocíticas, no melanocíticas, benignas y malignas. Con bastante frecuencia, el aspecto clínico es inespecífico y la dermatoscopia ayudará a hacer un diagnóstico clínico.
- Los nódulos presentan a menudo crestas y surcos. No hay que confundir la pigmentación de los surcos con un retículo pigmentado atípico.
- Un componente macular de una lesión nodular debe hacer sospechar que se trata de una lesión de alto riesgo.
- Un nódulo blando y comprimible que se puede desplazar fácilmente de un lado a otro sugiere una anatomía patológica de bajo riesgo. No dude en palpar o apretar las lesiones hacia abajo y desplazarlas a un lado con el instrumental utilizado.
- El principal diagnóstico diferencial de las lesiones nodulares en la cara son los nevus y los carcinomas basocelulares. Es raro encontrar melanomas nodulares en esta zona.

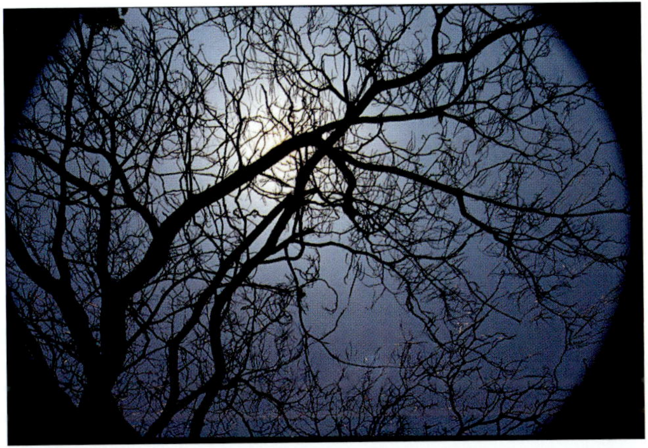

Los vasos característicos del carcinoma basocelular se describen como «arborizaciones» porque tienen un aspecto exactamente igual a éste.

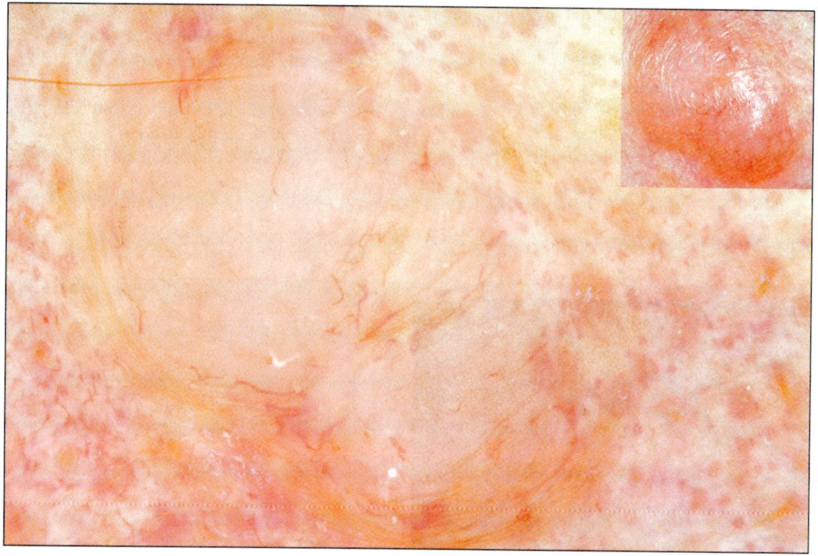

Figura 303 Carcinoma basocelular. No se observan retículo pigmentado, puntos y glóbulos, ni proyecciones, por lo que se debe considerar como una lesión no melanocítica. Algunos nevus pueden presentar este cuadro dermatoscópico, pero suelen ser blandos y desplazarse fácilmente de un lado a otro. Clínicamente, esta lesión parece un carcinoma basocelular. Hay algunos vasos grandes, pero no presentan la arborización estereotípica. Raras veces los melanomas amelánicos tienen este aspecto.

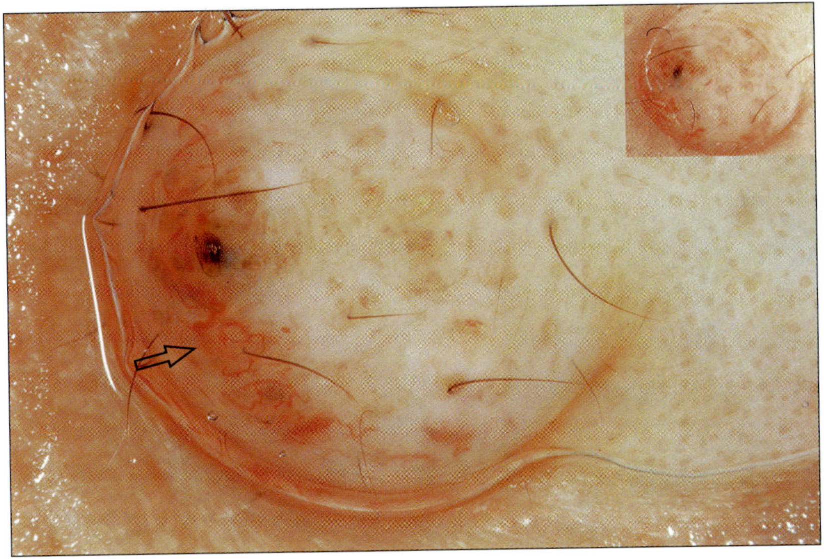

Figura 304 Nevus dérmico. Color rosa –¡cuidado! Lesión blanda y movible –¡relájese! Aunque hay arborización clara de los vasos (*flecha*), los antecedentes y el nódulo blando apuntan a una patología benigna. En caso de duda, ¡extírpela! Por cierto, nunca aparecen pelos en un carcinoma basocelular.

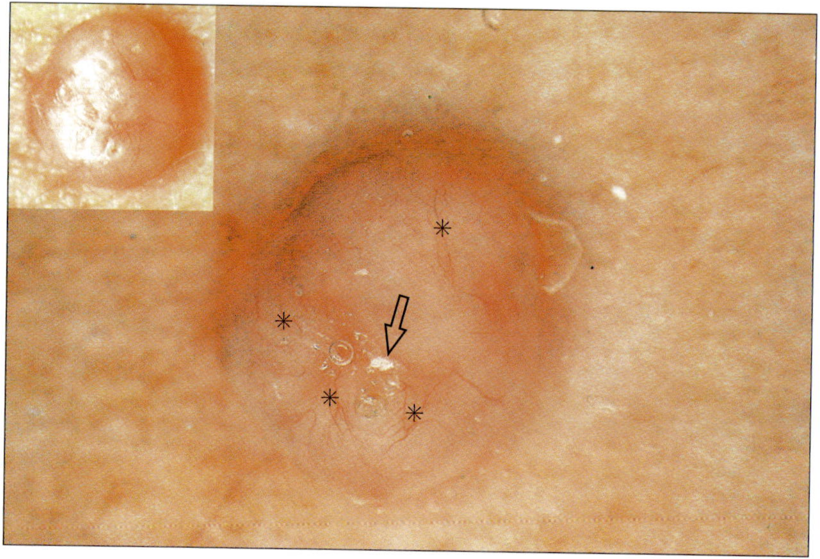

Figura 305 Carcinoma basocelular. ¿Qué criterios se observan aquí? ¿Un quiste tipo milio (*flecha*) o una escama? Hay también arborización de vasos (*asteriscos*) y un borde de pigmentación asimétrico. Estos son criterios que causan confusión, por lo cual, lo mejor será determinar más concretamente el tipo de lesión.

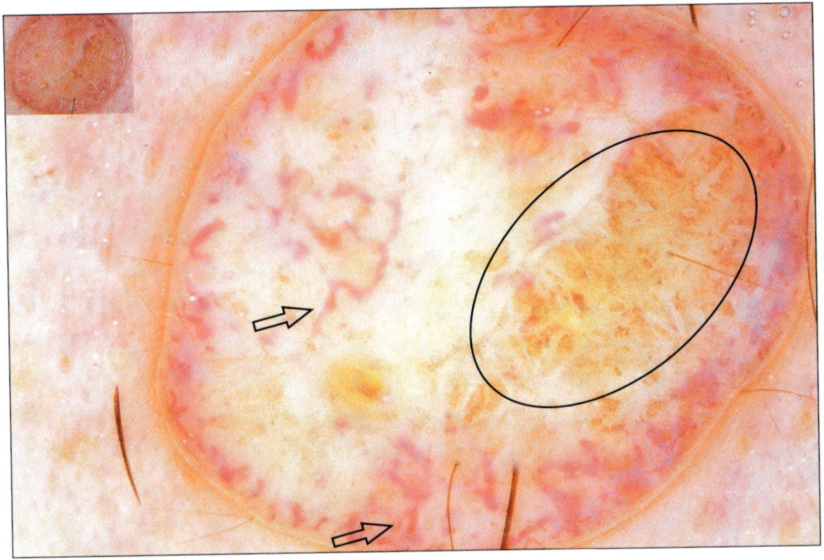

Figura 306 Nevus dérmico. Esta lesión muestra glóbulos (*círculo*) y arborización de vasos (*flechas*), criterios de lesión melanocítica y de carcinoma basocelular. ¿Cuáles son los antecedentes? Si el paciente es un adulto joven, es más probable que se trate de un nevus, pero si se trata de un adulto mayor, hay que considerar seriamente que pueda tratarse de un carcinoma basocelular. Nunca se observan pelos en un carcinoma basocelular.

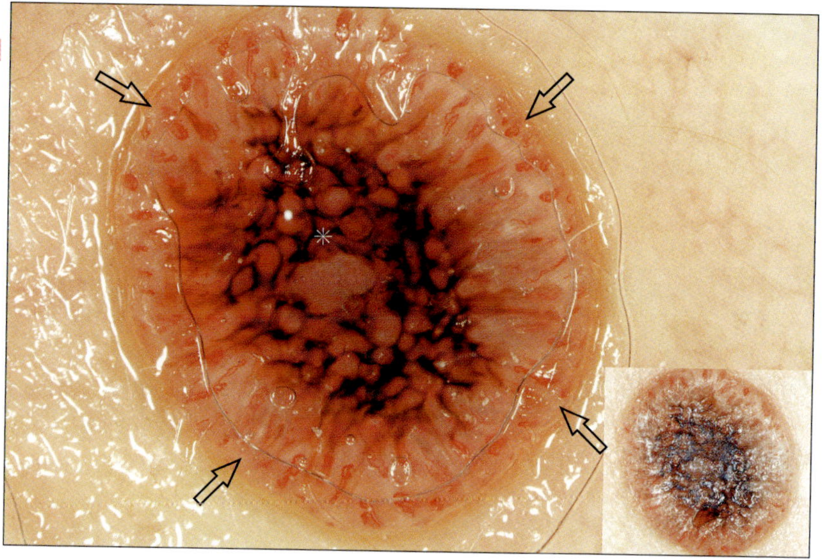

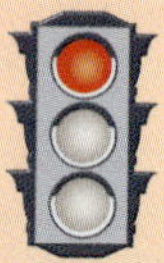

Figura 307 Queratoacantoma. Esta lesión tiene un aspecto spitzoide o global en estallido de estrellas, con estructuras blancas blanco azuladas y vasos en la periferia (*flechas*) e hiperpigmentación central ramificada (*asterisco*) y gruesa. Una simetría como ésta no se observa en los melanomas y los vasos no son como los puntiformes o como las líneas irregulares que se observan también en el melanoma. Rara vez un nódulo que crece rápidamente resulta ser un melanoma agresivo. En este caso, era un acantoma.

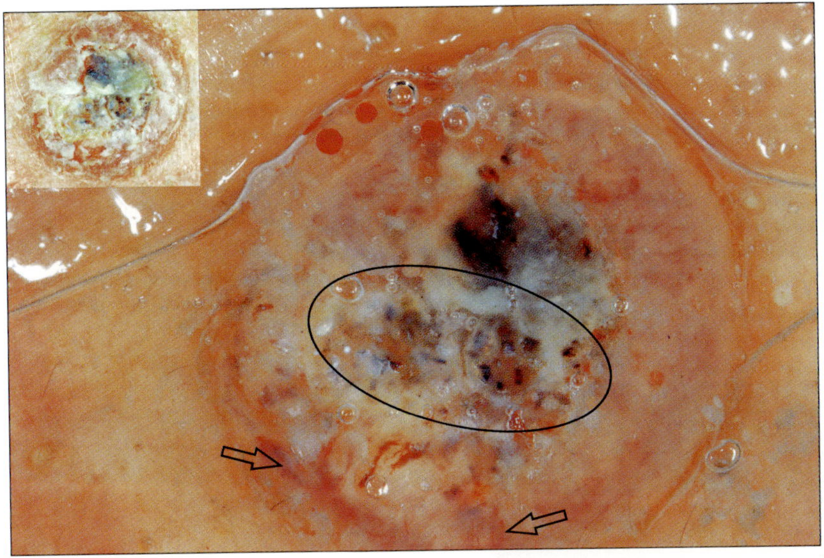

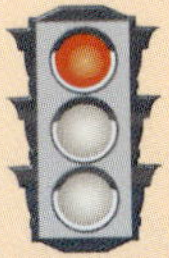

Figura 308 Carcinoma de células fusiformes. Esta lesión tiene un aspecto muy preocupante. En términos generales, hay asimetría de color y estructura y se ven colores blanco y rosa, lo que incrementa aún más el grado de sospecha de que sea una lesión de alto riesgo. Además, hay una mancha irregular y también puntos y glóbulos irregulares (*círculo*), además de un patrón vascular puntiforme y lineal (*flechas*) de alto riesgo. Esta lesión debe extirparse lo antes posible.

MELANOMA SIN RASGOS CARACTERÍSTICOS

PRINCIPIOS GENERALES

- Puede haber lesiones de alto riesgo sin criterios de alto riesgo evidentes.
- Rara vez se encuentran lesiones que carezcan por completo de rasgos característicos.
- Investigue la historia completa.
- ¿Parece una lesión de alto riesgo por la clínica?
- ¿Es una lesión llamada «patito feo» o hay otras lesiones de aspecto similar? Si es una lesión considerada «patito feo» y se diferencia del resto de las lesiones, debe incrementar el índice de sospecha.
- Desarrolle un diagnóstico diferencial para todos los patrones y criterios globales y locales.
- Piense detenidamente en todos los detalles.
- Pregunte su opinión a algún compañero. Normalmente, dos mentes razonan mejor que una.
- ¿Existe alguna ligera asimetría de color y estructura?
- ¿Aparecen los colores o estructuras borrosas o desenfocadas? Si fuera así, se trataría de lesiones de alto riesgo.
- Color blanco –¡cuidado!
- Color rosa –¡cuidado!
- Busque patrones vasculares específicos de melanoma.
- La suerte del paciente y un elevado grado de sospecha pueden salvarle la vida.

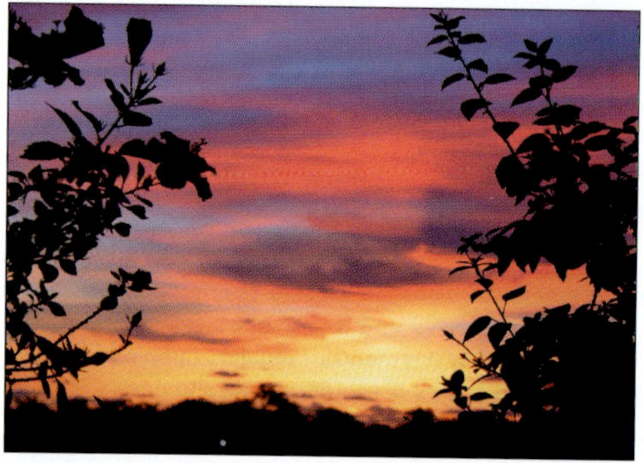

Precioso, ¿verdad? ¡Cuidado con el color rosa!

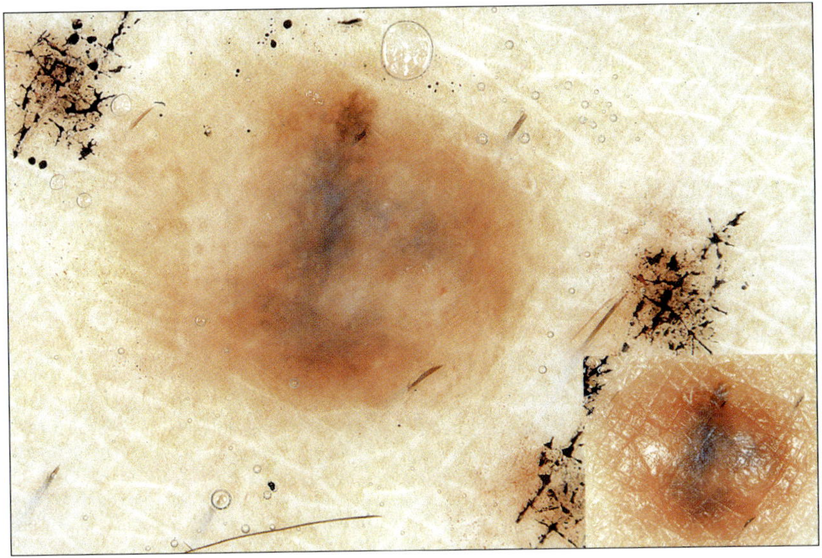

Figura 309 Melanoma. Esta es una lesión melanocítica por defecto, ya que carece de criterios de cualquier otro tipo de lesión, como carcinoma basocelular o queratosis seborreica. Los colores aparecen borrosos o desenfocados. Hay también asimetría de color y estructura. Color blanco –¡cuidado!

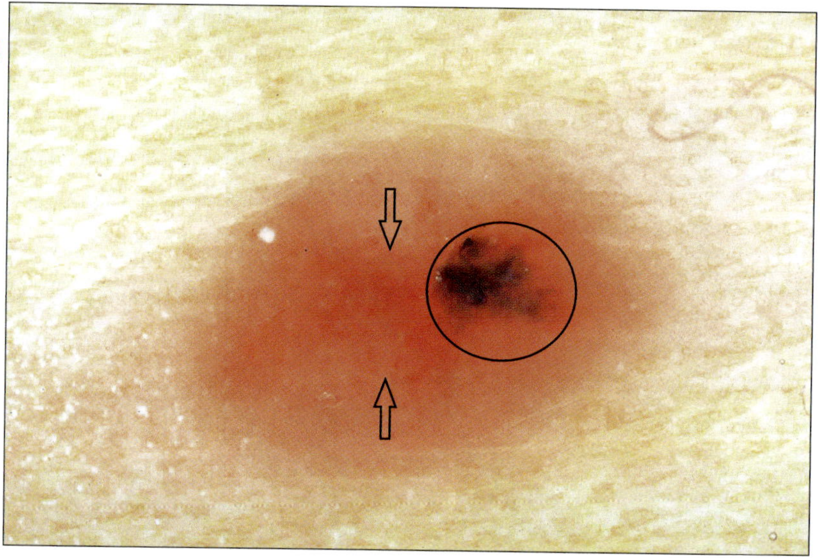

Figura 310 Melanoma. Color rosa –¡cuidado! Los pequeños puntos rojizos (*flechas*) podrían corresponder a uno de los patrones vasculares observados en el melanoma. La mancha grisácea (*círculo*) formada por los macrófagos, ¿está en la dermis papilar o se trata de células de melanoma pigmentadas? (Figura cedida por MA Pizzichetta, Aviano, Italia.)

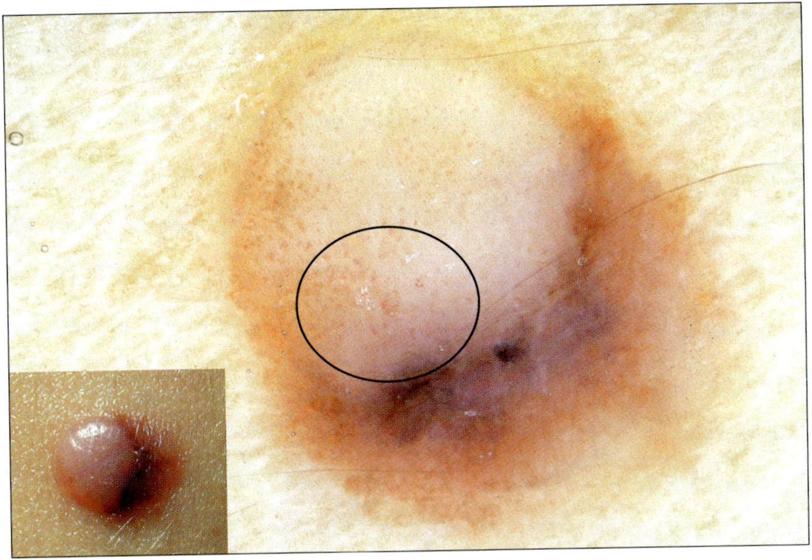

Figura 311 Melanoma. Esta es una lesión melanocítica por la ausencia de criterios evidentes que permitan diagnosticar otras lesiones. Color blanco –¡cuidado! No confundirlo con la mancha blanca central de un dermatofibroma. Se observa también color rosa y el patrón vascular puntiforme pequeño (*círculo*) específico del melanoma. Todos estos criterios tan inespecíficos apuntan a un melanoma, hasta que se demuestre lo contrario.

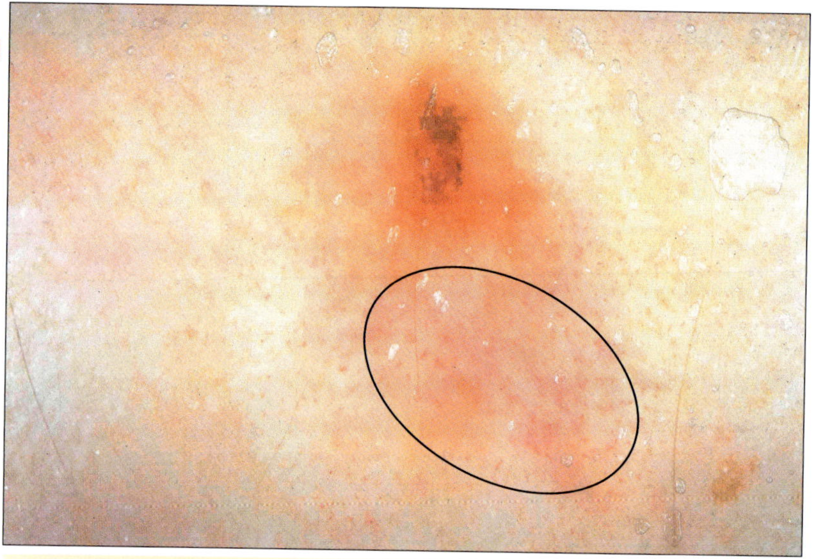

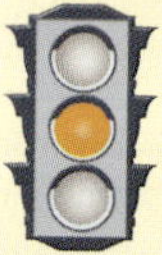

Figura 312 Melanoma. Este es un caso difícil, de signos poco definidos. ¿Podría tratarse de una lesión de colisión? Color rosa –¡cuidado! ¿Se trata de una lesión llamada «patito feo»? Examine al paciente en búsqueda de otras lesiones similares. En ese caso, sería menos preocupante. Se pueden ver los puntos rojos pequeños del patrón vascular específico del melanoma (*círculo*). ¿Es el color gris o marrón y qué importancia tiene? El color gris podría representar a los melanófagos observados en los melanomas en regresión. Los colores de esta lesión, junto al patrón vascular puntiforme, son indicios suficientes para justificar un diagnóstico histológico. (Figura cedida por MA Pizzichetta, Aviano, Italia.)

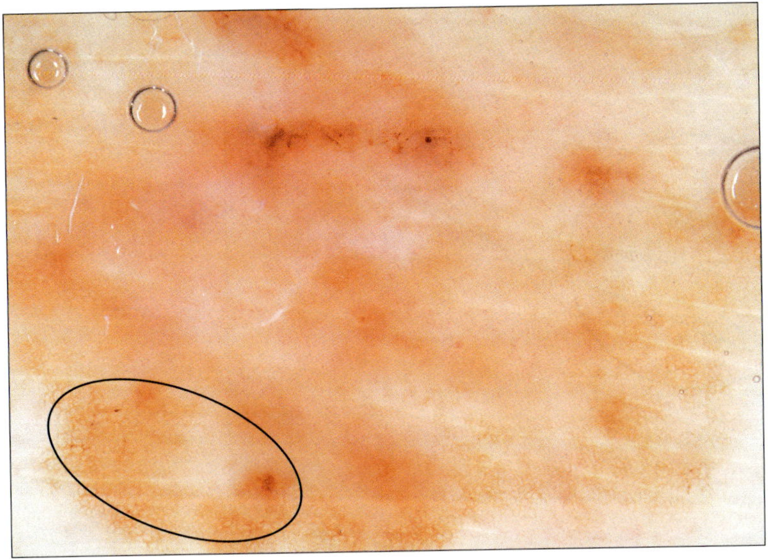

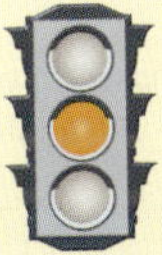

Figura 313 Melanoma. Se observa un retículo pigmentado (*círculo*), por lo que será una lesión melanocítica por definición. Hay color blanco, pero es de la misma intensidad que la piel circundante. No cumple la definición de estructura blanco azulada, que debe ser más blanca que la piel circundante. Hay un color rosa claro y un retículo ramificado truncado (*círculo*). Todos los colores y la estructura están borrosos y desenfocados cuando se examinan de cerca y existe asimetría importante de color y estructura.

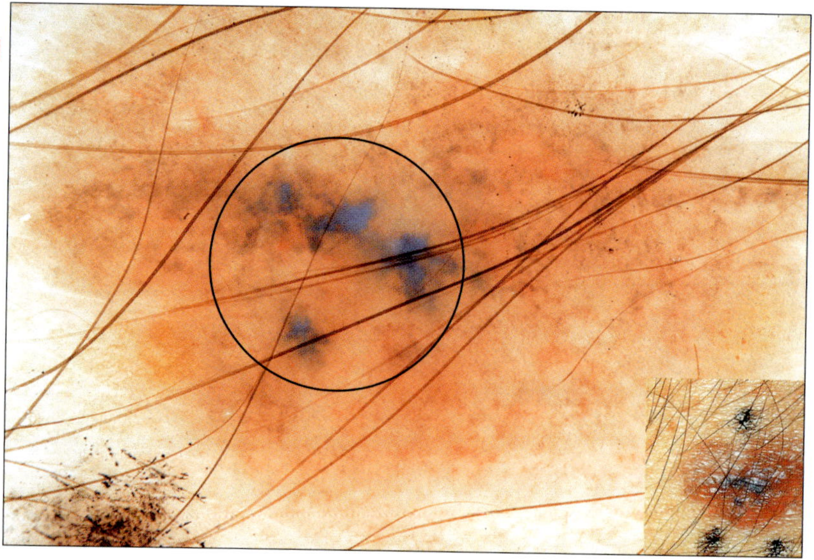

Figura 314 **Melanoma.** Las únicas claves de que podría tratarse de una lesión de alto riesgo son las manchas grises (*círculo*), que podrían ser melanófagos en un melanoma en regresión, y los indicios de color blanco. El alto grado de sospecha y estos indicios deberían llevar a la extirpación de la lesión.

SEGUIMIENTO DE LAS LESIONES MELANOCÍTICAS

PRINCIPIOS GENERALES

- Crear una base de datos de lesiones para realizar un seguimiento.
- La mayor parte de los pacientes de alto riesgo deben ser vistos cada 6 meses para buscar cambios dermatoscópicos con el paso del tiempo.
- La mayor parte de las lesiones no varían con el paso del tiempo.
- Los cambios no siempre son indicación de extirpación.
- No hay datos de que se produzcan cambios significativos con el paso del tiempo en niños o en mujeres embarazadas. Deben ser tratados igual que el resto de los pacientes.
- Se consideran cambios significativos con el paso del tiempo la aparición de aumentos de tamaño asimétricos, la aparición de criterios específicos de melanoma, nuevos colores y la desaparición de criterios.

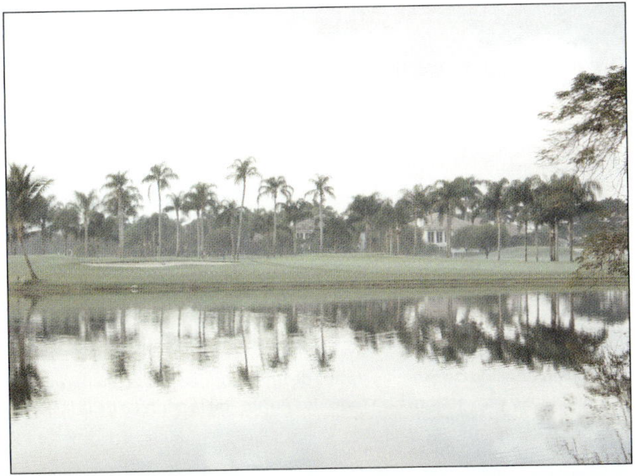

La comparación de ambos lados puede ser buena o mala. En este caso es «bastante» buena.

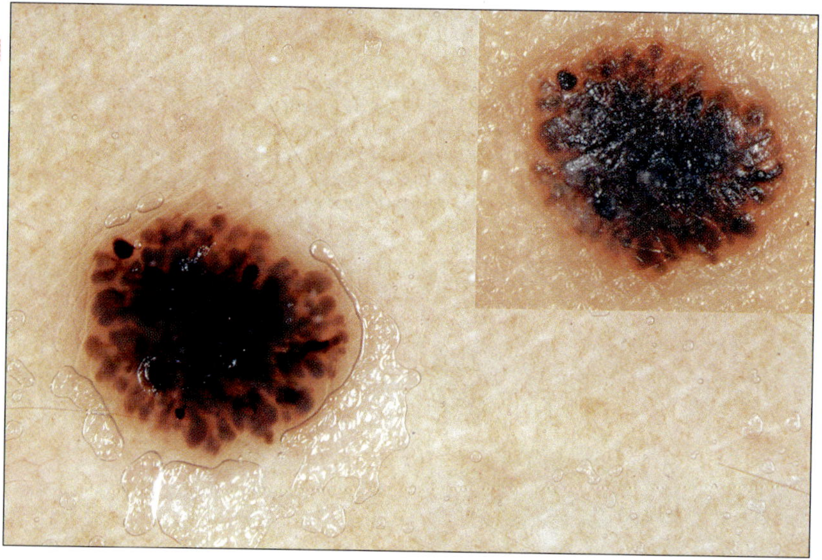

Figura 315 Nevus de Spitz. Este es un patrón en estallido de estrellas clásico de un nevus de Spitz en un paciente joven, con un borde simétrico de puntos y glóbulos y proyecciones en todos los puntos de la periferia de la lesión.

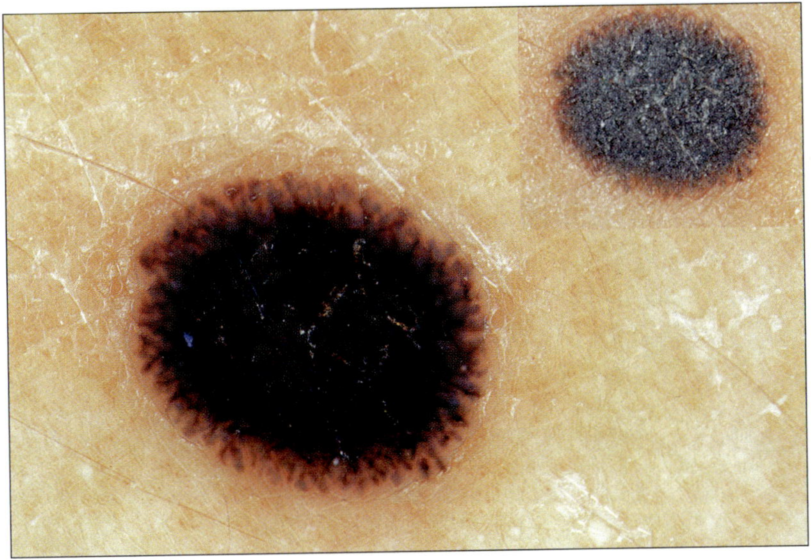

Figura 316 Nevus de Spitz. Observe los cambios experimentados por la lesión de la Figura 315 después de 9 meses. Es raro observar estos cambios, a menos que se decida controlar la evolución de los nevus de Spitz en lugar de extirparlos. Está claro que esta lesión ha experimentado un aumento simétrico de tamaño y que el borde de proyecciones es mucho más pequeño y definido.

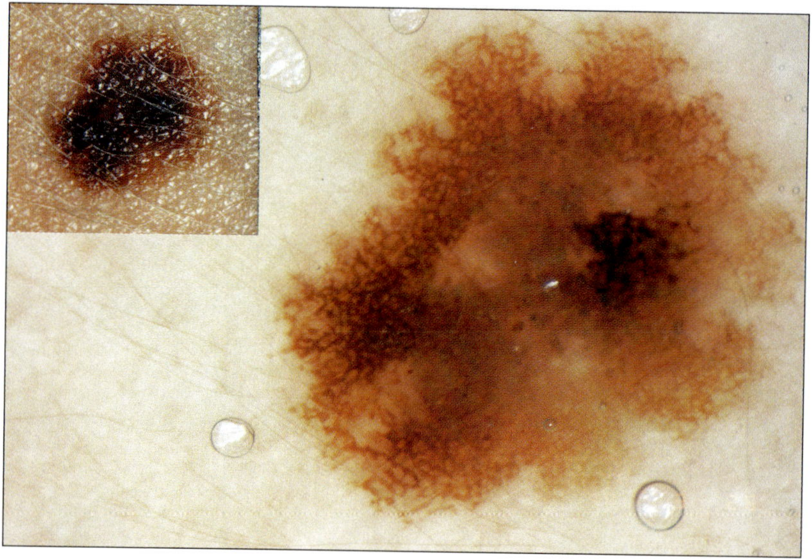

Figura 317 Nevus de Clark (displásico). ¿Cuántos criterios específicos de melanoma se ven en esta lesión? No es habitual que se decida no extirpar una lesión con tanta asimetría de color y estructura.

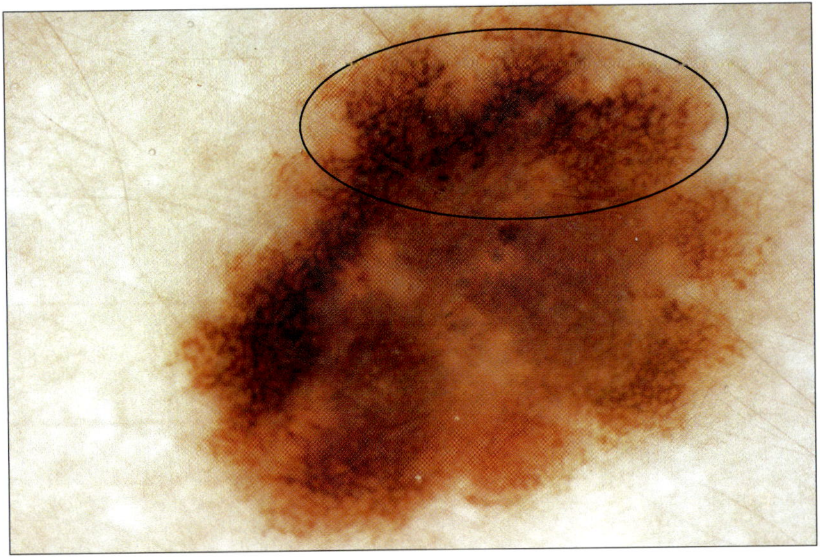

Figura 318 Nevus de Clark (displásico). Durante el seguimiento de la lesión mostrada en la Figura 317, se puede ver que la lesión es más grande y tiene un color más oscuro, con un retículo pigmentado más prominente (*círculo*). La mancha irregular que tenía puntos y glóbulos ya no está. Los significativos cambios mostrados en estas dos imágenes justifican la extirpación de la lesión.

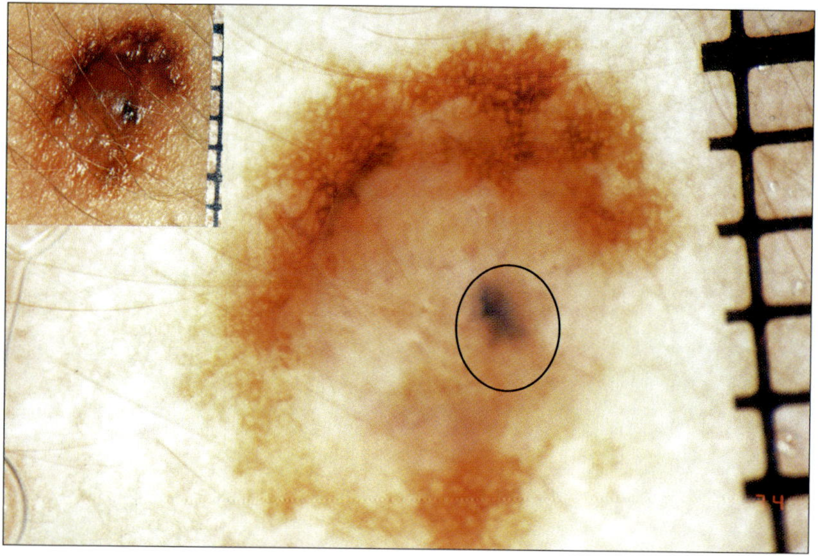

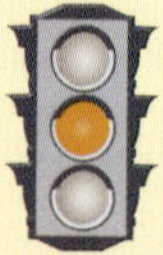

Figura 319 Nevus combinado. El color blanco, la asimetría de color y estructura y el retículo pigmentado atípico de esta lesión son criterios de alto riesgo. La imagen rodeada por el círculo, ¿es una mancha o forma parte de una estructura blanco azulada? ¿Le sorprende que decidiéramos no extirpar esta lesión?

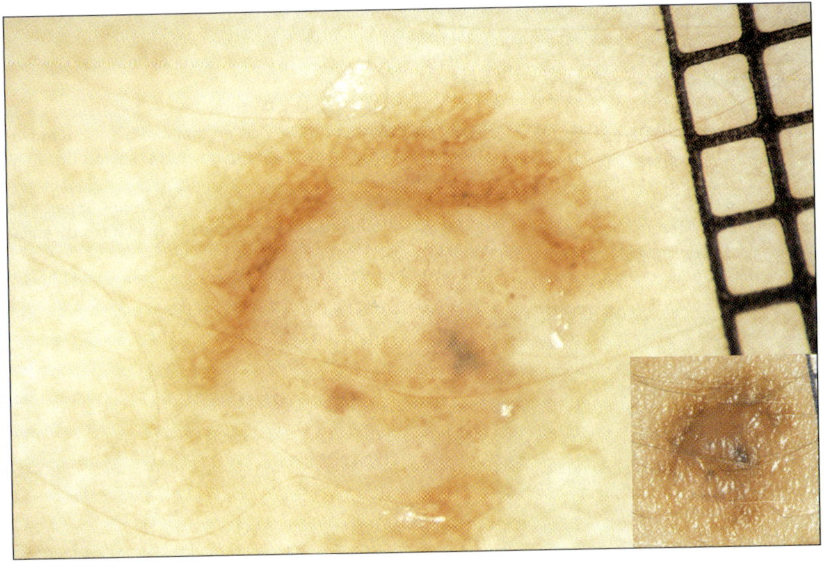

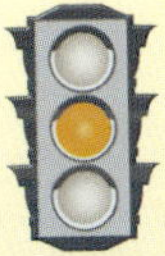

Figura 320 Nevus combinado. Esta es una imagen del seguimiento de la lesión mostrada en la Figura 319. ¿Se trata realmente de una mejoría del aspecto de la lesión o es un melanoma en regresión? Clínicamente, existe un nódulo blando, compresible y del mismo color de la piel, por lo que el color blanco no es un signo de regresión. ¿Extirparía ahora esta lesión o continuaría realizando un seguimiento de su evolución en el tiempo?

PRINCIPIOS GENERALES

- Clínica y dermatoscópicamente, los lentigos en mancha de tinta tienen un aspecto muy característico.
- Generalmente, un lentigo en mancha de tinta es negro y claramente delimitado, con un retículo pigmentado de aspecto extraño que ocupa la lesión. No se encuentran otros criterios.
- Los sujetos con lentigos en mancha de tinta suelen tener piel blanca, cabellos y ojos claros y tienen riesgo de presentar melanomas. No olvide realizar una exploración completa de la piel para buscar lesiones cutáneas pigmentadas de alto riesgo.
- Los lentigos en mancha de tinta suelen localizarse en la parte superior del tronco y las extremidades y están rodeadas por pecas producidas por quemaduras solares de tamaño medio o grande.
- Cuando vea un «lentigo en mancha de tinta», intente no pasar por alto la presencia de criterios específicos de melanoma.
- En caso de duda, extirpe la lesión.

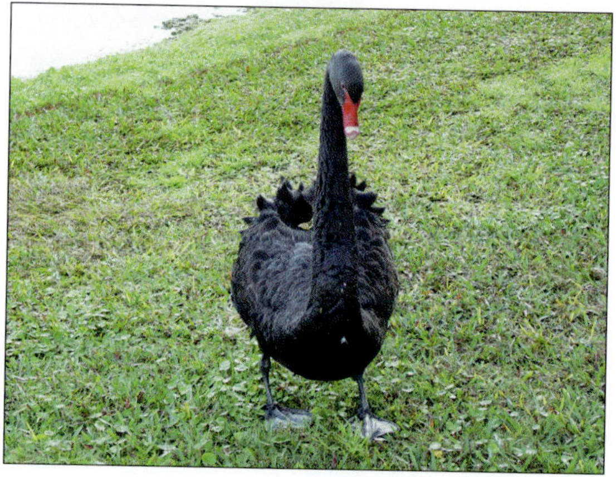

Una mancha negra enfadada.

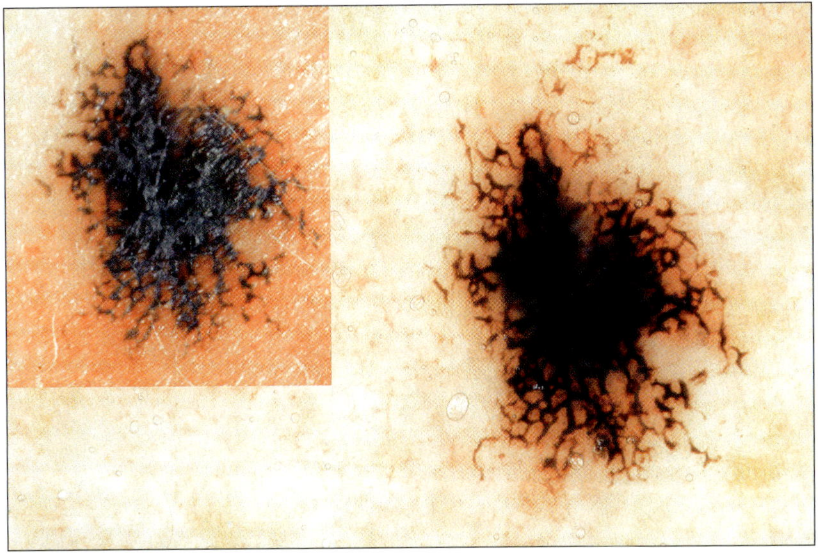

Figura 321 Lentigo en mancha de tinta. Esta es una variación de la morfología observada en un lentigo en mancha de tinta, caracterizado por un retículo pigmentado extraño. Hay también una gran zona homogénea con una coloración gris, que representa los melanófagos de la dermis papilar.

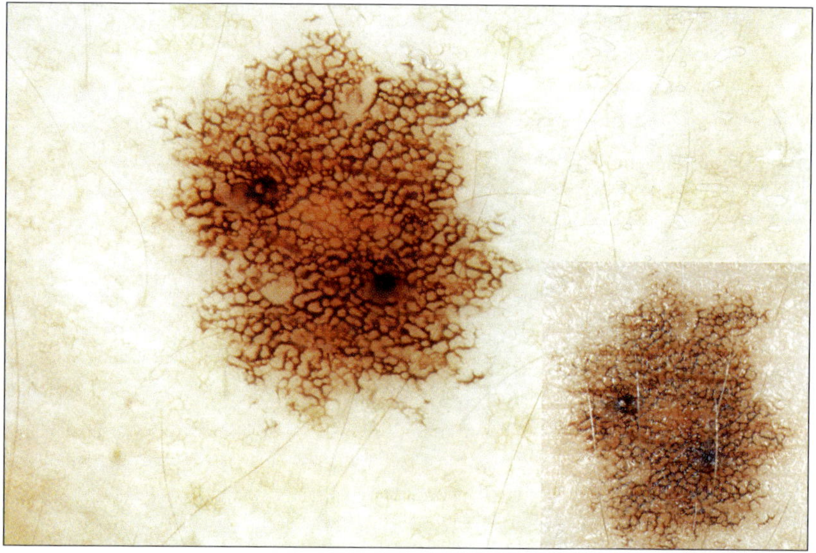

Figura 322 Lentigo en mancha de tinta. Este es un lentigo en mancha de tinta estereotípico. El retículo habitualmente es negro.

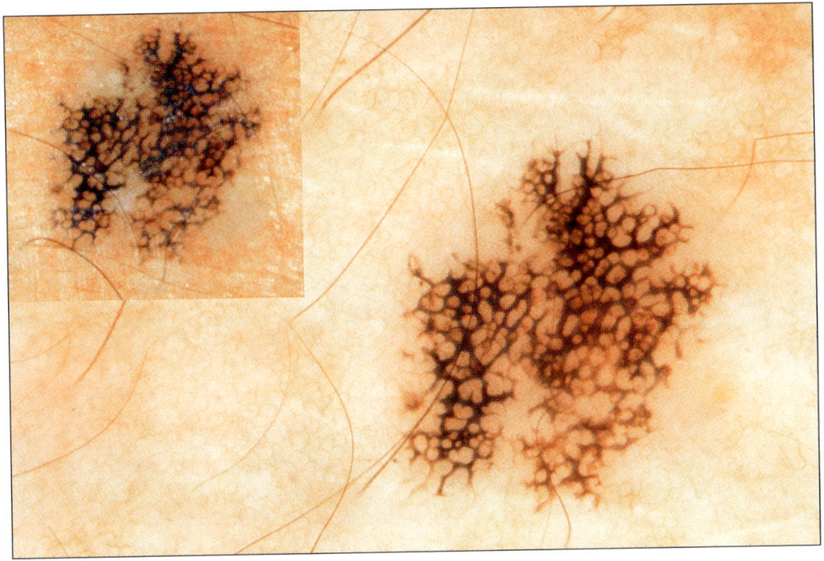

Figura 323 Lentigo en mancha de tinta. Una tercera variación del aspecto que puede presentar el lentigo en mancha de tinta. El aspecto clínico, el color oscuro, la forma extraña del retículo pigmentado y la ausencia de otros criterios apuntan al diagnóstico correcto.

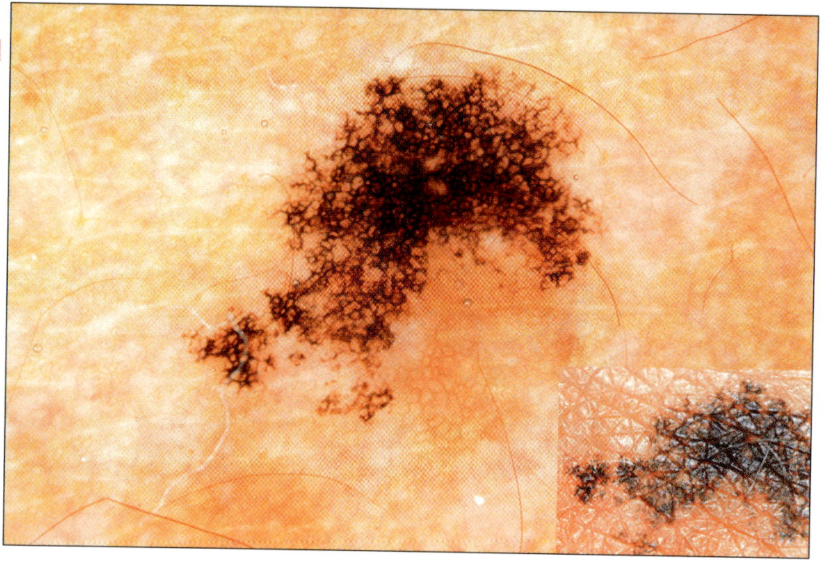

Figura 324 Lentigo en mancha de tinta. Este cuadro es preocupante por la asimetría de color y estructura, los puntos y glóbulos irregulares y la mancha irregular. No sería un error biopsiar una lesión que presenta este aspecto.

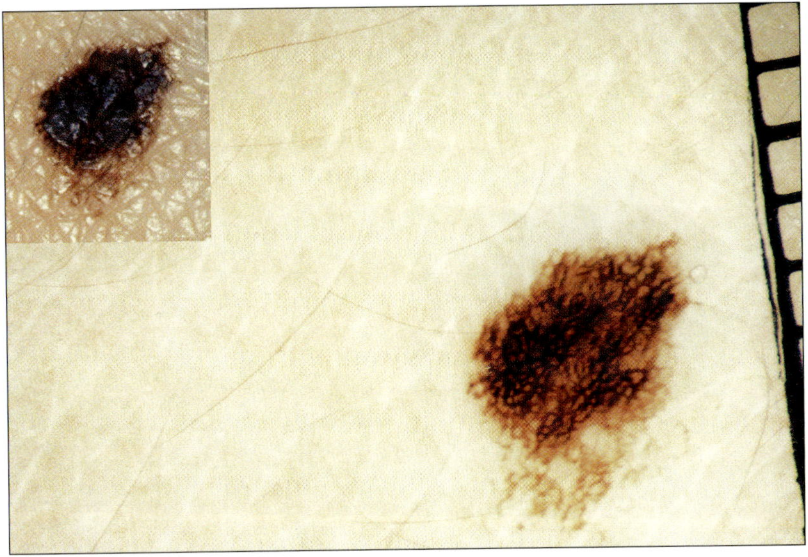

Figura 325 Nevus de Clark (displásico). Las características del retículo pigmentado señalan a un tipo reticulado de nevus de Clark (displásico). El retículo pigmentado es atípico y el color es como en manchas. Por tanto, se recomienda la extirpación o el seguimiento digital.

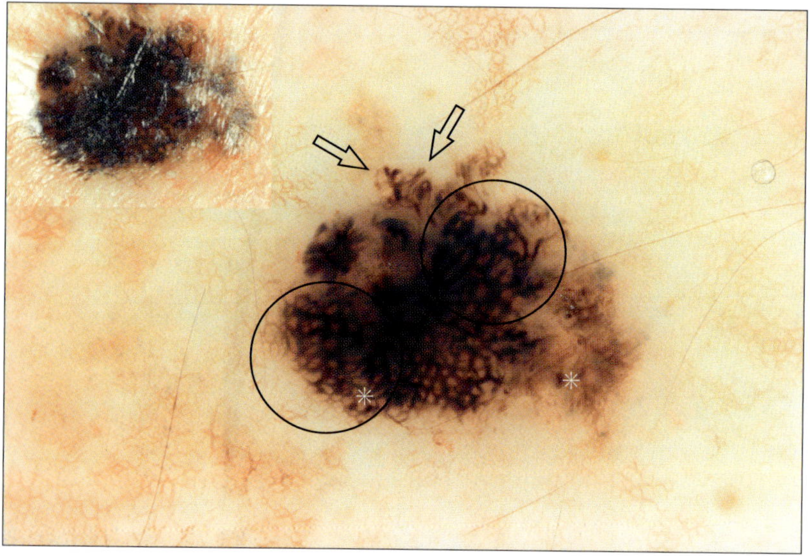

Figura 326 Melanoma. Esta lesión es de color negro, con un retículo pigmentado, pero estas son las únicas características que este melanoma tiene en común con un lentigo en mancha de tinta. Esta lesión tiene criterios específicos de melanoma bastante llamativos: un retículo pigmentado atípico (*círculos*), puntos y glóbulos irregulares (*asteriscos*) y proyecciones tenues (*flechas*).

LESIONES MUCOSAS

PRINCIPIOS GENERALES

- La mayor parte de las lesiones pigmentadas de superficies mucosas son de bajo riesgo.
- Determine si la lesión es negra, marrón, azul o roja.
- Color rojo-azul: no melanocítica.
- Color marrón-negro: melanocítica.
- Si una lesión cutánea pigmentada parece clínicamente preocupante, presenta asimetría de color y estructura y tiene criterios específicos de melanoma, no importa en qué parte del cuerpo se localice. Estos son criterios de alto riesgo y justifican un diagnóstico histopatológico.

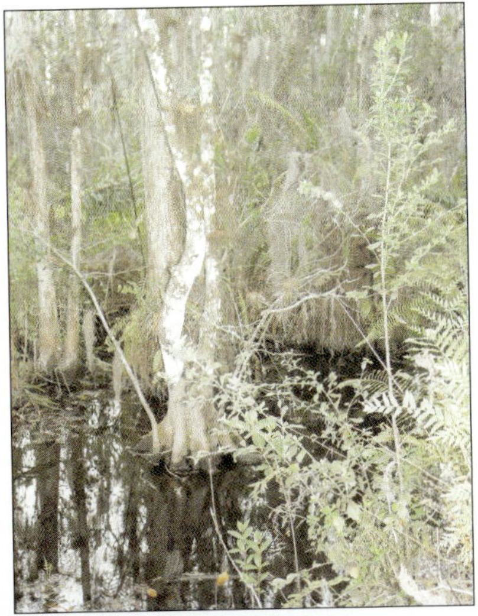

Hay proyecciones, asimetría y color apagado. Lo que usted no puede ver son los cocodrilos escondidos bajo la superficie. ¡No pase por alto criterios importantes!

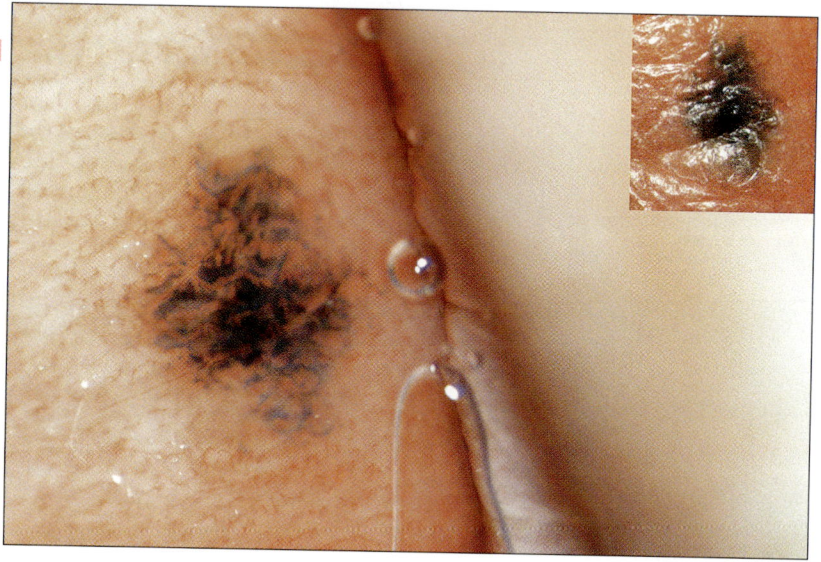

Figura 327 Lentigo labial. Esta lesión mucosa presenta asimetría de color y estructura, puntos y glóbulos irregulares y una mancha pigmentada irregular. En conjunto, se trata de un cuadro dermatoscópico preocupante en el labio y justifica el diagnóstico histopatológico.

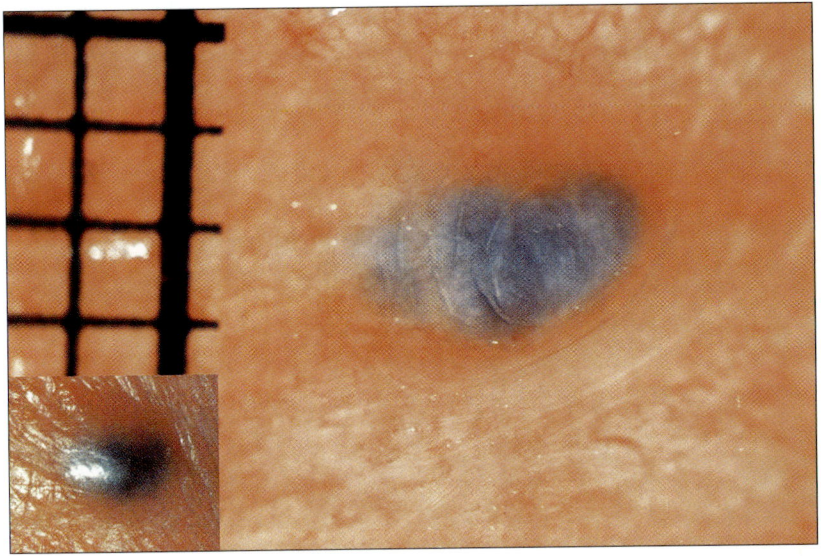

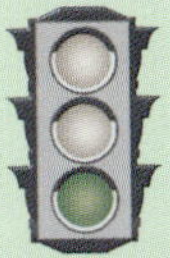

Figura 328 Lago venoso. Este es un lago venoso estereotípico, con un color azul oscuro homogéneo. Se puede tranquilizar al paciente asegurándole que se trata de una lesión benigna, después de aplastar con facilidad la lesión y comprobar cómo desaparece el color.

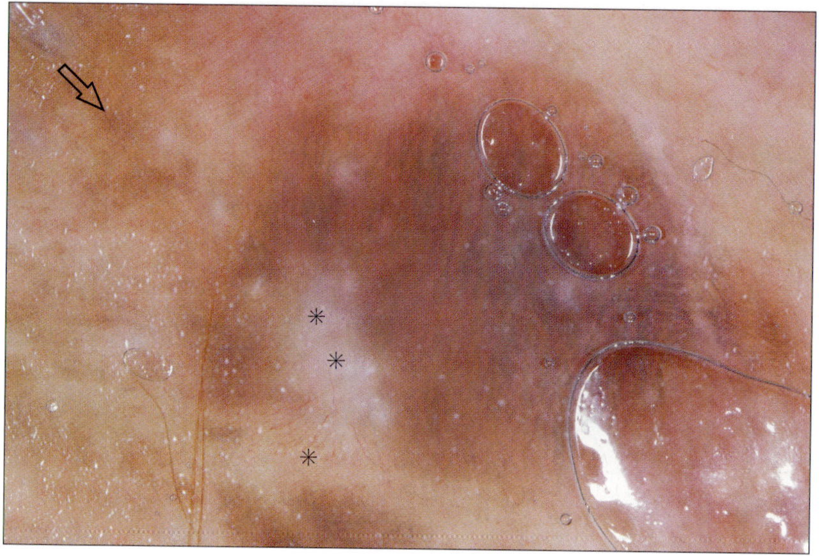

Figura 329 Lentigo. Este es un cuadro dermatoscópico muy preocupante por la estructura blanco azulada (*asteriscos*), los restos de patrón paralelo del pigmento (*flecha*) y los múltiples matices de color. Por fortuna, no se trataba de un melanoma. Asegúrese de que un buen dermatoanatomopatólogo analiza la muestra histológica de este cuadro dermatoscópico.

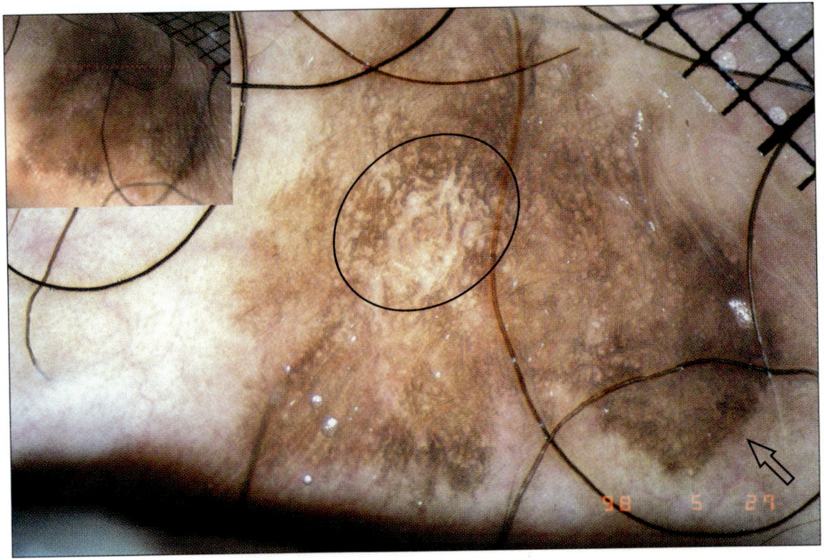

Figura 330 Lentigo labial. Se presenta aquí otro cuadro dermatoscópico preocupante debido a la asimetría de color y estructura, al retículo pigmentado atípico (*círculo*), al área central cicatricial y a la mancha irregular (*flecha*) de localización asimétrica en el borde.

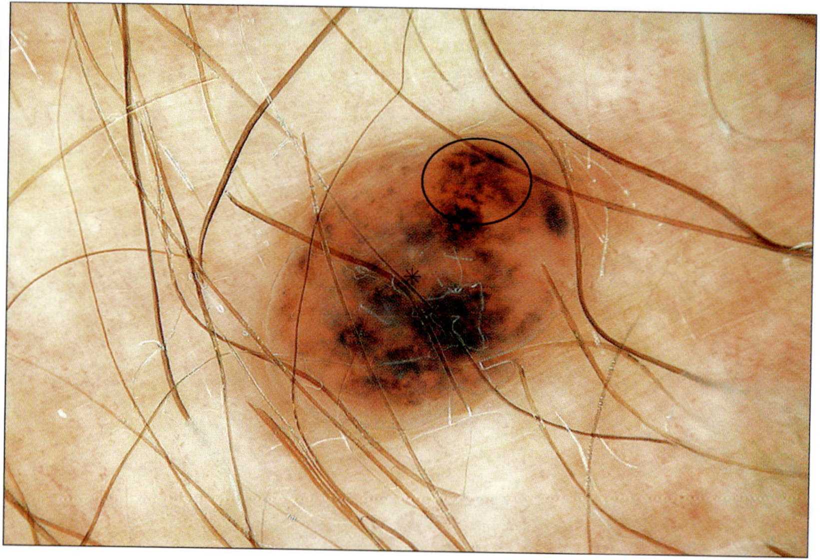

Figura 331 Nevus genital. Esta pequeña pápula de la vulva muestra manchas irregulares y un color rosado. Las manchas irregulares, junto al color rosa, indican la necesidad de extirpar la lesión. En un área (*círculo*) se observa un retículo pigmentado tenue que indica que se trata de una lesión melanocítica. Se observa también una estructura blanco azulada (*asterisco*). El diagnóstico diferencial debe incluir el melanoma o el nevus de Clark (displásico), por lo que esta lesión se debe extirpar.

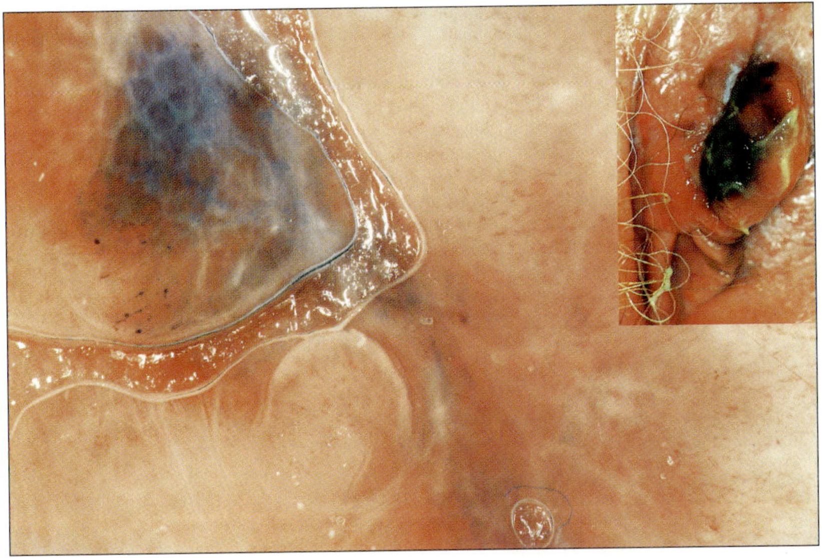

Figura 332 Melanoma. Este es un melanoma de la vulva. Ante este cuadro clínico y dermatoscópico, no cabe pensar en otro diagnóstico. Esta gran lesión asimétrica presenta estructuras blanco azuladas y puntos y glóbulos irregulares.

NEVUS DE CLARK (DISPLÁSICOS) MÚLTIPLES

PRINCIPIOS GENERALES

- El examen de múltiples nevus con dermatoscopia ofrece una buena rentabilidad y proporciona información acerca de si un paciente presenta múltiples nevus de alto riesgo o banales.
- La mayor parte de los pacientes con nevus múltiples tienen lesiones de bajo riesgo, pero esto sólo se puede confirmar controlándolas con dermatoscopia.
- Pregunte a los pacientes si presentan nuevos nevus o si ha experimentado cambio en alguno de ellos. No ignore nunca la historia del paciente.
- La presencia de una lesión cutánea pigmentada llamada «patito feo», observada tanto clínica como dermatoscópicamente, justifica un diagnóstico histopatológico.
- Si un paciente presenta múltiples lesiones con aspecto de alto riesgo en la dermatoscopia, hay que extirpar una o dos de ellas para establecer una relación entre dermatoscopia y anatomía patológica.
- El número real de melanomas es pequeño, en comparación con el número de pacientes que presentan nevus displásicos múltiples. La inmensa mayoría de ellos no es necesario extirparlos, pero pueden ser sometidos a seguimiento mediante sistemas digitales, que detecten cambios significativos con el paso del tiempo.

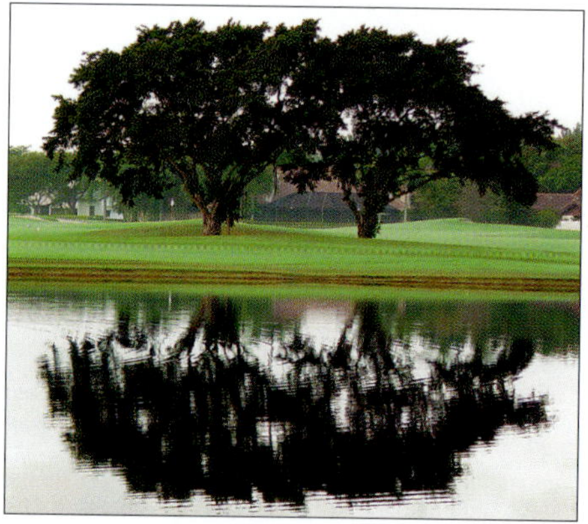

Tenga presente esta preciosa escena cuando esté intentando determinar la simetría o asimetría de color y estructura de una lesión. ¿Es la mitad de una lesión la imagen especular de la otra mitad?

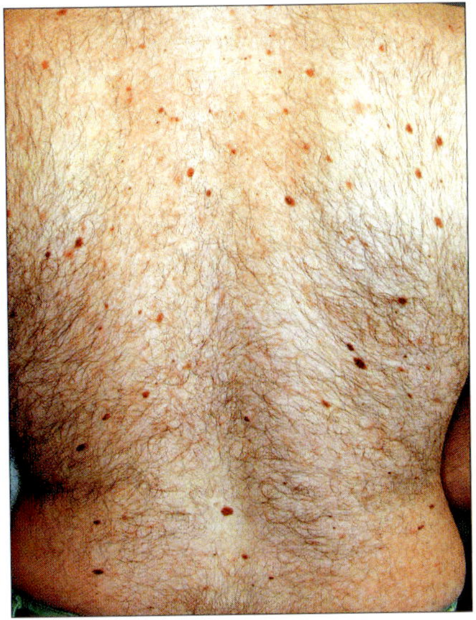

Figura 333 Nevus múltiples. Este es un ejemplo estereotípico de una persona con múltiples nevus. Clínicamente, parecen de bajo riesgo, pero podría tener un melanoma. Es posible examinar la mayor parte de estas lesiones rápidamente mediante dermatoscopia y obtener indicios que señalen las lesiones de alto riesgo que no lo parecen por la clínica. Estos suelen ser los melanomas en fase temprana que ofrecen a los pacientes las mayores probabilidades de supervivencia. La dermatoscopia abre un nuevo mundo de colores y estructuras que ayudan al tratamiento global de este problema habitual, difícil y grave (véanse Figs. 334-337).

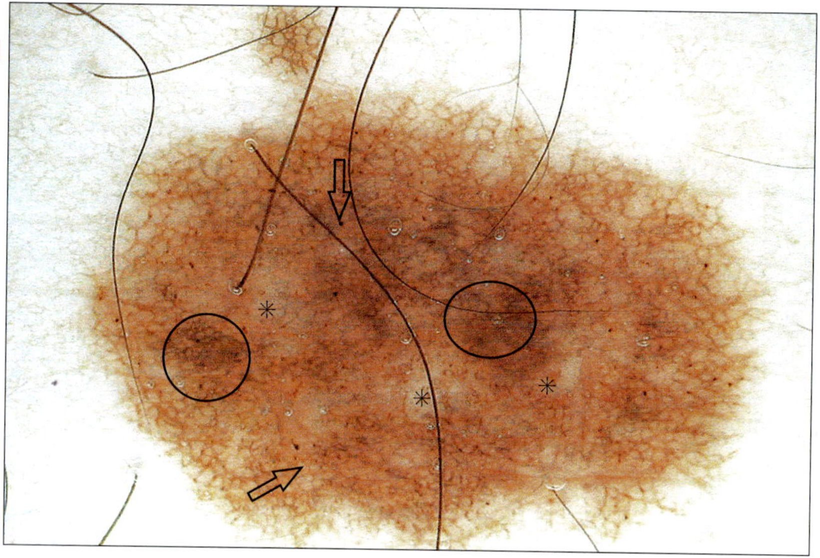

Figura 334 Nevus de Clark (displásico). Se ofrece aquí un ejemplo de nevus displásico del paciente de la Figura 333. Se observan hipopigmentación multifocal (*asteriscos*), retículo pigmentado atípico (*círculos*) y puntos y glóbulos irregulares (*flechas*). En el campo de los nevus displásicos, los hallazgos dermatoscópicos no siempre presentan relación con la anatomía patológica. Lesiones de aspecto muy preocupante resultan ser levemente displásicas, mientras que lesiones relativamente carentes de rasgos característicos pueden presentar displasias graves en la histopatología.

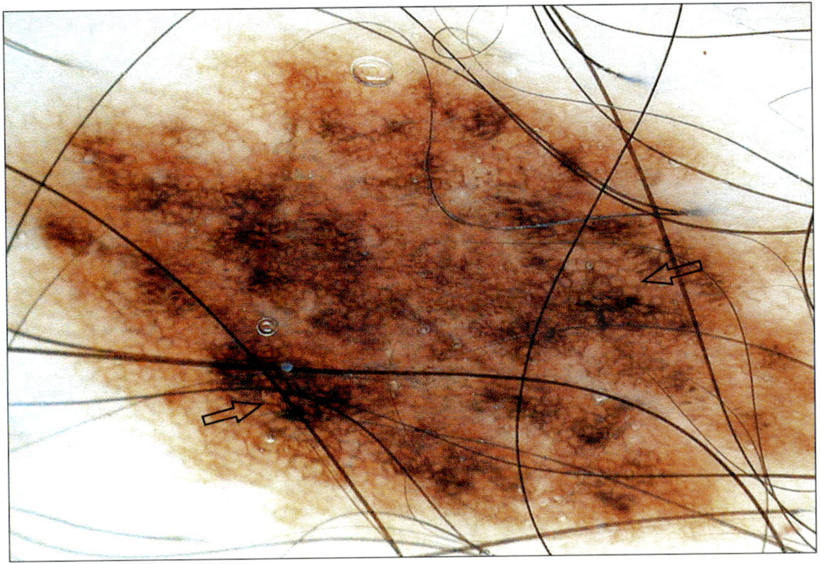

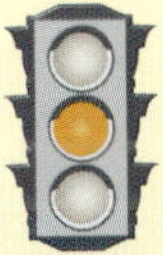

Figura 335 Nevus de Clark (displásico). En este nevus se puede ver un patrón de criterios dermatoscópicos similar al observado en la Figura 334. Las manchas irregulares (*flechas*) sugieren un nevus displásico posiblemente de mayor riesgo. La extirpación o las exploraciones de seguimiento digitales son dos formas de hacer frente a esta lesión.

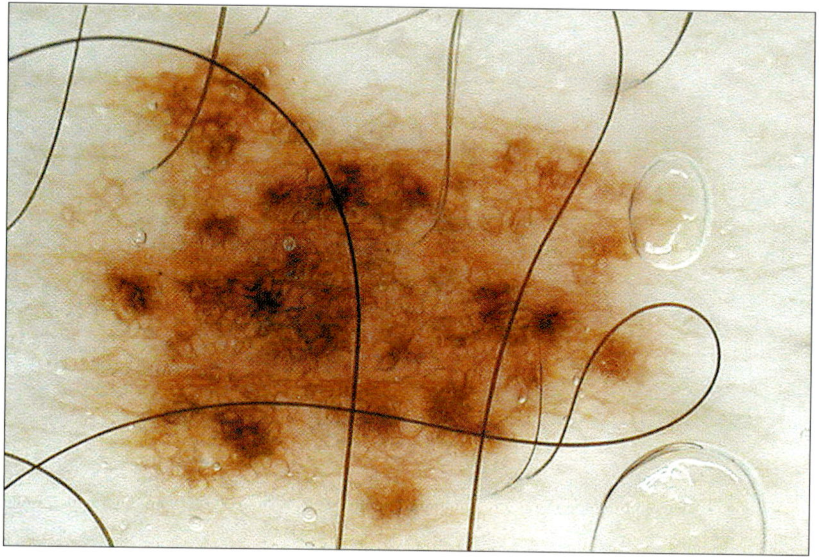

Figura 336 Nevus de Clark (displásico). En este paciente, que parece tener nevus de aspecto relativamente similar, todavía no se ha encontrado una lesión de «patito feo» que destaque. ¿Cuál de ellos se debe extirpar para establecer una relación entre dermatoscopia y anatomía patológica?

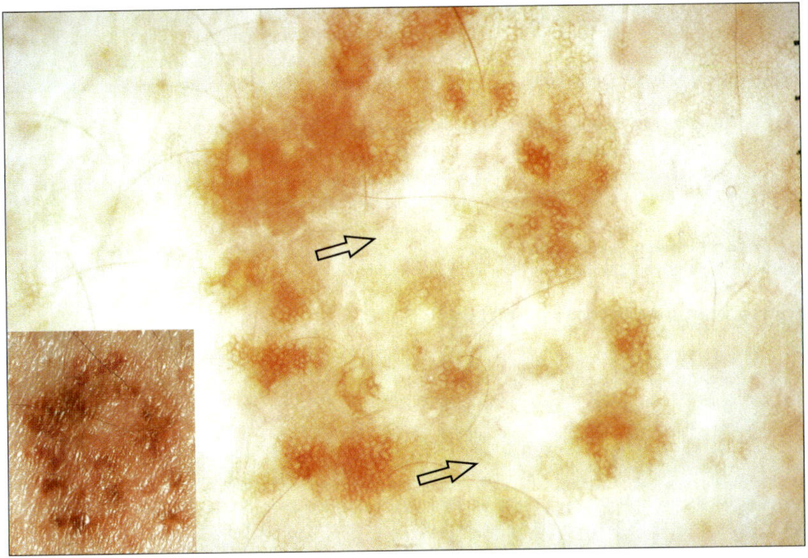

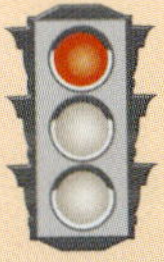

Figura 337 Melanoma. Sin embargo, aquí está la lesión de «patito feo». Esta lesión relativamente carente de rasgos característicos y de color rojizo se diferencia de las demás que presenta este paciente. Obsérvese la hipopigmentación multifocal (*flechas*) que limita con áreas de regresión y el retículo pigmentado atípico. Es obligada su extirpación. Esta lesión de alto riesgo desde el punto de vista dermatoscópico se puede pasar por alto fácilmente si el paciente es explorado a simple vista o utilizando la lupa corriente que usan a menudo los médicos. Con el dominio de la dermatoscopia, se escaparán cada vez menos melanomas.

LESIONES PIGMENTADAS DE LAS UÑAS

PRINCIPIOS GENERALES

- La dermatoscopia aumenta la transparencia del aparato ungueal.
- Los melanomas del aparato ungueal (MAU) suponen el 1%-2% de los melanomas en la población de piel más clara y el 15%-20% en las razas de piel más oscura.
- Existe un MAU amelánico, por lo que ante un color rosa, ¡cuidado!
- Los criterios dermatoscópicos de alto riesgo que indican MAU son asimetría de color y estructura, bandas pigmentadas irregulares, manchas irregulares, puntos y glóbulos irregulares y signo de Hutchinson.
- Se puede encontrar sangre en los MAU, por lo que si se detecta sangre en la uña deben buscarse criterios de alto riesgo.
- La probabilidad de encontrar patología de alto riesgo en la población infantil es baja; por tanto, probablemente sea más importante una historia clínica preocupante que un aspecto dermatoscópico de alto riesgo.

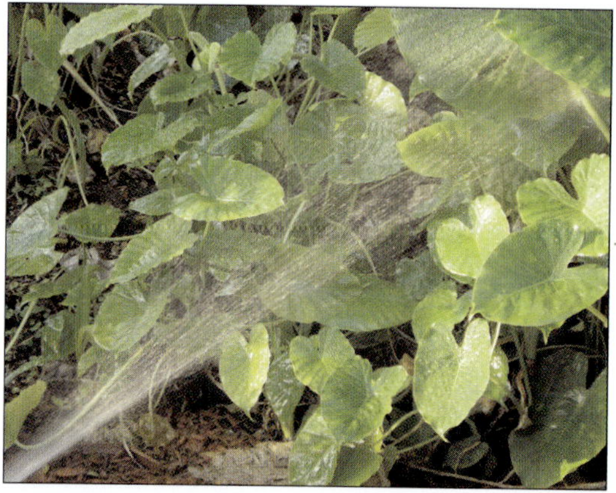

Las bandas uniformes son buenas. Las bandas irregulares pueden ser malas.

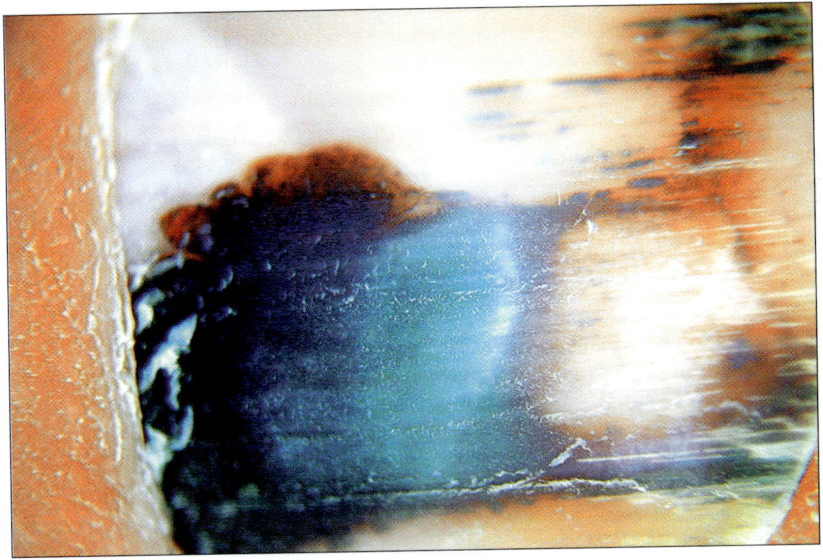

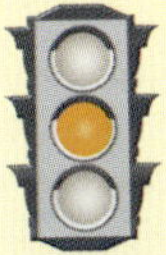

Figura 338 Hemorragia. La mancha difusa de color morado que se presenta aquí corresponde al color de la sangre seca. Las áreas lineales y los puntos son preocupantes y más si son de color marrón. Por suerte, los antecedentes apuntan a alguna forma de traumatismo sobre la uña. Realice un seguimiento del paciente para asegurarse de que el color crece en dirección distal y que la uña es normal en la zona proximal.

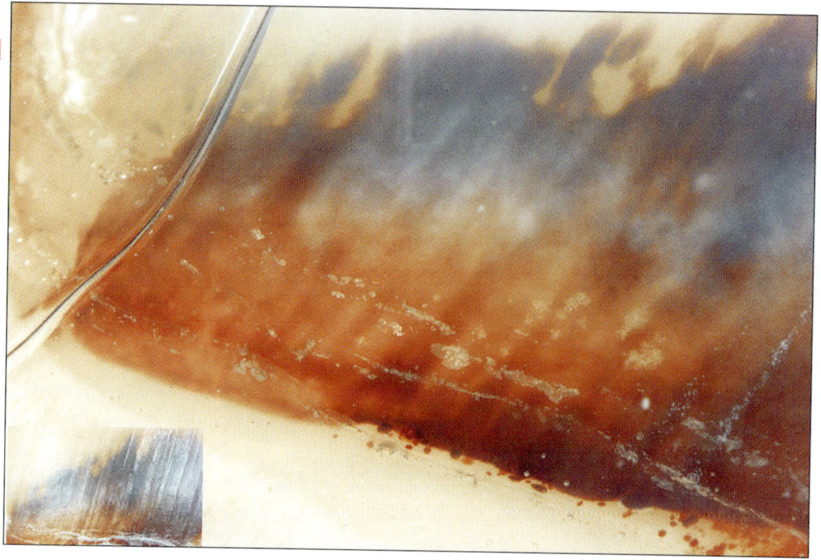

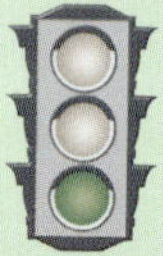

Figura 339 Hemorragia. Esta imagen muestra otra variación de la morfología observada con la sangre. El color morado es importante. Está bien delimitado y presenta un patrón relativamente desestructurado. La hemorragia se puede presentar en forma de manchas difusas, puntos y glóbulos y proyecciones. El color blanquecino representa la hiperqueratosis observada en la lámina ungueal. El color blanco se observa en las cicatrices o la hiperqueratosis. No siempre es un criterio dermatoscópico de mal pronóstico.

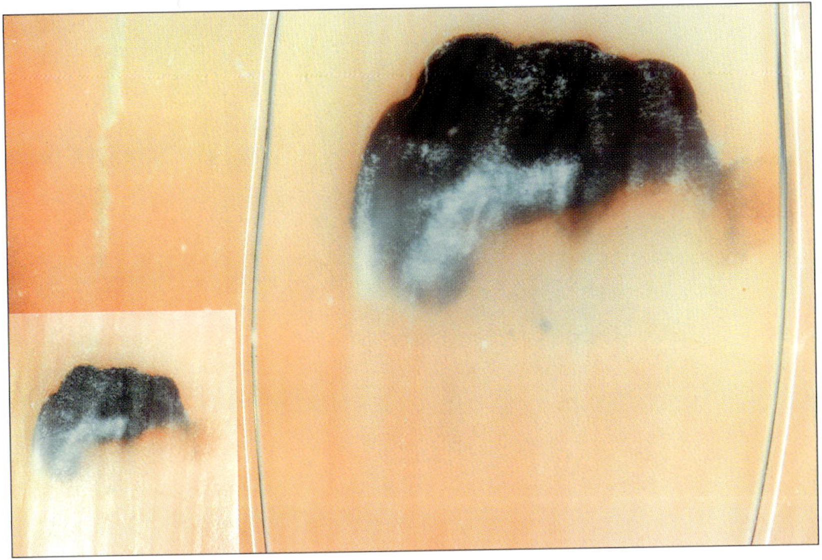

Figura 340 Hemorragia. La sangre seca de color oscuro de esta uña está bien delimitada, no presenta características distintivas y se localiza en la mitad de la lámina ungueal. Está en fase de crecimiento. Hay que realizar un seguimiento detenido de los pacientes para evitar que un MAU quede enmascarado por la sangre.

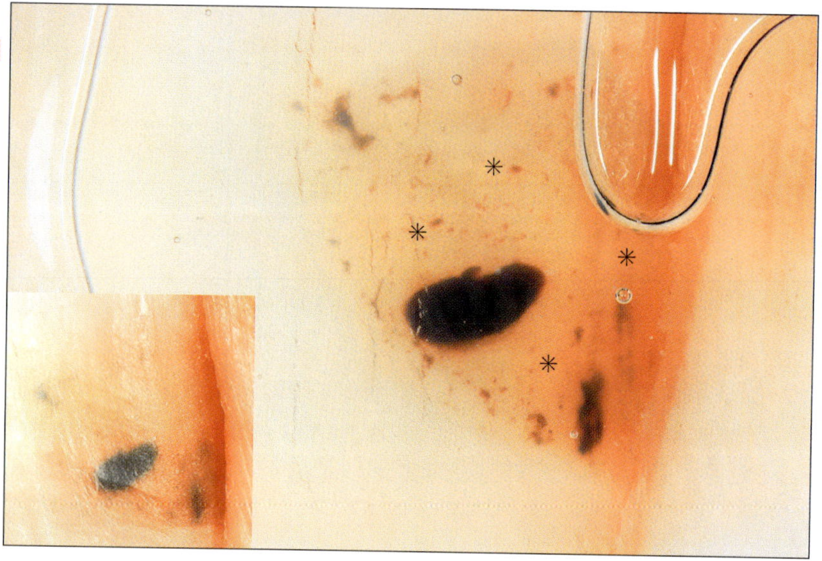

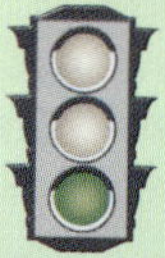

Figura 341 Hemorragia. La hemorragia del aparato ungueal puede tener numerosos aspectos diferentes. Siempre hay que buscar criterios de alto riesgo antes de diagnosticar una hemorragia simple. En este caso, las manchas rojizas de sangre se localizan en un área gelatinosa de sangre en descomposición (*asteriscos*).

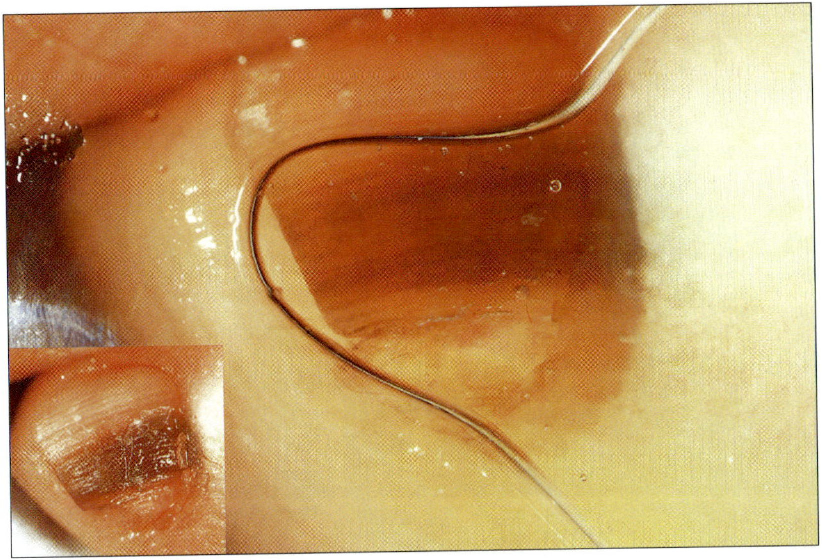

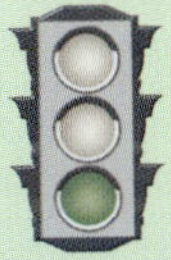

Figura 342 Nevus. Deberían considerarse la historia de esta lesión, la edad y la raza del paciente, junto al cuadro dermatoscópico, antes de decidir cómo tratar una pigmentación del aparato ungueal. En este caso, hay uniformidad de color y también linealidad uniforme de las bandas, una característica benigna en la mayor parte de los casos.

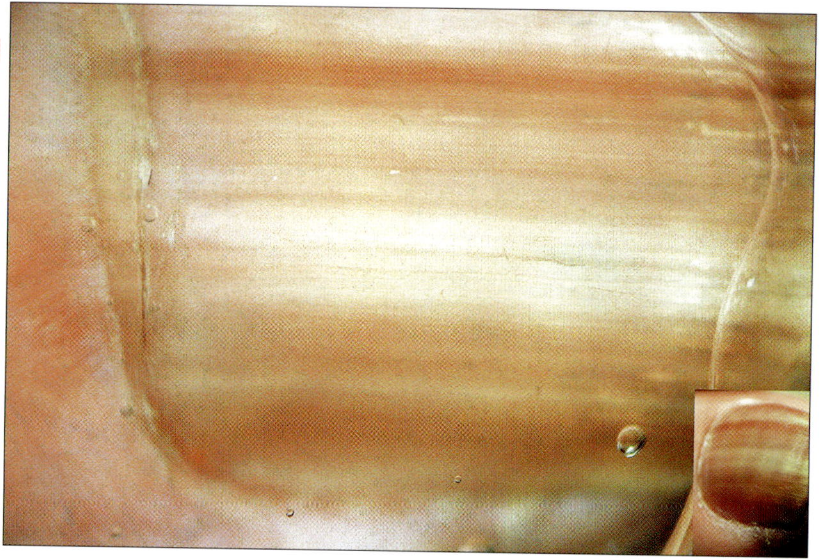

Figura 343 Melanoma. En un paciente joven, esta banda de pigmentación irregular no se ha relacionado con patología de alto riesgo. En un adulto, una banda pigmentada solitaria con diferentes matices de marrón y diferentes anchuras de líneas es de alto riesgo y exige diagnóstico histopatológico. Este es un ejemplo estereotípico de un cuadro dermatoscópico de alto riesgo del aparato ungueal. Es necesario centrar la atención en encontrar estos cambios significativos. Obsérvese la pigmentación de la piel: un signo de Hutchinson positivo.

PRINCIPIOS GENERALES

- Un color hueso o blanco a menudo representa una cicatriz en fase de regresión.
- No hay que confundir hipopigmentación con regresión.
- Un velo blanco azulado es un área de color azulado y aspecto de vidrio esmerilado, que también se puede ver también en casos de regresión.
- A veces, no es posible distinguir entre un área blanca de regresión y un velo blanco azulado. Actualmente, ambas se pueden diagnosticar como estructuras blanco azuladas.
- Las estructuras blanco azuladas son criterios de alto riesgo observados en melanomas o nevus de Spitz.
- Los melanomas de extensión superficial a menudo presentan áreas de regresión.
- Ante la identificación del menor indicio de estructura blanco azulada, es mejor pasarse de precavido y hacer un diagnóstico histopatológico.

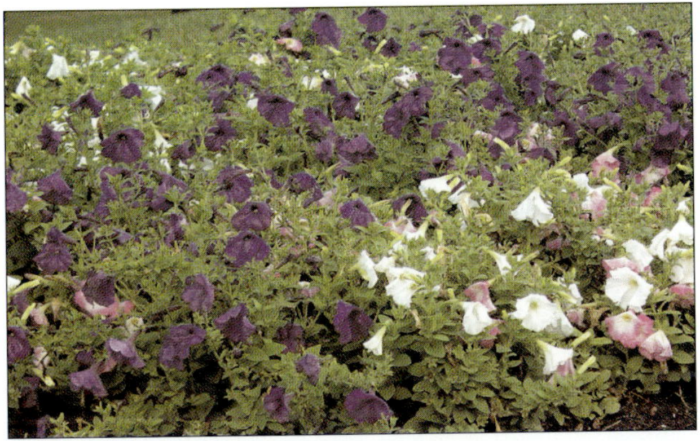

Estructuras blanco azuladas.

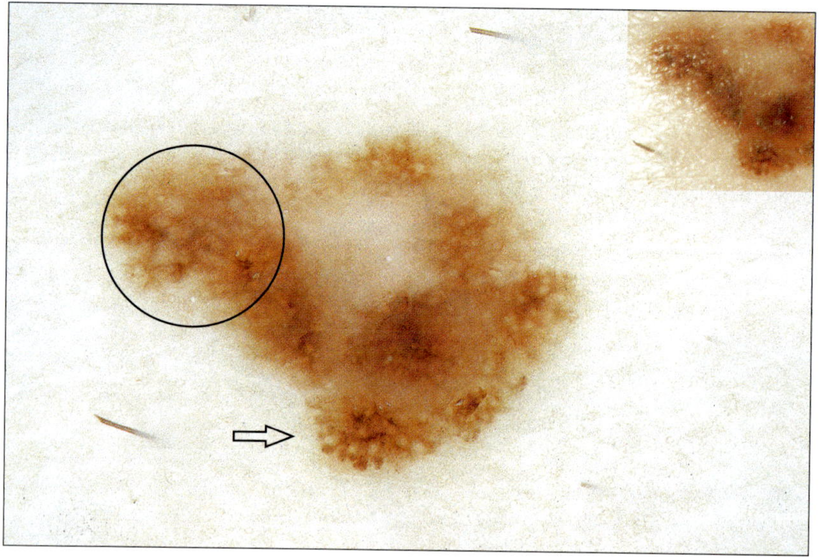

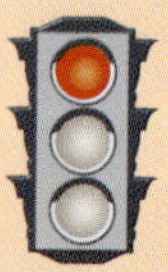

Figura 344 Melanoma. El color blanco es similar al de la piel circundante; por tanto, esta no es por definición un área de regresión, que debería ser más clara que la piel circundante. Existe asimetría de color y estructura, retículo pigmentado atípico (*círculo*) y un foco de proyecciones (*flecha*). En conjunto, estos criterios significan que esta lesión debería extirparse. Es frecuente que el dermatoscopista novato diagnostique un exceso de áreas de regresión.

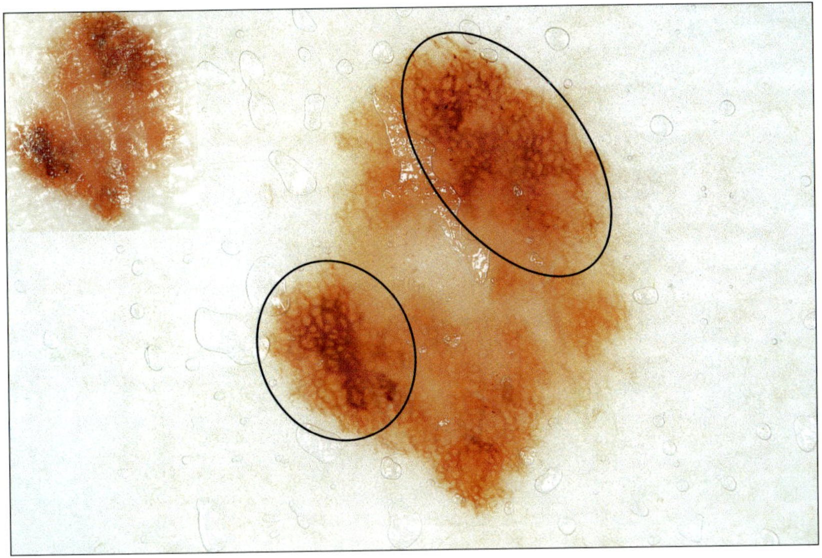

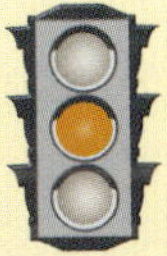

Figura 345 Nevus de Clark (displásico). Este caso es similar al presentado en la Figura 344. El color claro no es lo suficientemente claro como para ser considerado área de regresión. El retículo pigmentado es atípico (*círculos*). Es frecuente encontrar hipopigmentación multifocal en nevus displásicos. Este es el clásico cuadro dermatoscópico de un nevus displásico.

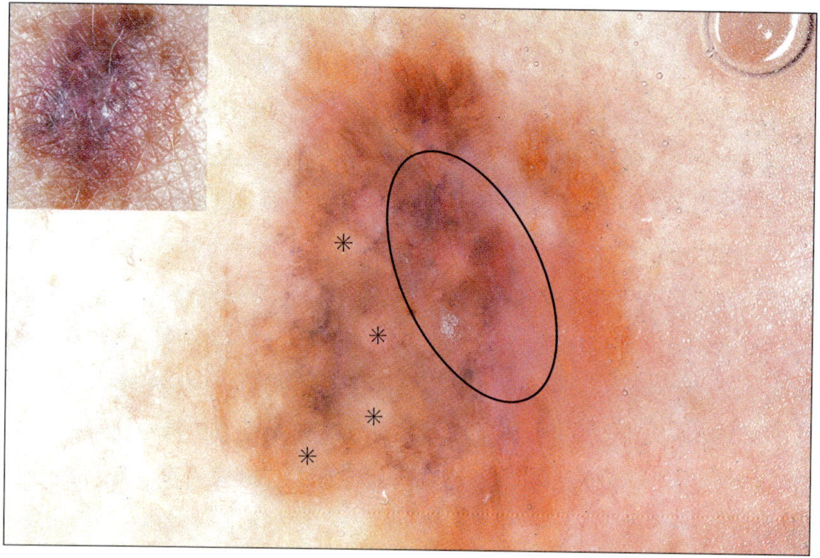

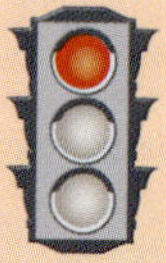

Figura 346 Melanoma. Color rosa –¡cuidado! Asimetría de color y estructura –¡cuidado! La estructura blanco azulada, que en este caso es blanquecina dentro de la zona rosa, corresponde a un área de regresión (*círculo*). Las áreas blancas ovales pueden ser o no áreas de regresión o hipopigmentación (*asteriscos*). El color rosa junto al blanco es señal de alto riesgo y justifica por sí solo un diagnóstico histológico.

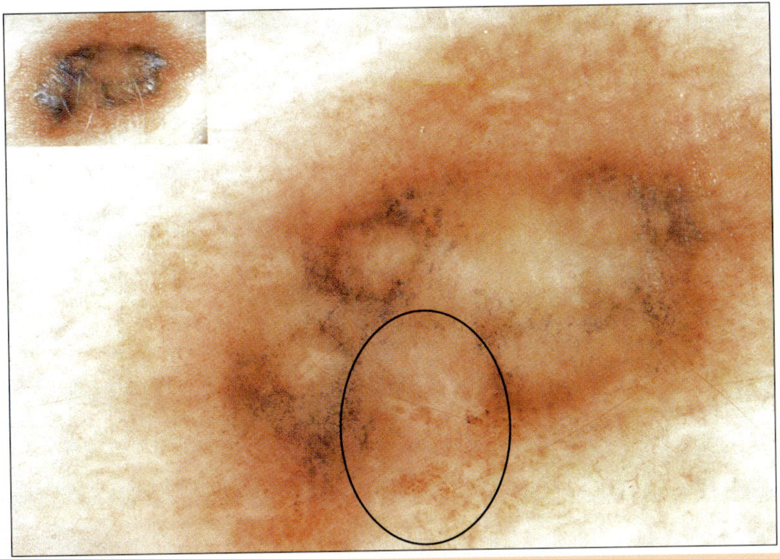

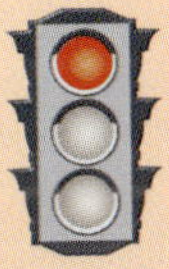

Figura 347 Nevus de Clark (displásico). El color rosa es de alto riesgo, pero no es 100% diagnóstico de melanoma. El color blanco no corresponde a una verdadera cicatrización, pues es igual que el de la piel circundante. Hay pequeños puntos y glóbulos rojizos en una zona rosa (*círculo*). Esta es un área entre lechosa y rojiza, que corresponde a un patrón vascular de alto riesgo. Cuando esta lesión se diagnosticó la primera vez como nevus benigno, se solicitó una segunda opinión anatomopatológica. Intente siempre realizar una buena relación entre dermatoscopia y anatomía patológica. En caso de existir divergencias, consiga una segunda opinión anatomopatológica.

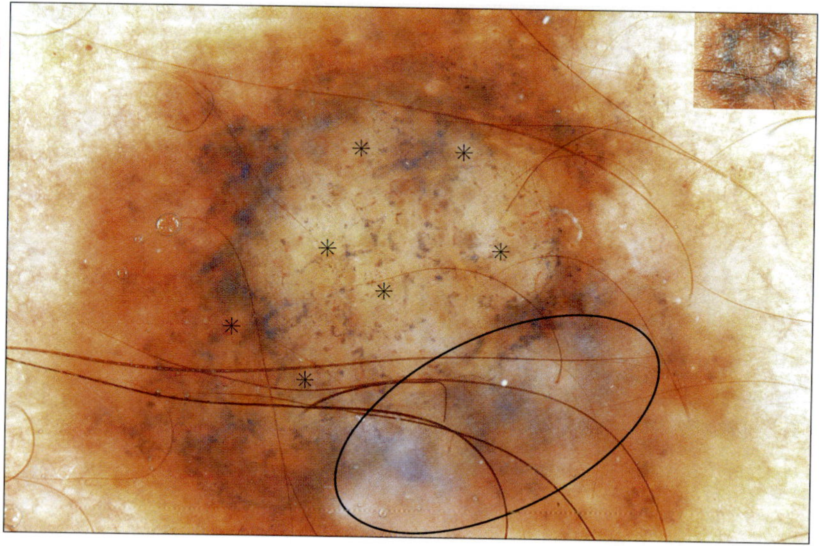

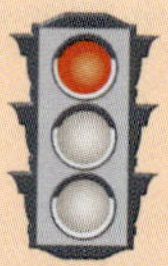

Figura 348 Melanoma. Este melanoma tiene una estructura blanco azulada estereotípica (*asteriscos*). Se ven también melanófagos, que a menudo se encuentran en los melanomas en regresión, en un área blanquecina (*círculo*). Como también existe asimetría de color y estructura, esta lesión se debe considerar como un melanoma, hasta que no se demuestre lo contrario.

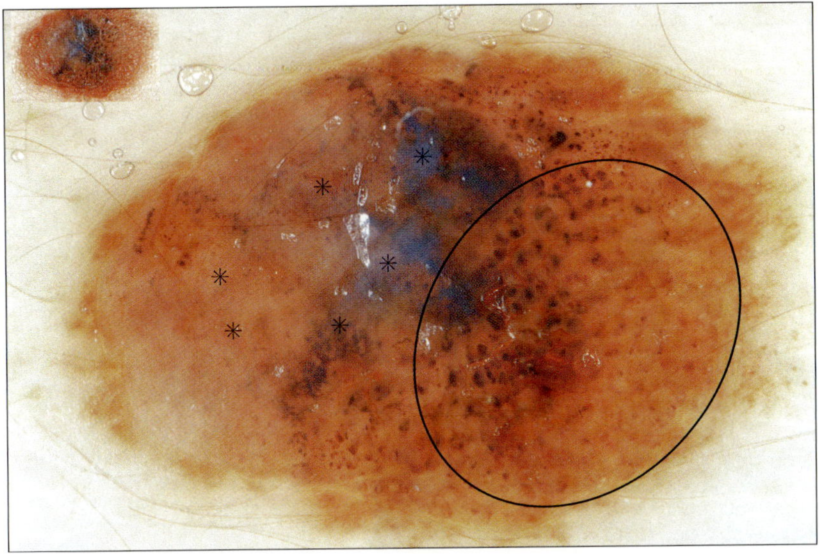

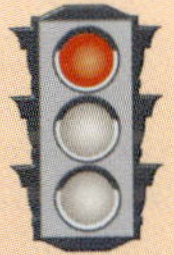

Figura 349 Nevus de Clark (displásico). Este es otro buen ejemplo de estructura blanco azulada (*asteriscos*). Hay también restos de un patrón globular, con una gran área de puntos y glóbulos uniforme (*círculo*). La relación dermatoscópica-anatomopatológica de una lesión benigna no es buena. No siempre se encuentran criterios de alto riesgo en lesiones de alto riesgo. No se desanime si una lesión aparentemente de alto riesgo resulta no ser de alto riesgo.

PRINCIPIOS GENERALES

- Para obtener una primera impresión, examine toda la lesión a vista de pájaro (vista global).
- Patrón reticulado = importantes áreas con retículo pigmentado.
- El retículo pigmentado, ¿es típico o atípico?
- ¿Qué otros criterios hay presentes para hacer el diagnóstico dermatoscópico?

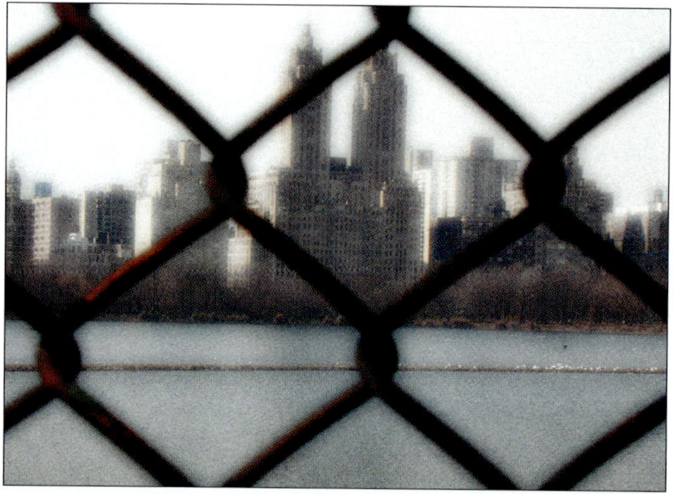

Una valla de retículo pigmentado, un lago de vidrio esmerilado y proyecciones de rascacielos en la ciudad; la ciudad de Nueva York.

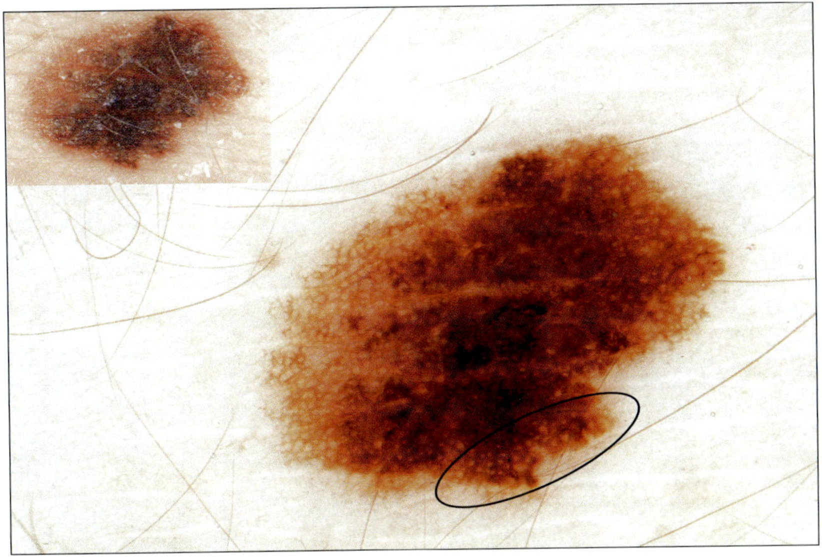

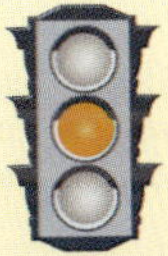

Figura 350 Melanoma. Sorprendentemente, esta lesión resultó ser un melanoma *in situ*. No parece una lesión preocupante. Hay retículo pigmentado suficiente para decir que tiene un patrón reticulado y el retículo pigmentado es ligeramente atípico. Las proyecciones irregulares tenues (*círculo*) llevan a esta lesión al límite de ser considerada maligna. Estadísticamente, una lesión con este cuadro dermatoscópico no debería ser un melanoma, sino un nevus de Clark (displásico). Es suficientemente sospechosa como para justificar un diagnóstico histopatológico.

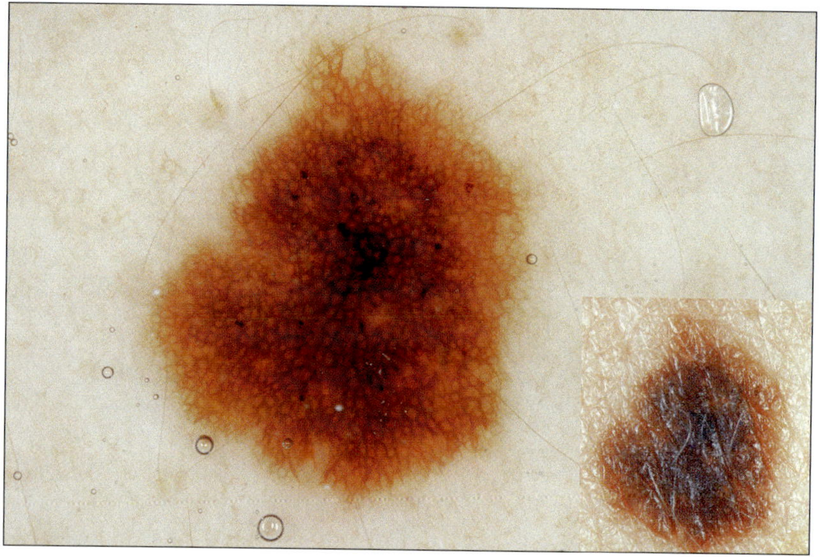

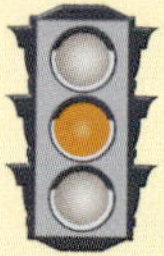

Figura 351 Nevus de Clark (displásico). El retículo pigmentado ocupa la mayor parte de esta lesión. Tiene un patrón reticulado mayor que la mostrada en la Figura 350. El retículo pigmentado y los puntos y glóbulos son dudosamente atípicos, pero no claramente preocupantes. Observe las diferencias entre este nevus benigno y el melanoma *in situ* de la Figura 350. En este caso, las líneas del retículo son finas y se desvanecen en la periferia, al contrario que en el caso anterior.

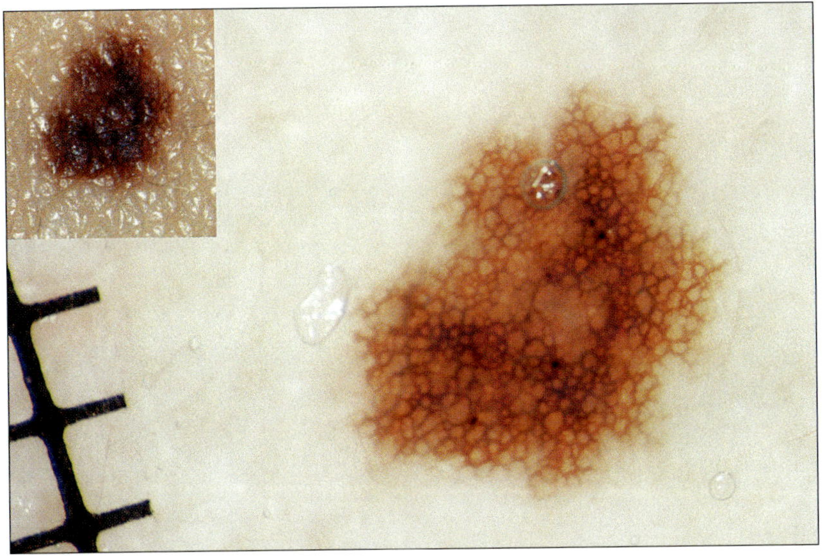

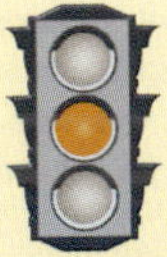

Figura 352 Nevus de Clark (displásico). El retículo pigmentado es ligeramente atípico en esta lesión, pues los segmentos de las líneas son algo más gruesos, ramificados e interrumpidos. No hay más criterios específicos de melanoma. No hay que confundir el área central de hipopigmentación con una estructura blanco azulada. Estadísticamente, este cuadro es más frecuente en los nevus de Clark (ligeramente displásicos).

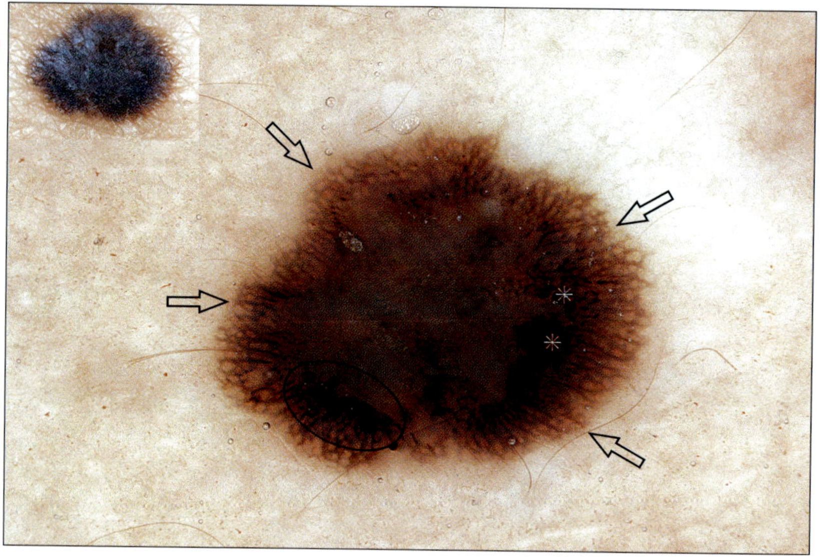

Figura 353 Nevus de Spitz. Esta lesión tiene un aspecto mucho más inquietante, con un patrón reticulado que forma un patrón en estallido de estrellas. Hay proyecciones a lo largo de toda la periferia de la lesión (*flechas*). Todo ello apunta al diagnóstico de nevus de Spitz. Las estructuras blanco azuladas se pueden ver tanto en los nevus de Spitz como en los melanomas. Los criterios específicos de melanoma son los puntos y glóbulos irregulares (*asteriscos*) y las manchas irregulares (*círculo*). Extirpe esta lesión.

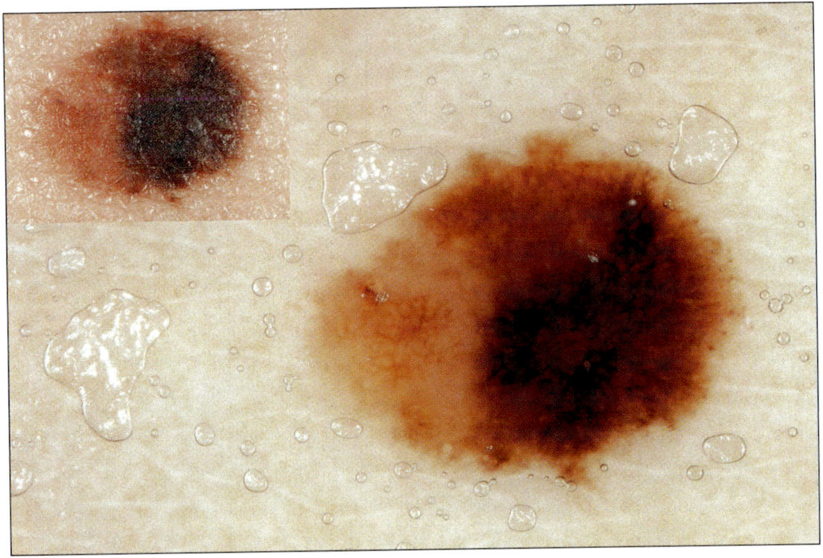

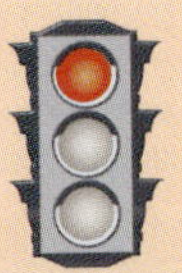

Figura 354 Melanoma. Hace falta imaginación para ver las proyecciones y el retículo pigmentado atípico que permiten clasificar a esta lesión dentro del patrón reticulado. El dermatoscopista debe ser consciente de que esta es una lesión de alto riesgo, debido a la clara asimetría de color y estructura. Como sucede en este caso, en melanoma *in situ* precoz puede ser difícil de diagnosticar.

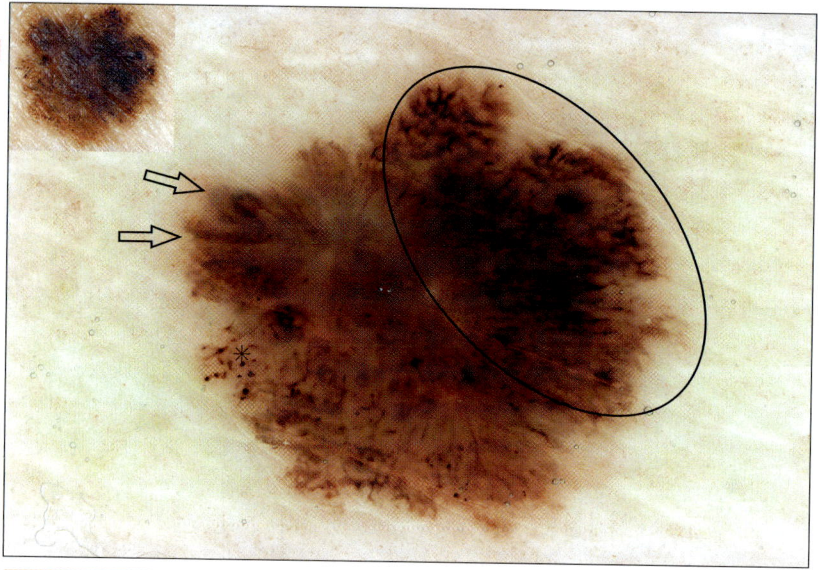

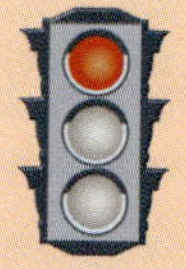

Figura 355 Melanoma. Este extraño cuadro dermatoscópico presenta áreas de retículo pigmentado muy atípico (*círculo*), proyecciones irregulares (*flechas*) y puntos y glóbulos irregulares (*asterisco*). Nunca diga a un paciente que está seguro de que tiene un melanoma basándose en el cuadro dermatoscópico, por muy inquietante que sea su aspecto.

LESIONES SPITZOIDES

PRINCIPIOS GENERALES

- Spitzoide quiere decir de aspecto similar a un patrón en estallido de estrellas.
- El diagnóstico diferencial de una lesión spitzoide incluye nevus de Clark (displásico), nevus de Spitz y melanoma.
- La morfología spitzoide consiste en un área central muy oscura o azul y puntos y glóbulos o proyecciones en la periferia.
- Patrón spitzoide simétrico = lesión benigna.
- Patrón spitzoide asimétrico –descartar melanoma.
- El patrón en estallido de estrellas estereotípico es más frecuente que el globular, que a su vez es más frecuente que el spitzoide inespecífico.

PRECAUCIÓN

- Se han producido muertes secundarias a nevus de «Spitz» metastásicos, que en realidad eran melanomas. La inmensa mayoría de las lesiones spitzoides deben ser extirpadas. Es mejor asegurarse que lamentarse.

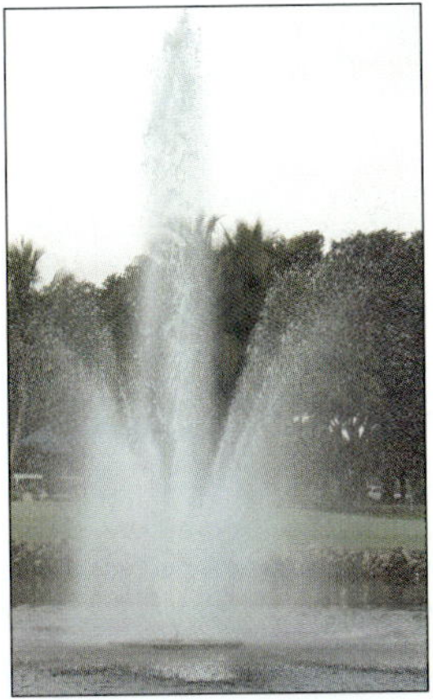

Estallido de estrellas en un caluroso día de verano.

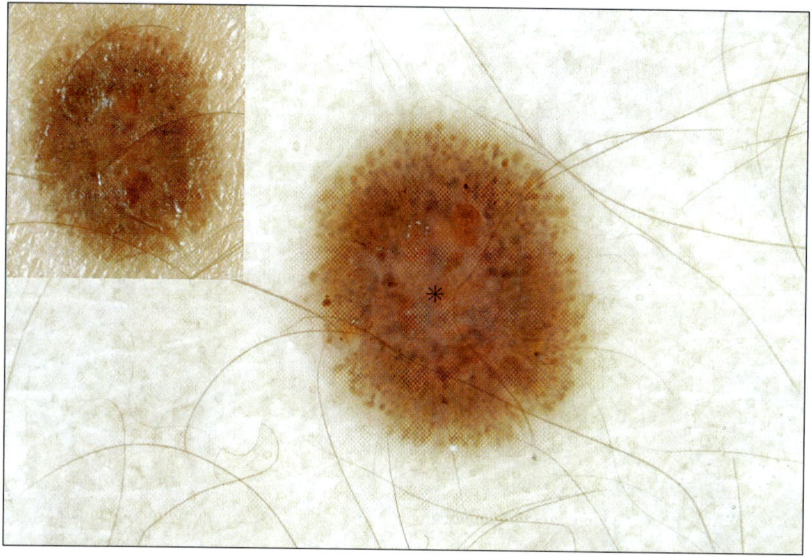

Figura 356 Nevus de Spitz. Este es un patrón spitzoide simétrico clásico. En el centro de la lesión hay una estructura blanco azulada tenue (*asterisco*). El margen de puntos y glóbulos a lo largo de la periferia de la lesión permite hacer este diagnóstico dermatoscópico. Si se examina con cuidado, hay también algunas proyecciones en la periferia.

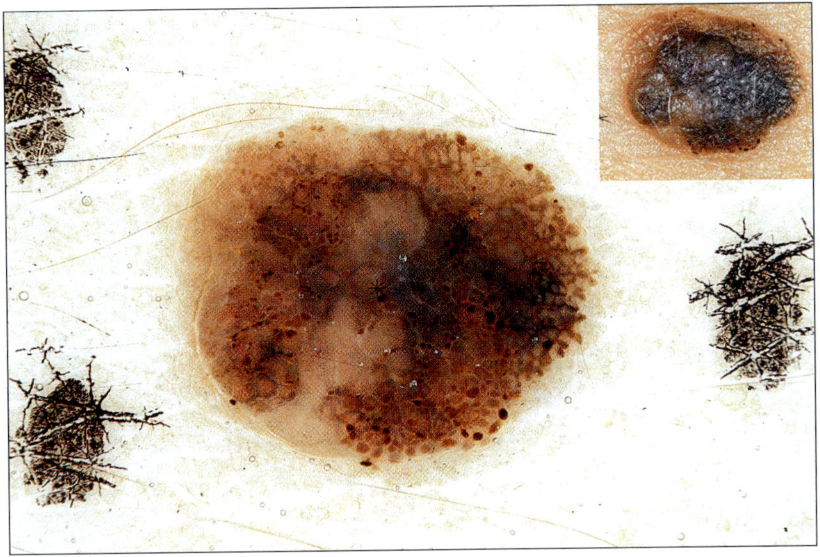

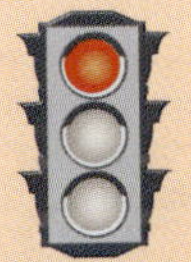

Figura 357 Melanoma. Comparando esta lesión con la mostrada en la Figura 356, ésta muestra asimetría significativa de color y estructura, con varios criterios específicos de melanoma. ¿Por qué, entonces, es spitzoide? Hay una estructura blanco azulada central (*asterisco*) con puntos y glóbulos irregulares y proyecciones en la periferia. Están intentando formar un patrón en estallido de estrellas, pero los criterios no están distribuidos de manera uniforme por la periferia de la lesión.

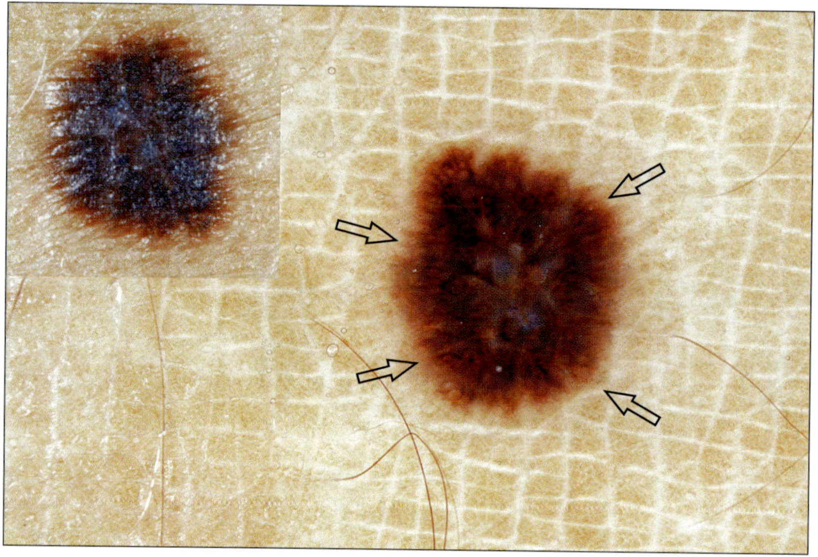

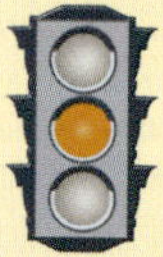

Figura 358 Nevus de Spitz. Es importante reconocer la simetría y la asimetría en las lesiones spitzoides. Esta lesión es muy simétrica, con proyecciones tenues de orientación radial (*flechas*) a lo largo de toda la periferia de la lesión. Recuerde que no siempre es fácil ver los criterios, por lo que conviene que practique la dermatoscopia tanto como sea posible para poder ver los patrones menos llamativos. La estructura blanco azulada central es spitzoide.

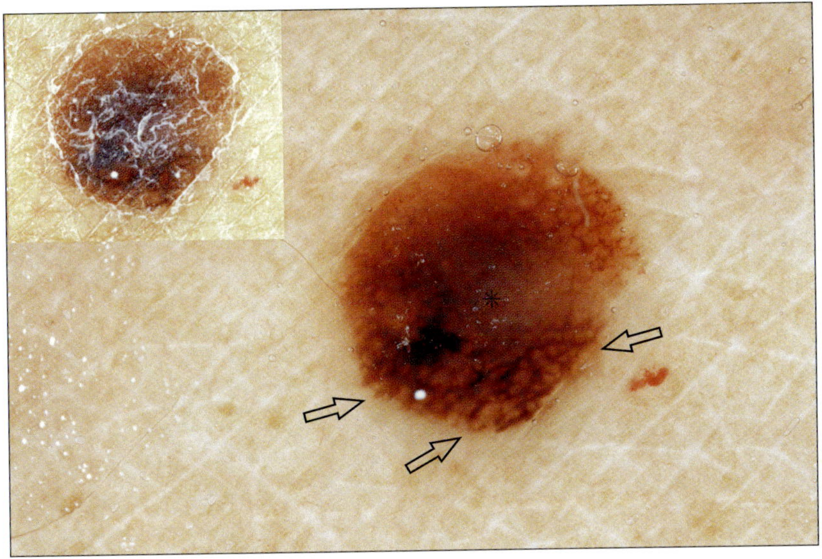

Figura 359 Melanoma. Es necesario recurrir a la imaginación para clasificar esta lesión como nevus spitzoide. Se ajusta al patrón porque tiene una estructura central blanco azulada (*asterisco*) y hay proyecciones de localización asimétrica (*flechas*) en la periferia. El retículo pigmentado es muy atípico. No importa si este patrón se llama spitzoide o no; podría ser un melanoma y debe extirparse.

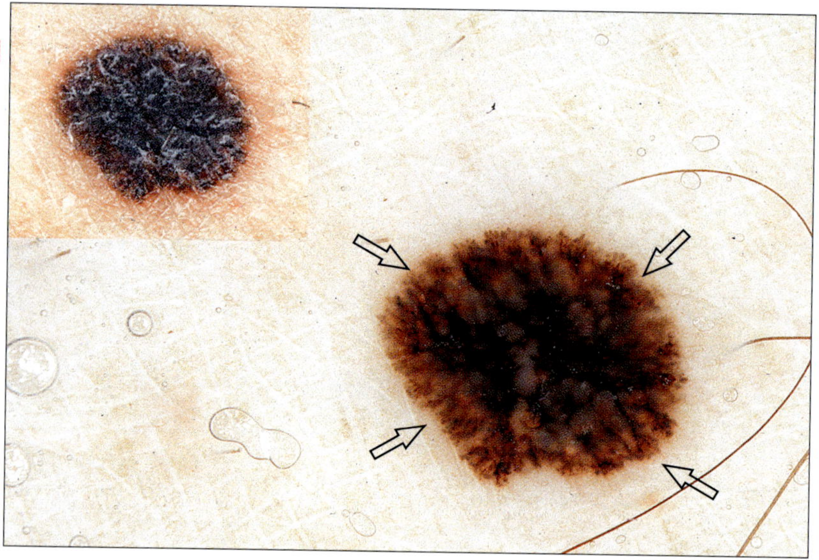

Figura 360 Nevus de Spitz. Se presenta aquí otro patrón en estallido de estrellas simétrico clásico. Si se graba este patrón en la memoria, se reconocerá inmediatamente. Este nevus de Spitz tiene una mancha central más oscura, que cubre parcialmente una estructura blanco azulada, y proyecciones de localización simétrica (*flechas*) a lo largo de toda la periferia de la lesión.

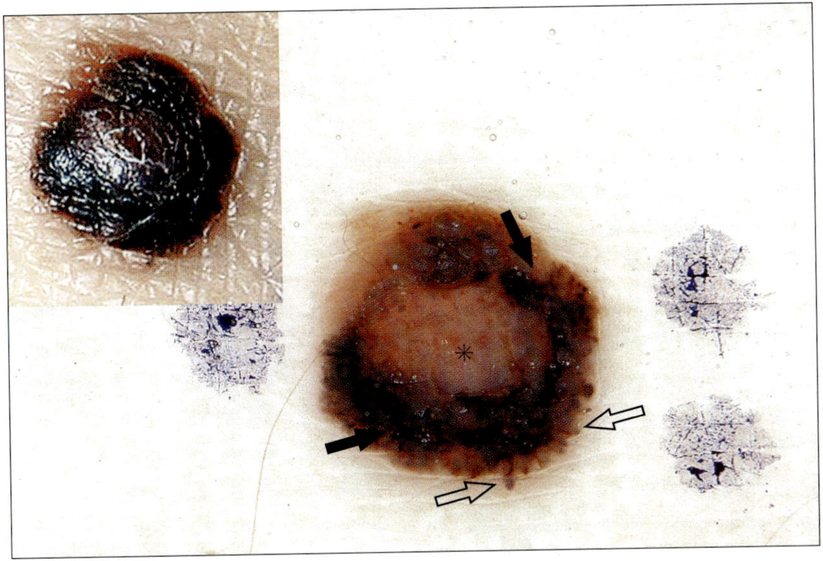

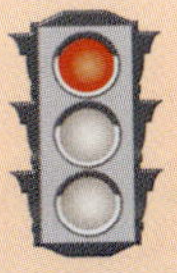

Figura 361 Melanoma. Este es un melanoma spitzoide con una estructura blanco azulada de localización central (*asterisco*), una mancha oscura en forma de herradura (*flechas negras*) y proyecciones de localización asimétrica (*flechas blancas*) en la periferia. Color rosa –¡cuidado!

ABRASIÓN CON ESPARADRAPO

PRINCIPIOS GENERALES

- La abrasión con esparadrapo de lesiones planas es una herramienta clínica para ayudar a descubrir criterios dermatoscópicos escondidos y no descubiertos.
- La laminilla negra representa la capa superficial de células paraqueratósicas pigmentadas que se puede eliminar por la abrasión.
- La abrasión con esparadrapo puede cambiar de forma llamativa el aspecto de una lesión.
- La abrasión con esparadrapo puede no variar en absoluto el aspecto de la lesión.
- Sólo se tarda un minuto en realizar la abrasión con esparadrapo de una lesión plana negra y merece la pena intentarlo. A veces, el color negro se quedará en el esparadrapo y su paciente quedará impresionado.

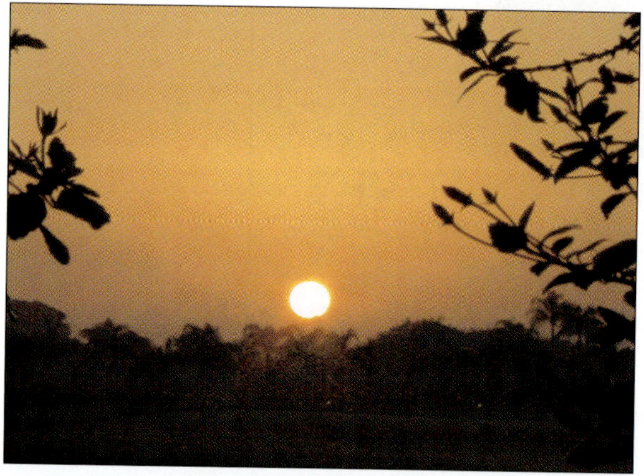

A medida que la noche va dejando paso al día, resulta más fácil ver las cosas.

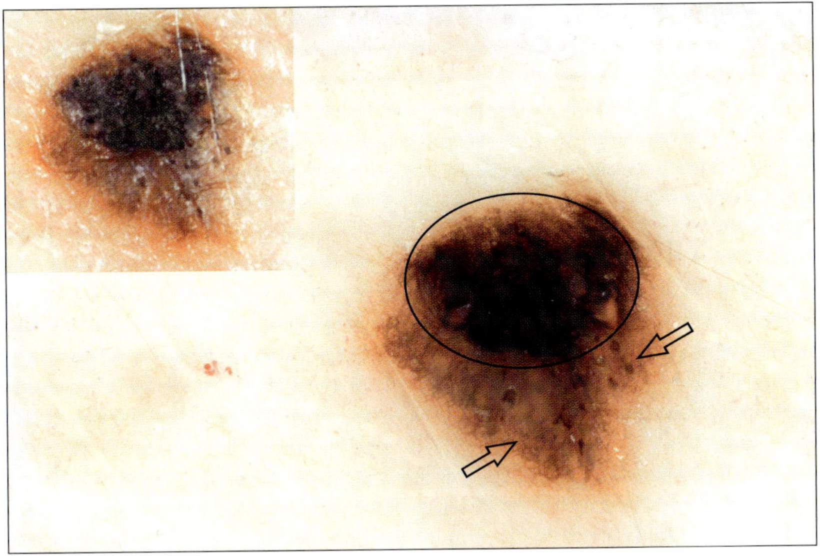

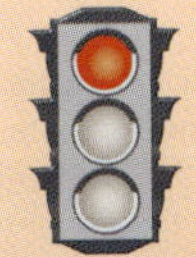

Figura 362 Nevus de Clark (displásico). La imagen muestra una lesión asimétrica por la presencia de una mancha negra irregular (*círculo*) y puntos y glóbulos irregulares (*flechas*).

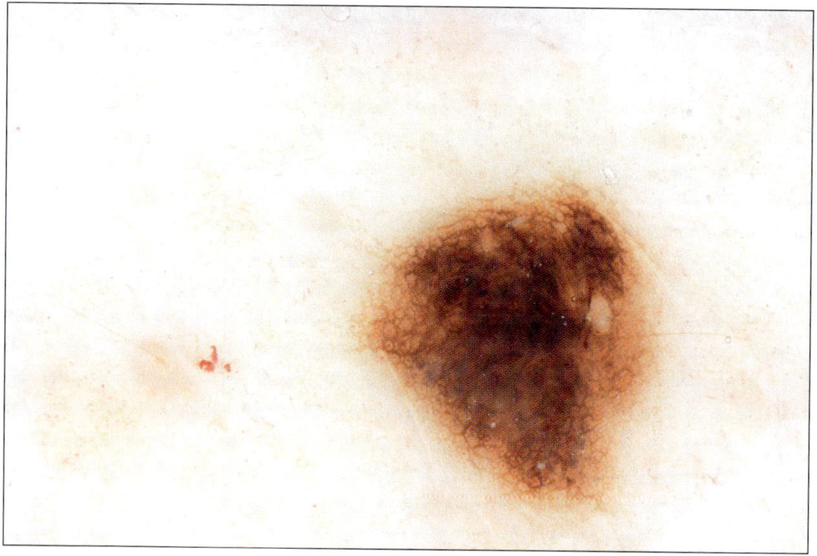

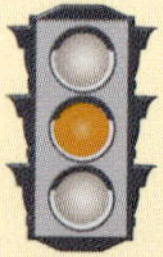

Figura 363 Nevus de Clark (displásico). Después de la abrasión con esparadrapo, la pigmentación negra observada en la Figura 362 ha desaparecido por completo y se ve un retículo pigmentado uniforme, que permite realizar el diagnóstico de este nevus de Clark (displásico) con confianza.

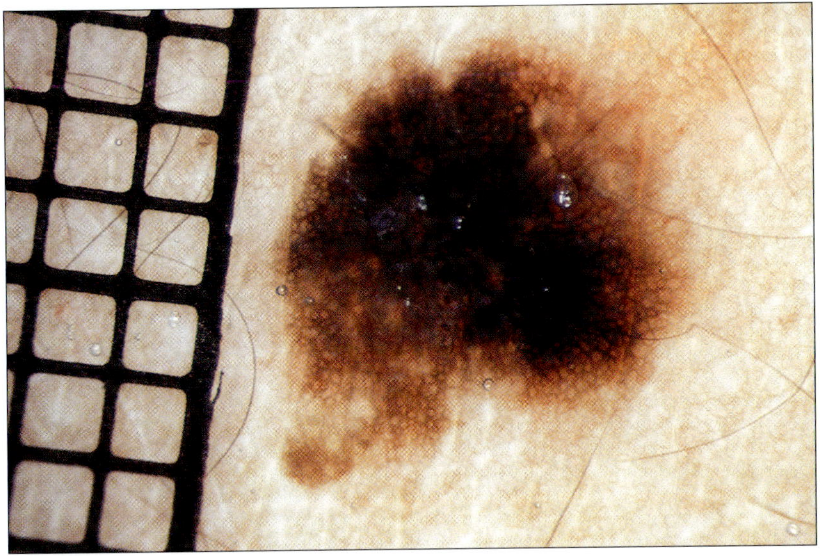

Figura 364 Nevus de Clark (displásico). Esta es una lesión melanocítica de aspecto preocupante, caracterizada por una distribución asimétrica de colores y estructuras, un retículo pigmentado atípico, color negro irregular y una estructura blanco azulada (véase Fig. 365).

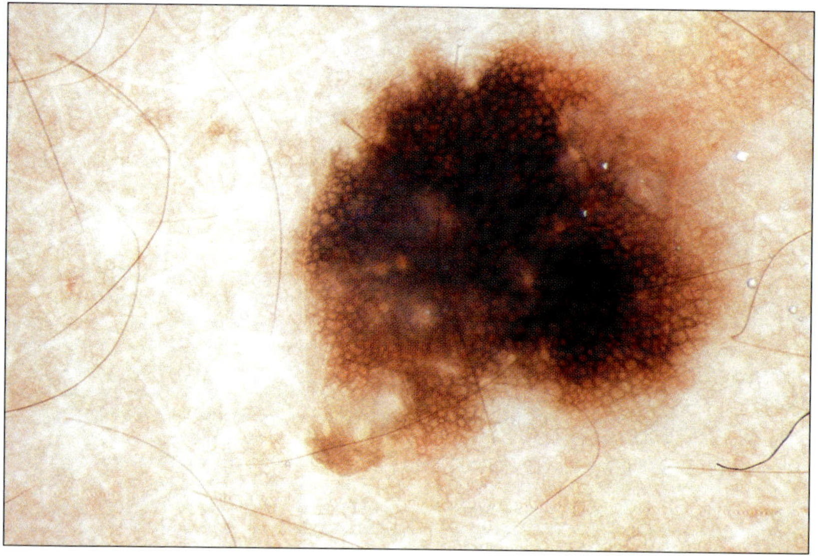

Figura 365 Nevus de Clark (displásico). Después de la abrasión con esparadrapo, la mayor parte del color negro que cubría parcialmente el retículo pigmentado en la Figura 364 se ha eliminado. Sin embargo, la lesión continúa siendo asimétrica debido al retículo pigmentado atípico. Por esta razón, es necesario realizar una biopsia.

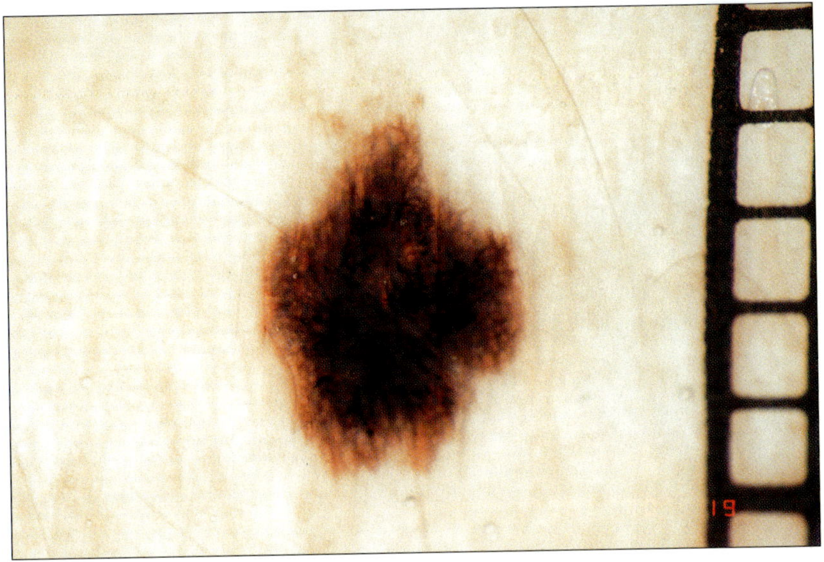

Figura 366 Nevus de Clark (displásico). Esta lesión es la misma de la Figura 367, antes de la abrasión con esparadrapo.

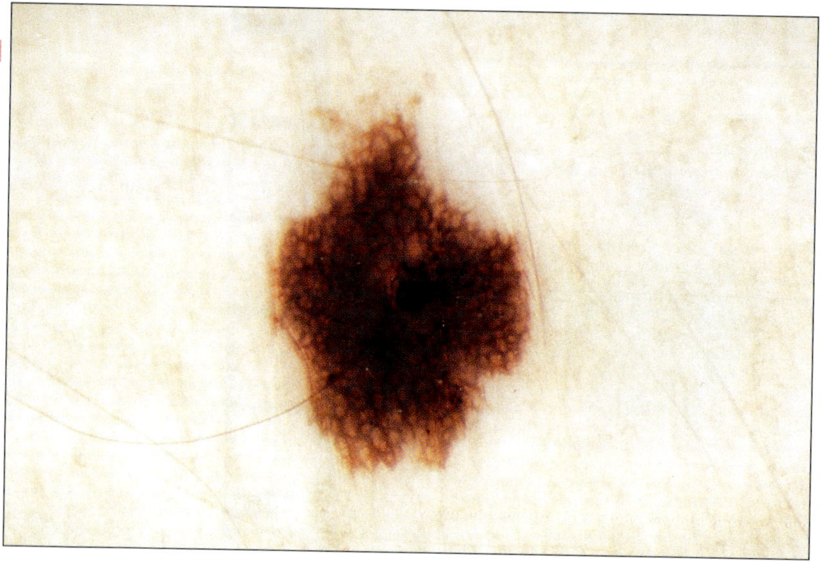

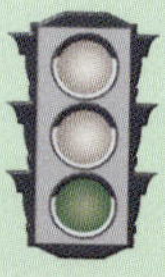

Figura 367 Nevus de Clark (displásico). Una vez más, la abrasión con esparadrapo no ha modificado exageradamente esta lesión, aunque su aspecto es menos preocupante, siendo lo más evidente un retículo pigmentado típico. No ha aumentado ninguno de los criterios de alto riesgo, como las proyecciones.

VALOR DIAGNÓSTICO DIFERENCIAL DE LOS VASOS SANGUÍNEOS

PRINCIPIOS GENERALES

- Se pueden ver vasos sanguíneos en lesiones melanocíticas, no melanocíticas, benignas y malignas.
- Se pueden ver vasos junto a otros criterios o pueden ser el único criterio encontrado en una lesión.
- Algunos vasos se asocian a patología de alto riesgo y otros a patología de bajo riesgo.
- Las lesiones rosas con vasos pueden ser melanocíticas, no melanocíticas, benignas o malignas. La forma de los vasos puede proporcionar la clave para un diagnóstico correcto.

LESIONES MELANOCÍTICAS

- Nevus dérmicos –vasos en forma de coma.
- Nevus de Clark (displásico) –vasos en forma de coma y puntiformes.
- Melanoma –vasos lineales irregulares y puntiformes o áreas lechosas y rojizas.

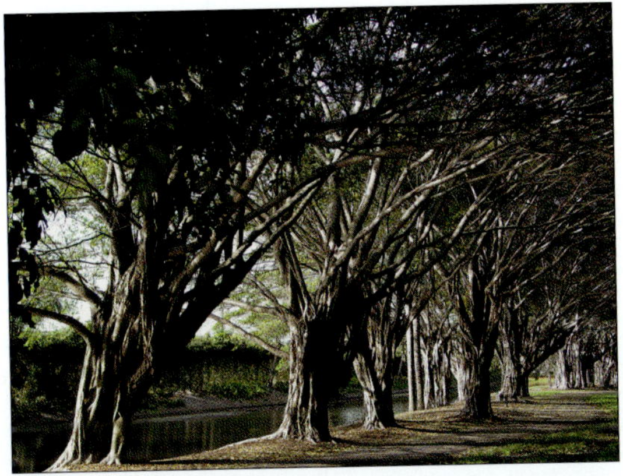

Una belleza natural como ésta nunca se debe cortar, ¡a menos que la encuentre en la piel de un paciente!

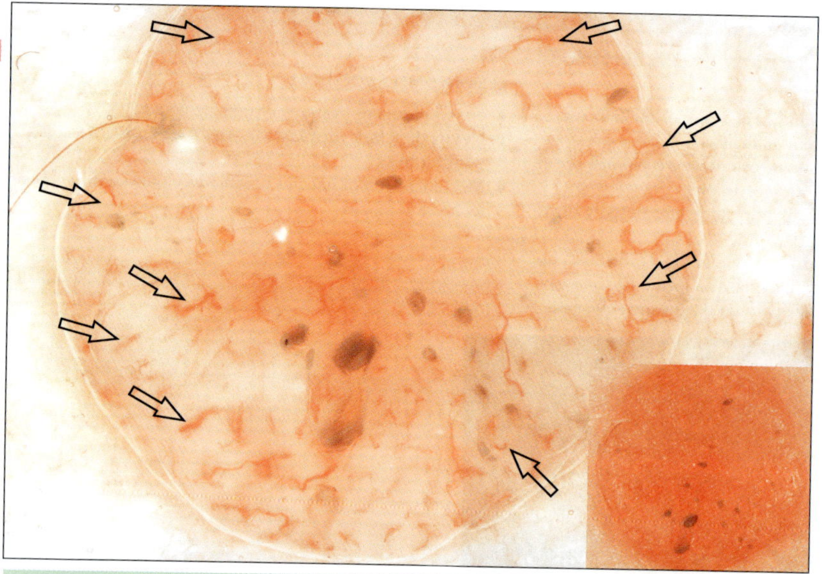

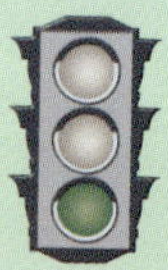

Figura 368 Nevus dérmico. El diagnóstico correcto de este nevus dérmico sin pigmentación se puede sospechar por la forma de los vasos. En este caso tienen forma de coma (*flechas*). Se pueden ver también algunas aberturas tipo comedón, quistes tipo milio y un folículo piloso. No hay que confundir estos vasos con los vasos ramificados más grandes que se ven en el carcinoma basocelular.

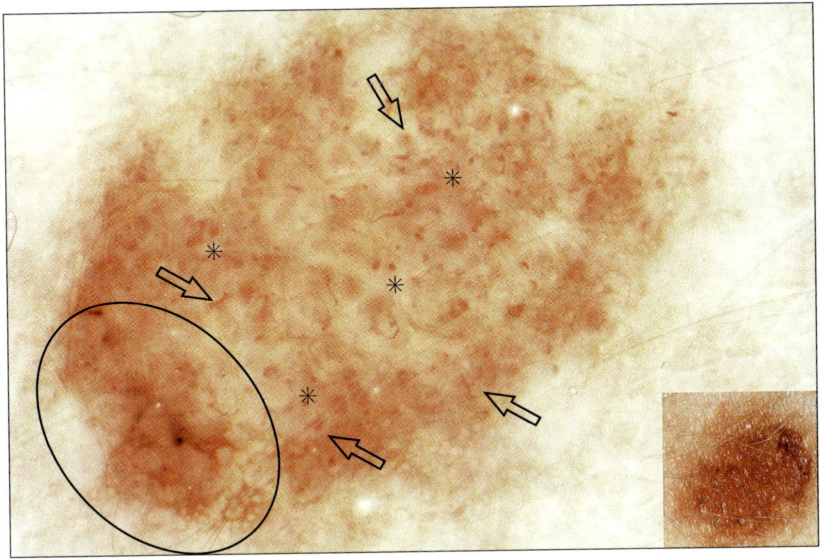

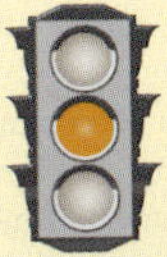

Figura 369 Nevus de Clark (displásico). Esta lesión presenta restos apenas perceptibles de un retículo pigmentado y algunos puntos y glóbulos (*círculo*); por tanto, se trata de una lesión melanocítica. Hay una combinación de vasos en forma de coma (*flechas*) y puntiformes (*asteriscos*).

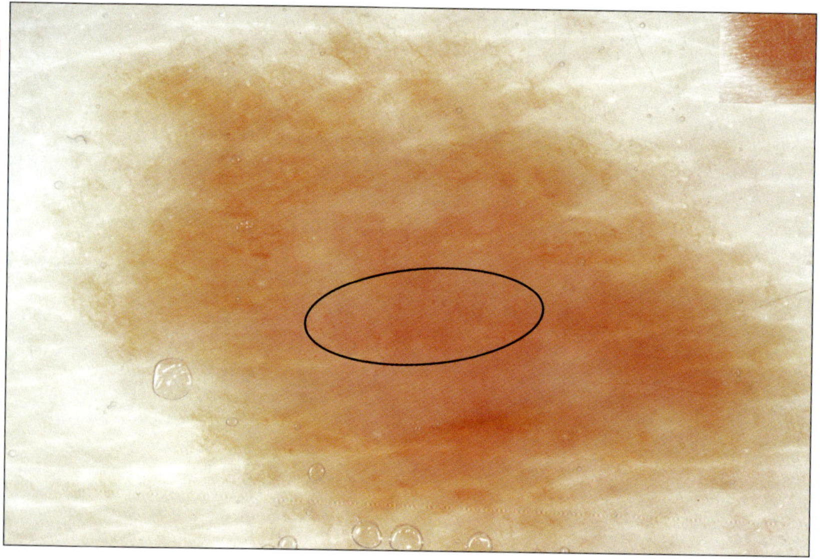

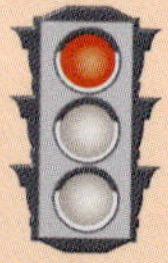

Figura 370 Nevus de Spitz. Esta lesión tiene un patrón global inespecífico clásico, por lo que podría ser de alto riesgo. Color rosa –¡cuidado! Se trata de un nevus de Spitz hipopigmentado, con vasos puntiformes y lineales (*círculo*). Toda la zona rosada-blanquecina puede considerarse también como un área lechosa-rojiza y tiene un patrón vascular de alto riesgo. No siempre es posible diferenciar los vasos puntiformes y lineales de las áreas lechosas-rojizas, aunque tampoco importa mucho. Está indicado realizar una biopsia para descartar un melanoma.

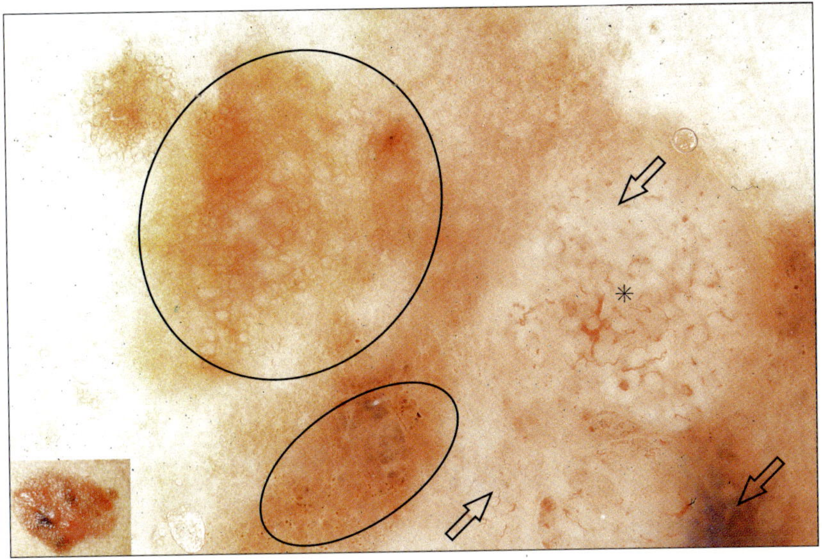

Figura 371 Melanoma. Esta lesión muestra un patrón global multicomponente, observado habitualmente en los melanomas. Se trata de un melanoma hipopigmentado con un retículo pigmentado atípico (*círculo superior*), puntos y glóbulos irregulares tenues (*círculo inferior*) y estructuras blanco azuladas (*flechas*). Los vasos puntiformes y lineales (*asterisco*) son rasgos adicionales de melanoma.

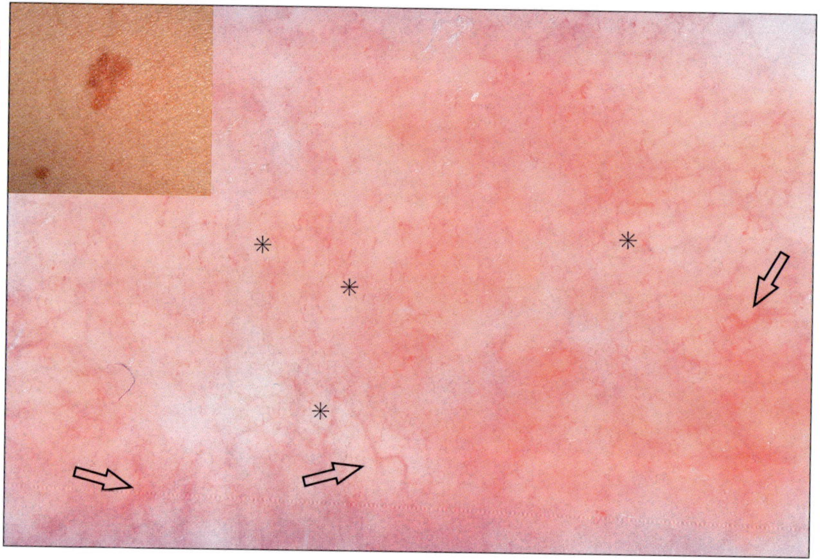

Figura 372 Melanoma. Este es un melanoma amelánico «sin rasgos característicos» muy llamativo. Una vez que se ha visto, no se olvidará nunca. La lesión es plana y rosada, con vasos puntiformes (*asteriscos*) y lineales irregulares (*flechas*). Sólo un alto grado de sospecha asegurará que no se pasa por alto este melanoma potencialmente mortal.

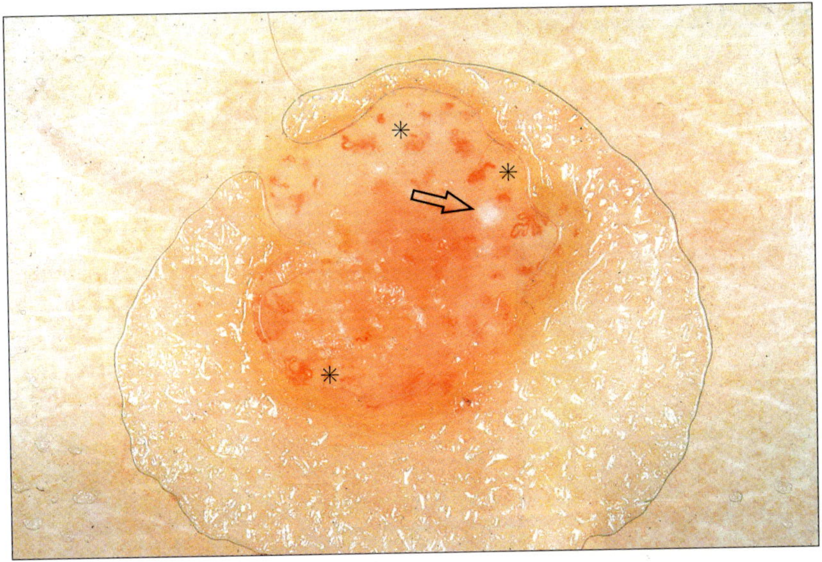

Figura 373 Melanoma. La presencia de un quiste tipo milio (*flecha*) no convierte a esta lesión en una queratosis seborreica. Estos vasos puntiformes y lineales irregulares (*asteriscos*) no se verían en una queratosis seborreica. Incluso el más experimentado dermatoscopista podría pasar por alto esta lesión aparentemente benigna. (Figura cedida por MA Pizzichetta, Aviano, Italia.)

PRINCIPIOS GENERALES

- Carcinoma basocelular – ramificaciones gruesas de los vasos (arborización).
- Queratosis seborreica – en forma de horquilla.
- Enfermedad de Bowen – focos pequeños de vasos puntiformes que se parecen a los glomérulos del riñón.

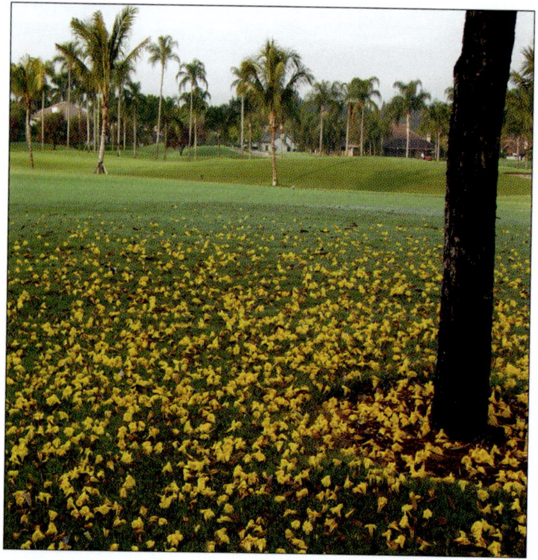

Hay proyecciones, quistes tipo milio estereotípicos y aberturas foliculares pigmentadas. Llegados a este punto, ¿se siente confundido? Si así fuera, ¡vaya directamente a la cárcel sin pasar por la casilla de salida!

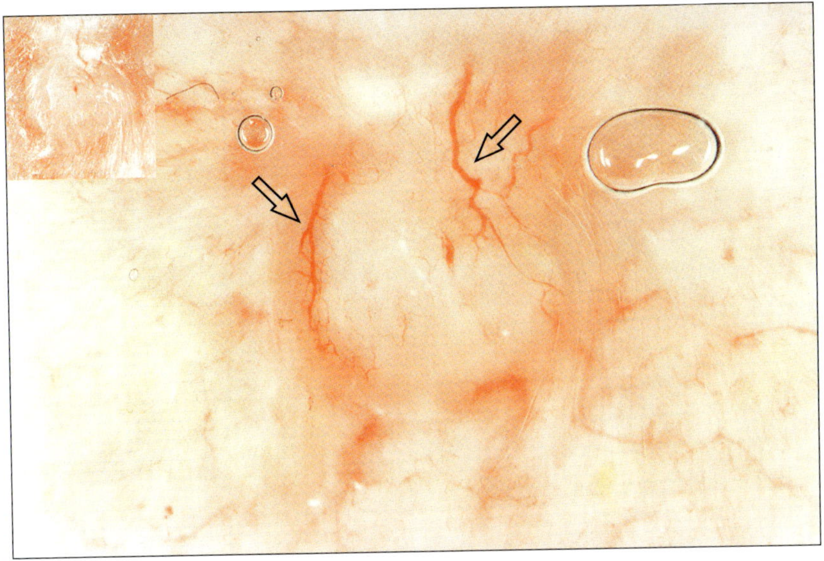

Figura 374 Carcinoma basocelular. Este es un carcinoma basocelular sin pigmento bastante frecuente. Los vasos sanguíneos, gruesos y ramificados (*flechas*), ayudan a realizar el diagnóstico correcto. Los vasos son superficiales y, por tanto, están enfocados. Si la localización de los vasos en la lesión fuera más profunda, estarían borrosos y desenfocados. En ese caso, piense en un melanoma amelánico.

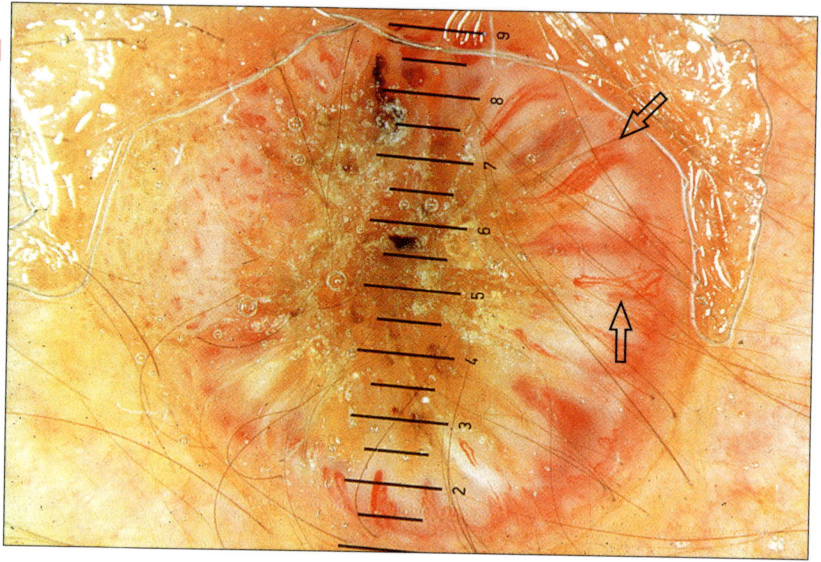

Figura 375 Queratoacantoma. Si pudiera elegirse uno, éste sería un queratoacantoma clásico, con vasos en forma de horquilla (*flechas*) y un fondo blanco. El color blanco no siempre corresponde a la cicatrización observada en la regresión, sino que en este caso representa la hiperqueratosis observada en los tumores queratinizantes. El color blanco se puede ver en lesiones melanocíticas, no melanocíticas, benignas y malignas. La costra central, junto a la historia y al aspecto clínico de la lesión, ayudan a determinar su tratamiento.

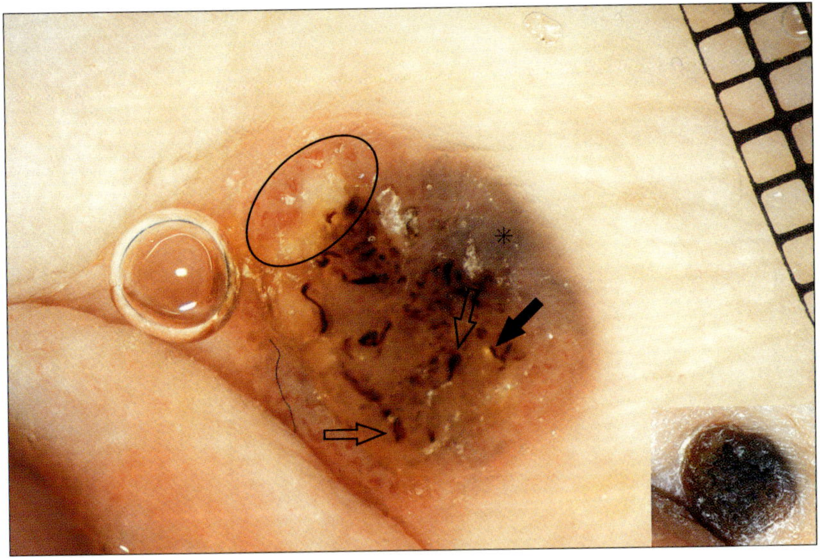

Figura 376 Queratosis seborreica. Esta es una queratosis seborreica irritada. El color gris (*asterisco*) representa la incontinencia pigmentaria secundaria a la inflamación. No se ven los melanófagos clásicos. Se pueden identificar también vasos en forma de horquilla (*círculo*), algunos quistes tipo milio (*flecha negra*) y aberturas tipo comedón (*flechas huecas*). Esta es una lesión difícil. En caso de duda, ¡extírpela!

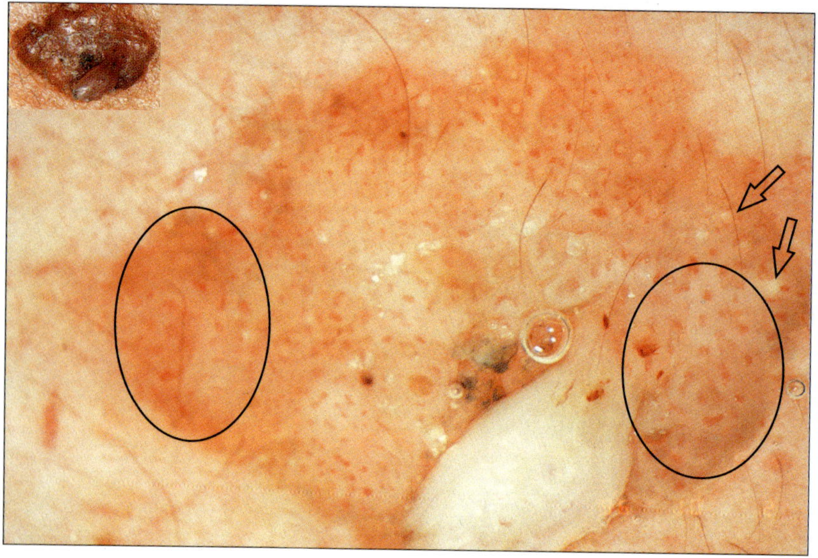

Figura 377 Queratosis seborreica. Esta queratosis seborreica no pigmentada atípica presenta vasos en forma de horquilla (*círculos*) y algunos quistes tipo milio (*flechas*).

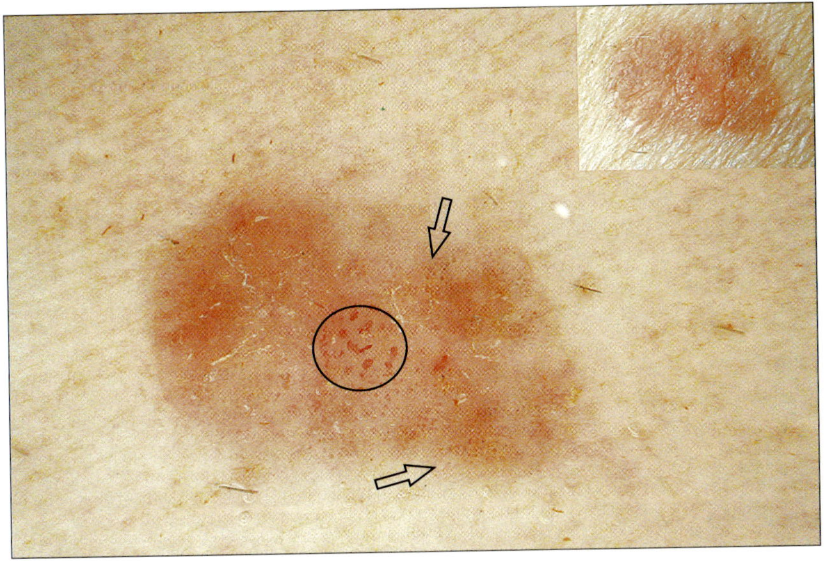

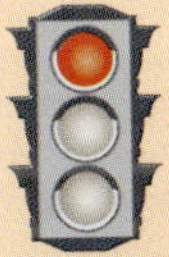

Figura 378 Enfermedad de Bowen. La enfermedad de Bowen pigmentada es un diagnóstico difícil de realizar tanto clínicamente como dermatoscópicamente. Por lo general, el informe de anatomía patológica sorprende cuando en la mayor parte de los casos se sospechaba una lesión melanocítica de alto riesgo. En este caso, se observan áreas redondeadas bien delimitadas de vasos rojos, parecidas a un glomérulo renal (*círculo*), y diminutos puntos marrones muy agrupados (*flechas*).

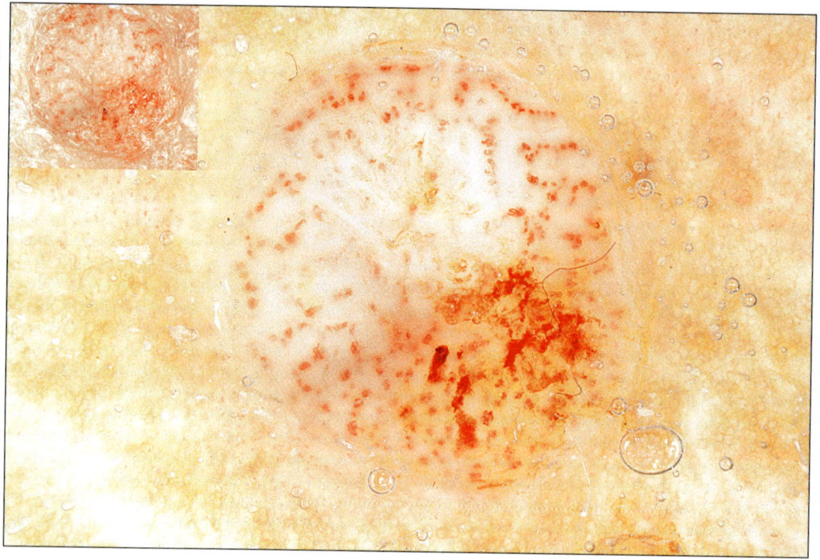

Figura 379 Acantoma de células claras. Las lesiones rosas con este patrón de vasos puntiformes como único criterio son totalmente inespecíficas. El diagnóstico diferencial se realizará con lesiones melanocíticas, no melanocíticas, benignas y malignas. Si sólo hay una lesión, ¡extírpela! La presencia de varias lesiones apunta a una patología de bajo riesgo. Se puede biopsiar una y establecer una relación entre dermoscopia y anatomía patológica.

ADVERTENCIAS DIAGNÓSTICAS

- No saque conclusiones precipitadas.
- No se puede ver lo que no se conoce. Cuanto más estudie y practique, mejor le irá.
- La dermatoscopia no es una técnica diagnóstica al 100%. No debe esperar que lo sea.
- Evalúe todos los criterios antes de hacer un diagnóstico dermatoscópico.
- Las intuiciones sobre una lesión son importantes y no deben ignorarse.
- No se desanime si se equivoca. Todos cometemos equivocaciones, que servirán como experiencias de aprendizaje que mejorarán sus habilidades dermatoscópicas.
- No olvide la importancia de los antecedentes personales y familiares del paciente y de su familia, así como el aspecto clínico y la historia de la lesión que está examinando.
- Busque criterios de alto riesgo inapreciables antes de diagnosticar una lesión como de bajo riesgo.
- Realice siempre un diagnóstico diferencial dermatoscópico.
- Cuando sea posible, establezca una relación dermatoscópica-clínicoanatomopatológica.
- No dude en pedir opinión dermatoscópica a sus compañeros más experimentados.
- Si ha planificado realizar una biopsia incisional, utilice el área dermatoscópica más atípica.
- No dude en solicitar una segunda opinión si no tiene una buena relación dermatoscópica-clinicoanatomopatológica en lesiones de alto riesgo.
- No dude en ordenar un corte de pelo en pacientes hirsutos, para conseguir una mejor vista de una lesión sospechosa.
- Si el paciente tiene piel seca y la sequedad se localiza en la lesión que está examinando, elimínela antes de comprobar la lesión.
- Una lesión blanda y compresible, inclina la balanza hacia una patología de bajo riesgo. No dude en palpar una lesión que le preocupa.
- La exposición reciente al sol puede hacer que las cosas tengan peor aspecto. Explore de nuevo al paciente transcurridas varias semanas.
- En caso de duda, ¡extirpe!

Bibliografía

Akasu R, Sugiyama H, Araki M, Ohtake N, Furue M, Tamaki K. Dermatoscopic and videomicroscopic features of melanocytic plantar nevi. Am J Dermatopathol 1996;18:10–8.

Argenyi ZB. Dermoscopy (epiluminescence microscopy) of pigmented skin lesions. Current status and evolving trends. Dermatol Clin 1997;15:79–95.

Argenziano G, Fabbrocini G, Carli P, De Giorgi V, Sammarco E, Delfino M. Epiluminescence microscopy for the diagnosis of doubtful melanocytic skin lesions. Comparison of the ABCD rule of dermatoscopy and a new 7- point checklist based on pattern analysis. Arch Dermatol 1998;134:1563–70.

Argenziano G, Scalvenzi M, Staibano S, Brunetti B, Piccolo D, Delfino M, et al. Dermatoscopic pitfalls in differentiating pigmented Spitz naevi from cutaneous melanomas. Br J Dermatol 1999;141:788–93.

Argenziano G, Soyer HP, Chimenti S, Ruocco V. Impact of dermoscopy on the clinical management of pigmented skin lesions. Clin Dermatol 2002;20:200–2.

Argenziano G, Soyer HP, Chimenti S, Talamini R, Corona R, Sera F, et al. Dermoscopy of pigmented skin lesions: Results of a consensus meeting via the Internet. J Am Acad Dermatol. 2003;48:679–93.

Argenziano G, Soyer HP, DeGiorgi V, et al. Interactive atlas of dermoscopy (Book and CD-ROM). Milan: EDRA-Medical Publishing & New Media, 2000.

Argenziano G, Soyer HP. Dermoscopy of pigmented skin lesions–a valuable tool for early diagnosis of melanoma. Lancet Oncol 2001;2:443–9.

Bafounta ML, Beauchet A, Aegerter P, Saiag P. Is dermoscopy (epiluminescence microscopy) useful for the diagnosis of melanoma? Results of a meta-analysis using techniques adapted to the evaluation of diagnostic tests. Arch Dermatol 2001;137:1343–50.

Bauer J, Metzler G, Rassner G, et al. Dermatoscopy turns histopathologists attention to the suspicious area in melanocytic lesions. Arch Dermatol 2001; 137:1338–1340

Binder M, Puespoeck-Schwarz M, Steiner A, Kittler H, Muellner M, Wolff K, et al. Epiluminescence microscopy of small pigmented skin lesions: short-term formal training improves the diagnostic performance of dermatologists. J Am Acad Dermatol 1997;36:197–202.

Binder M, Schwarz M, Winkler A, Steiner A, Kaider A, Wolff K, et al. Epiluminescence microscopy. A useful tool for the diagnosis of pigmented skin lesions for

formally trained dermatologists. Arch Dermatol 1995;131:286–91.
Braun RP, Rabinovitz H, Kopf AW, et al. Dermoscopic diagnosis of seborrheic keratosis. Clin Dermatol 2002; 20:270–272.
Braun RP, Rabinovitz HS, Kopf AW, et al. Pattern Analysis: A two-step procedure for the dermoscopic diagnosis of melanoma. Clinics in Dermatology 2002; 20:236–239
Carli P, De Giorgi V, Giannotti B. Dermoscopy and early diagnosis of melanoma: the light and the dark. Arch Dermatol 2001;137:1641–4.
Carli P, De Giorgi V, Naldi L, Dosi G. Reliability and inter-observer agreement of dermoscopic diagnosis of melanoma and melanocytic naevi. Dermoscopy Panel. Eur J Cancer Prev 1998;7:397–402.
Carli P, Massi D, DeGiorgi V, Giannotti B. Clinically and dermoscopically featureless melanoma: When prevention fails. J Am Acad Dermatol 2002; 46:957–9
Ferrara G, Argenziano G, Soyer HP, Corona R, Sera F, Brunetti B, et al. Dermoscopic and histopathologic diagnosis of equivocal melanocytic skin lesions: an interdisciplinary study on 107 cases. Cancer 2002;95:1094–100.
Friedman RJ, Rigel DS, Silverman MK, et al. Malignant melanoma in the 1990's: The continued importance of early detection and the role of physician examination and self-examination of the skin. CA Cancer J Clin 1991; 41:201–226
Grin CM, Friedman KP, Grant-Kels JM. Dermoscopy: a review. Dermatol Clin 2002;20:641–6.
Grob JJ, Bonerandi JJ. The 'ugly duckling' sign: identification of the common characteristics of nevi in an individual as a basis for melanoma screening. Arch Dermatol 1998; 134:103–4
Hofmann-Wellenhof R, Blum A, Wolf IH, Piccolo D, Kerl H, Garbe C, et al. Dermoscopic classification of atypical melanocytic nevi (Clark nevi). Arch Dermatol 2001;137:1575–80.
Johr R, Izakovic J. Should you be using epiluminescence microscopy? Skin Aging, March 2000:28–38
Johr RH, Izakovic J. Dermatoscopy/ELM for the evaluation of nail-apparatus pigmentation. Dermatol Surg 2001;27:315–22.
Johr RH, Schachner LA, Izakovic J. Lessons on dermoscopy #8. A high-risk melanocytic lesion. Dermatol Surg 2000;26:893–5.
Johr RH, Stolz W. Lentigo maligna and lentigo maligna melanoma. J Am Acad Dermatol 1997;37:512
Johr RH, Stolz W. Lesions in Dermoscopy 'milky-red' areas. Dermatol Surg 2002; 28:299–300
Johr RH. Dermoscopy: alternative melanocytic algorithms-the ABCD rule of dermatoscopy, Menzies scoring method, and 7-point checklist. Clin Dermatol 2002;20:240–7.
Johr RH. Pink lesions. Clin Dermatol 2002; 20:189–296.
Kenet RO, Kang S, Kenet BJ, Fitzpatrick TB, Sober AJ, Barnhill RL. Clinical diagnosis of pigmented lesions using digital epiluminescence microscopy. Grading protocol and atlas. Arch Dermatol 1993;129:157–74.
Kenet RO, Kenet BJ. Risk stratification. A practical approach to using epiluminescence microscopy/

dermoscopy in melanoma screening. Dermatol Clin 2001;19:327–35.
Kittler H, Binder M. Follow-up of Melanocytic Skin Lesions With Digital Dermoscopy: Risks and Benefits. Arch Dermatol 2002;138:1379.
Kittler H, Pehamberger H, Wolff K, Binder M. Diagnostic accuracy of dermoscopy. Lancet Oncol 2002;3:159–65.
Kittler H, Pehamberger H, Wolff K, Binder M. Follow-up of melanocytic skin lesions with digital epiluminescence microscopy: patterns of modifications observed in early melanoma, atypical nevi, and common nevi. J Am Acad Dermatol 2000;43:467–76.
Kittler H, Seltenheim M, Dawid M, Pehamberger H, Wolff K, Binder M. Frequency and characteristics of enlarging common melanocytic nevi. Arch Dermatol 2000;136:316–20.
Kreusch JF. Vascular patterns in skin tumors. Clin Dermatol 2002; 20:248–254.
Lorentzen HF, Weismann K Secher L, et al. The dermatoscopic ABCD rule does not improve diagnostic accuracy of malignant melanoma. Acta Derm Venereol 2000; 80:223
Lorentzen HF, Weismann K, Larsen FG. Structural asymmetry as a dermatoscopic indicator of malignant melanoma: a latent class analysis of sensitivity and classification errors. Melanoma Res 2001; 11:495–501
Mayer J. Systematic review of the diagnostic accuracy of dermatoscopy in detecting malignant melanoma. Med J Aust 1997;167:206–10.
Menzies SW, Crotty KA, Ingvar C, McCarthy WM. An atlas of surface microscopy of pigmented skin lesions: Dermoscopy. McGraw-Hill 2003.
Menzies SW, Gutenev A, Avramidis M, Batrac A, McCarthy WH. Short-term digital surface microscopic monitoring of atypical or changing melanocytic lesions. Arch Dermatol 2001;137:1583–9.
Menzies SW, Ingvar C, Crotty KA, McCarthy WH. Frequency and morphologic characteristics of invasive melanomas lacking specific surface microscopic features. Arch Dermatol 1996;132:1178–82.
Menzies SW, Ingvar C, McCarthy WH. A sensitivity and specificity analysis of the surface microscopy features of invasive melanoma. Melanoma Res 1996; 6:55–62
Menzies SW, Westerhoff K, Rabinovitz H, Kopf AW, McCarthy WH, Katz B. Surface microscopy of pigmented basal cell carcinoma. Arch Dermatol 2000;136(8):1012–6.
Menzies SW. A method for the diagnosis of primary cutaneous melanoma using surface microscopy. Dermatol Clin 2001; 19:299–305.
Pagnanelli G, Soyer HP, Argenziano G, Talamini R, Barbati R, Bianchi L, et al. Diagnosis of pigmented skin lesions by dermoscopy: web-based training improves diagnostic performance of non-experts. Br J Dermatol 2003;148:698–702.
Pehamberger H, Binder M, Steiner A, Wolff K. In vivo epiluminescence microscopy: improvement of early diagnosis of melanoma. J Invest Dermatol 1993; 100(Suppl): 356–625
Pehamberger H, Steiner A, Wolff K. In vivo epiluminescence

microscopy of pigmented skin lesions. I. Pattern analysis of pigmented skin lesions. J Am Acad Dermatol 1987;17:571–83.

Peris K, Ferrari A, Argenziano G, Soyer HP, et al. Dermoscopic classification of Spitz/Reed nevi. Clin Dermatol 2002; 20:259–262

Pizzichetta MA, Talamini R, Piccolo D, et al. The ABCD rule of dermatoscopy does not apply to small melanocytic skin lesions. Arch Dermatol 2001; 137:1376–8

Rabinovitz H, Kopfa AW, Katz B: Dermoscopy: A practical guide. CD rom version. mm A Worldwide Group Inc. 1999.

Ronger S, Touzet S, Ligeron C, Balme B, Viallard AM, Barrut D, et al. Dermoscopic examination of nail pigmentation. Arch Dermatol 2002;138:1327–33.

Saida T, Oguchi S, Ishihara Y. In vivo observation of magnified features of pigmented lesions on volar skin using video macroscope. Usefulness of epiluminescence techniques in clinical diagnosis. Arch Dermatol 1995;131:298–304.

Saida T, Oguchi S, Miyazaki A. Dermoscopy for acral pigmented skin lesions. Clin Dermatol 2002;20:279–85.

Salopek TG, Kopf AW, Stetanoto CM, et al. Differentiation of atypical moles (dysplastic nevi) from early melanoma by dermoscopy. Dermatol Clin 2001; 19:337–45

Schiffner R, Schiffner-Rohe J, Vogt T, Landthaler M, Wlotzke U, Cognetta AB, et al. Improvement of early recognition of lentigo maligna using dermatoscopy. J Am Acad Dermatol 2000;42:25–32.

Seidenari S, Pellacani G. Surface Microscopy features of congenital nevi. Clin Dermatol 2002; 20:263–267.

Soyer HP, Argenziano G, Chimenti S, et al. Dermoscopy of pigmented skin lesions: an atlas based on the Consensus Net Meeting on Dermoscopy 2000. Milan: EDRA Medical Publishing and New Media. 2001

Soyer HP, Argenziano G, Chimenti S, Ruocco V. Dermoscopy of pigmented skin lesions. Eur J Dermatol 2001;11:270–7.

Soyer HP, Argenziano G, Ruocco V, Chimenti S. Dermoscopy of pigmented skin lesions (Part II). Eur J Dermatol 2001;11:483–98.

Soyer HP, Argenziano G, Talamini R, Chimenti S. Is dermoscopy useful for the diagnosis of melanoma? Arch Dermatol 2001;137:1361–3.

Soyer HP, Kenet RO, Wolf IH, Kenet BJ, Cerroni L. Clinicopathological correlation of pigmented skin lesions using dermoscopy. Eur J Dermatol 2000;10:22–8.

Soyer HP, Smolle J, Hodl S, Pachernegg H, Kerl H. Surface microscopy. A new approach to the diagnosis of cutaneous pigmented tumors. Am J Dermatopathol 1989;11:1–10.

Soyer HP, Smolle J, Leitinger G, Rieger E, Kerl H. Diagnostic reliability of dermoscopic criteria for detecting malignant melanoma. Dermatology 1995;190:25–30.

Steiner A, Binder M, Schemper M, et al. Statistical evaluation of epiluminescence microscopic criteria for melanocytic pigmented skin lesions. J Am Acad Dermatol 1993;29:581

Steiner A, Pehamberger H, Binder M, Wolff K. Pigmented Spitz nevi: improvement of the diagnostic accuracy by epiluminescence microscopy. J Am Acad Dermatol 1992; 27:697–701

Steiner A, Pehamberger H, Wolff K. In vivo epiluminescence microscopy of pigmented skin lesions. II. Diagnosis of small pigmented skin lesions and early detection of malignant melanoma. J Am Acad Dermatol 1987;17:584–91.

Stolz W, Braun-Falco O, Bilek P, et al. Color atlas of dermatoscopy. 2nd ed. Oxford, England: Blackwell Scientific Publications, 2002

Stolz W, Schiffner R, Burgdorf WH. Dermatoscopy for facial pigmented skin lesions. Clin Dermatol 2002;20:276–8.

Tosti A, Argenziano G. Dermoscopy allows better management of nail pigmentation. Arch Dermatol 2002;138:1369–70.

Tripp JM, Kopf AW, Marghoob AA et al. Management of dysplastic nevi: A survey of fellows of the American Academy of Dermatology. J Am Acad Dermatol 2002; 46:674–82

Westerhoff K, McCarthy WH, Menzies SW. Increase in the sensitivity for melanoma diagnosis by primary care physicians using skin surface microscopy. Br J Dermatol 2000;143:1016–20.

Wolf I. Dermoscopic diagnosis of vascular lesions. Clin Dermatol 2002; 20:273–275.

Wolff K. Why is epiluminescence microscopy important? Recent Results Cancer Res 2002;160:125–32.

www.dermoscopy.org Consensus Net Meeting on Dermoscopy (CNMD) 2000. Unifying concepts of Dermoscopy.

Yadav S, Vossaert KA, Kopf AW, Silverman M, Grin-Jorgensen C. Histopathologic correlates of structures seen on dermoscopy (epiluminescence microscopy). Am J Dermatopathol 1993;15:297–305.

Índice

Nota:
Este índice está ordenado por letras, excluyendo espacios, guiones y barras (p. ej., azul grisáceo va delante de azul, lesión); «vs» indica diagnóstico diferencial o comparación.

Dermatología *de bolsillo*

Hemos procurado plasmar en estas páginas toda nuestra amplia experiencia con pacientes y transmitírsela a quienes utilicen este atlas. Nos hemos esforzado en lograr ese ideal de una forma diferente e instructiva. Por ejemplo, hemos evitado escrupulosamente la utilización de expresiones triviales tan abundantes en la dermatología como las "escamas plateadas" de la psoriasis, las "huellas en la nieve" del liquen plano pilar del cuero cabelludo y el "color salmón" de la pitiriasis rosada. Esas banalidades no ayudan a un estudiante de las enfermedades de la piel. En su mayor parte, no hacemos referencia en los pies de foto al color "estereotipado" de las lesiones de las enfermedades porque esos matices también son tópicos, sólo atribuibles a la piel ligeramente pigmentada de los pacientes de raza blanca; por poner un ejemplo: ¡la pitiriasis rosada de los africanos muy pigmentados no es de color salmón!

También hemos intentado rehuir conceptos incorrectos y evitar perpetuarlos, como el mito de que existen tres tipos de acantosis pigmentaria: benigna, seudo- y maligna; o la clasificación del melanoma en lentigo maligno, de extensión superficial, acrolentiginoso y nodular; o la idea de que la parapsoriasis de pequeñas placas y la parapsoriasis de grandes placas son diferentes de las manchas de micosis fungoide. Al evitar tópicos y conceptos erróneos, y al esforzarnos en integrar las formas a menudo múltiples y variadas de una enfermedad, hemos hecho un concienzudo esfuerzo por aclarar temas sin simplificarlos en demasía.

Ackerman Academy of Dermatopathology, NY

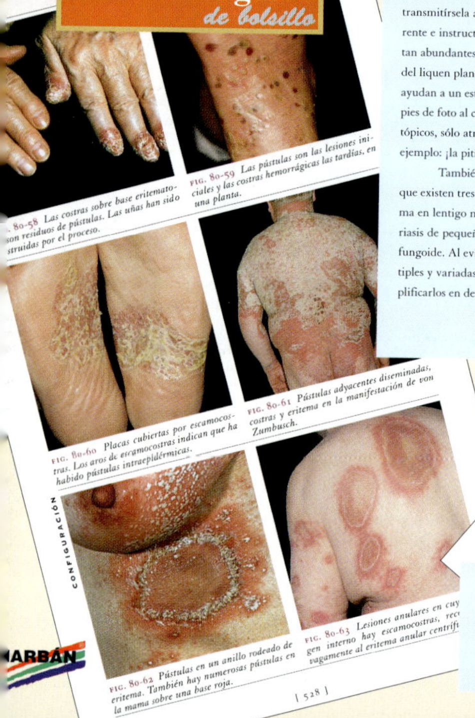

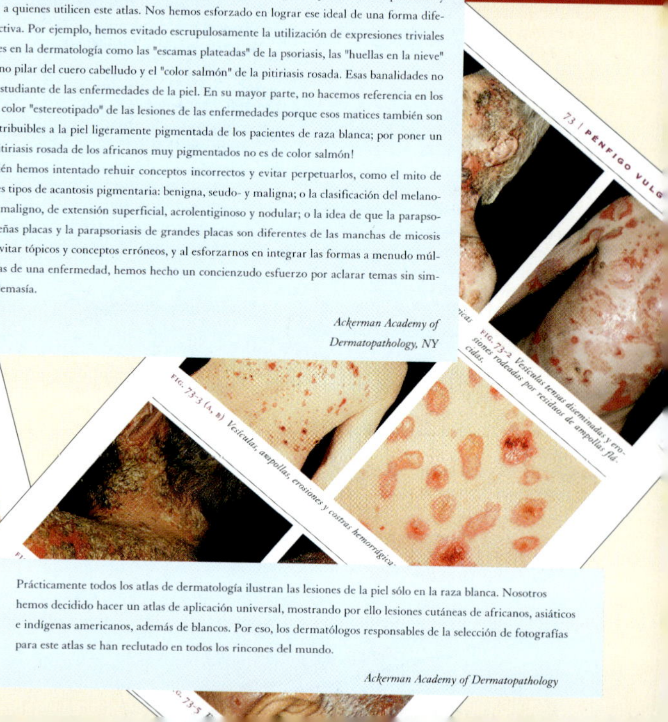

Prácticamente todos los atlas de dermatología ilustran las lesiones de la piel sólo en la raza blanca. Nosotros hemos decidido hacer un atlas de aplicación universal, mostrando por ello lesiones cutáneas de africanos, asiáticos e indígenas americanos, además de blancos. Por eso, los dermatólogos responsables de la selección de fotografías para este atlas se han reclutado en todos los rincones del mundo.

Ackerman Academy of Dermatopathology

MARBÁN

MARBÁN

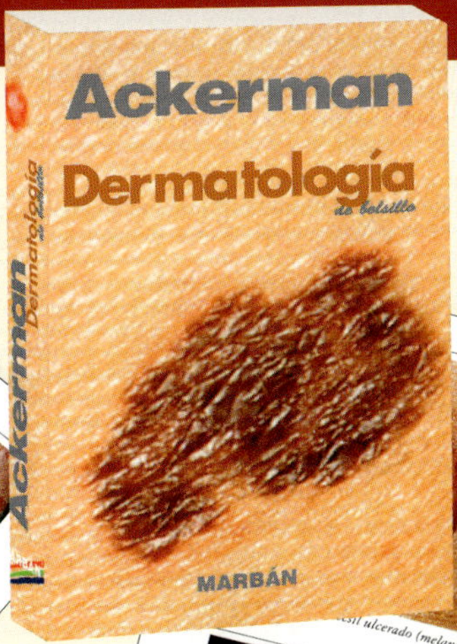

A. BERNARD ACKERMAN
HELMUT KERL
JORGE SÁNCHEZ
YING GUO · ANGELIKA HOFER
PAUL KELLY · TETSU KIMURA
GIOVANNI BORRONI · CHARLES
CRUTCHFIELD · VOLKER STEINKRAUS
WOLFGANG WEYERS

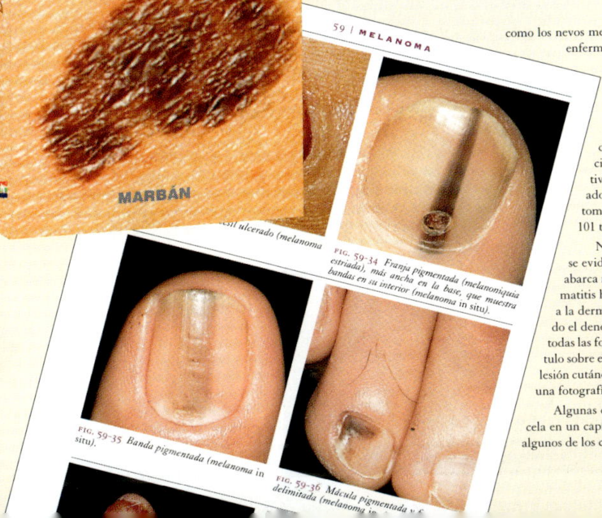

La ordenación de las enfermedades en este atlas es alfabética. Todos los demás intentos d clasificar las enfermedades de la piel según la clínica (*v.g.*, "dermatitis eccematosas", "alteracio nes de la cinética celular", "neoplasias benignas e hiperplasias" y "lesiones precancerosas y ca cinomas cutáneos") han fracasado porque carecen de lógica.

Los nombres asignados a las enfermedades en esta obra son los que utiliza la mayoría de lo dermatólogos. Por ejemplo, nos referimos a la enfermedad de Darier en lugar de a la "querato sis folicular", a la enfermedad de Grover en vez de a la "dermatosis acantolítica transitoria" y la enfermedad de Mucha-Habermann en lugar de a la "pitiriasis liquenoide y varioliform aguda" o a la "pitiriasis liquenoide crónica". A algunas enfermedades de especial importanci como los nevos melanocíticos, el melanoma y la micosis fungoide, se les ha dedicado mayor atención que a otr enfermedades también importantes, pero menos, como la hiperplasia sebácea, la dermatitis seborreica la queratosis seborreica. Dicho sea de paso, el diagnóstico de todas las neoplasias mostrada incluido cada melanoma, fue comprobado por el examen histopatológico de la muestra biopsia.

Como hemos querido limitar el número de enfermedades del atlas a las 101 más frecue tes, algunos temas del índice de materias son más incluyentes: alopecias, quistes y hamartom quísticos, erupciones por medicamentos, esclerodermias, exantemas víricos, amiloidosis, infe ciones por micobacterias atípicas, micosis profundas, nevos epidérmicos, nevos del tejido conju tivo, epidermólisis ampollosa, fibromas, ictiosis, linfomas y poroqueratosis. Si no hubiéram adoptado este sistema de organización, las formas particularizadas de alopecia, de quistes y hama tomas quísticos y de erupciones por medicamentos hubieran conformado por sí solas casi todos l 101 temas del libro.

No obstante, en realidad hay muchas más de 101 enfermedades incorporadas a esta obra. Co se evidenciará con la lectura atenta del atlas, e incluso del índice de materias, en algunos capítulos abarca más de una enfermedad. Por ejemplo, la dermatosis ampollosa IgA lineal se estudia con la de matitis herpetiforme, el herpes gestacional con el penfigoide ampolloso y la dermatitis fototóxica jun a la dermatitis fotoalérgica. Además, todos los tipos de proliferaciones benignas de melanocitos, incl do el denominado nevo azul, se tratan en el capítulo de los nevos melanocíticos y las máculas melánic todas las formas de ictiosis en el capítulo dedicado a ese tema, y todos los tipos de esclerodermias en el ca tulo sobre esos trastornos, por mencionar sólo tres ejemplos del amplio muestrario. Por último, cuando u lesión cutánea (hemangioma "cereza", nevo de Miescher o queratosis seborreica) aparece incidentalmente una fotografía, llamamos la atención del lector sobre ella en el pie de foto.

Algunas decisiones sobre la clasificación han sido arbitrarias. Por ejemplo, hemos elegido situar la va cela en un capítulo con el herpes simple y el herpes zoster en vez de hacerlo con los otros exantemas víric algunos de los cuales también son vesiculosos (v.g., la glosopeda causada por *Coxsackie* A5, A10 y A16).

A. Bernard Ackerman, M.D., Ackerman Academy of Dermatopathol

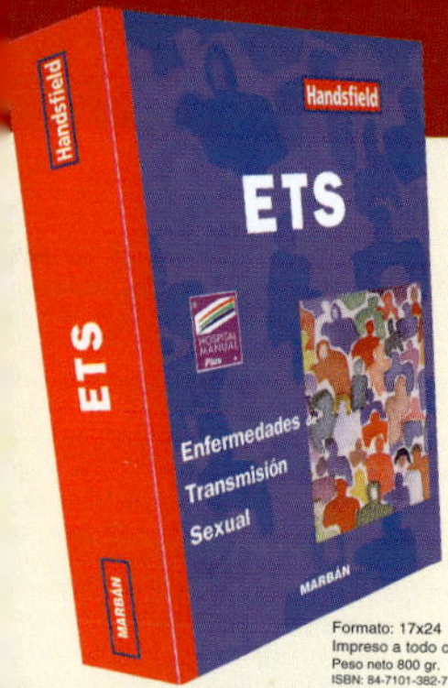

Formato: 17x24
Impreso a todo color sobre papel Arte
Peso neto 800 gr.
ISBN: 84-7101-382-7

Las ETS son, con mucho, las afecciones más comunes en cualquier sociedad. Casi la mitad de la población de Estados Unidos está contagiada de una o más de ellas; por ejemplo, el papiloma vírico genital infecta a más de la mitad de las personas sexualmente activas y, al menos, la cuarta parte de la población tiene infecciones causadas por un herpes genital. Estas enfermedades son los antecedentes más comunes de embarazos ectópicos e infertilidad en la mujer y el modo de transmisión sexual del cáncer cervical convierte a éste en uno de los tumores malignos más corriente en mujeres. Las "nuevas" ETS como la infección por *Chlamydia*, el herpes genital, la infección vírica por papiloma, al igual que la tradicional sífilis o gonorrea siguen provocando graves problemas de salud y causando estragos en la mayor parte de los países desarrollados. Finalmente está el sida, una enfermedad que se ha expandido con devastadora eficacia en presencia de otras ETS y genera así un círculo vicioso.

A pesar de todo esto, a excepción del sida, la mayor parte de los facultativos tienen escasos conocimientos en las enfermedades de este tipo, y en los países industrializados, la mayor parte de ellos completa su preparación con poca o ninguna experiencia en el diagnóstico y tratamiento de las ETS. Esta obra está designada como una forma rápida de "subirse al tren" para aquellos médicos que se encuentren, a veces para su sorpresa, tratando a este tipo de pacientes y necesiten una forma fácil y rápida de diagnóstico y tratamiento. Todos los procedimientos clínicos descritos en este libro están dentro de un aprendizaje básico, y la mayor parte de las pruebas de laboratorio tienen costes razonables. Además, todos los casos descritos proceden de pacientes reales.

La finalidad del libro es que todos debemos saber utilizar por ejemplo la: ● Levofloxacina oral de 250 mg como terapia inicial en casos de gonorrea no severa, o ● Ceftriaxona como tratamiento de la sífilis o neurosífilis en pacientes alérgicos a la penicilina, o la ● Azitromicina para la sífilis en dosis recomendadas de 1 g oral como profilaxis tras la exposición y 2 g orales (o el doble, cada dos semanas) como tratamiento de la sífilis primaria y secundaria sólo cuando la penicilina esté contraindicada o las inyecciones no resulten prácticas y el paciente no se adapte a la doxiciclina en dosis múltiple. ● Levofloxacina, meropenem y otras sustancias para el tratamiento de la enfermedad inflamatoria pélvica. ● Valaciclovir de 500 mg, dos veces al día durante tres días, para el herpes genital recurrente.● Permetrin tópico, como tratamiento de la sarna en mujeres embarazadas, etc.

H. Hunter Handsfield, MD
Professor of Medicine
University of Washington School of Medicine
Director, STD Control Program
Department of Public Health - Seattle & King County
Seattle, Washington

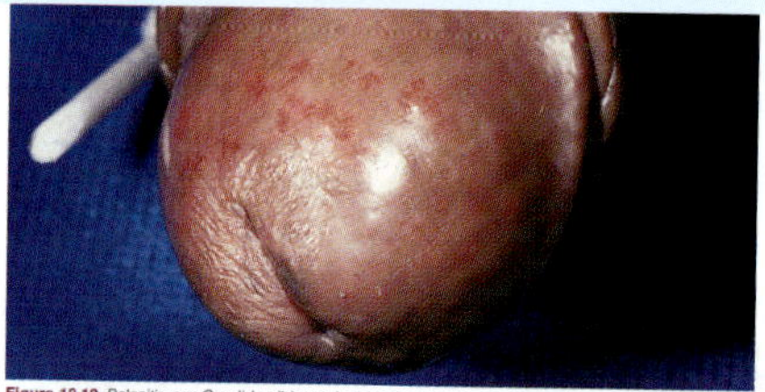

Figura 18.10. Balanitis por *Candida albicans*; lesiones punteadas en glande de la pareja sin circuncidar de una mujer con vulvovaginitis candidiásica.

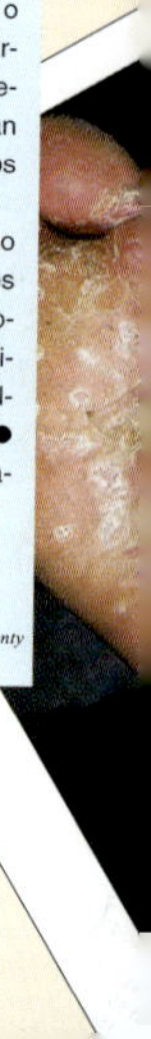

dsfield · Enfermedades de Transmisión Sexual

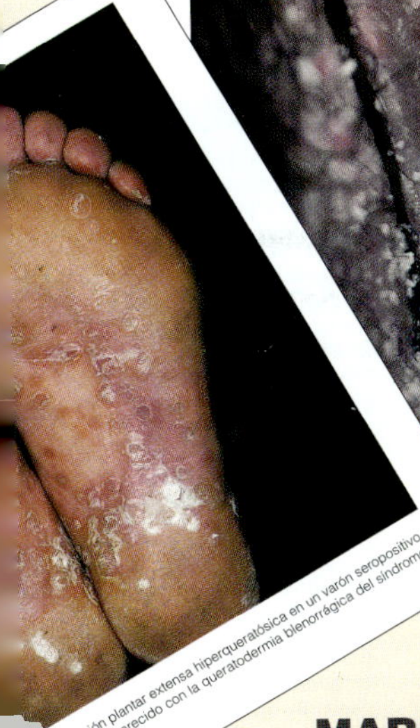

daria: erupción plantar extensa hiperqueratósica en un varón seropositivo para el
ia. Apréciese el parecido con la queratodermia blenorrágica del síndrome de Rei-

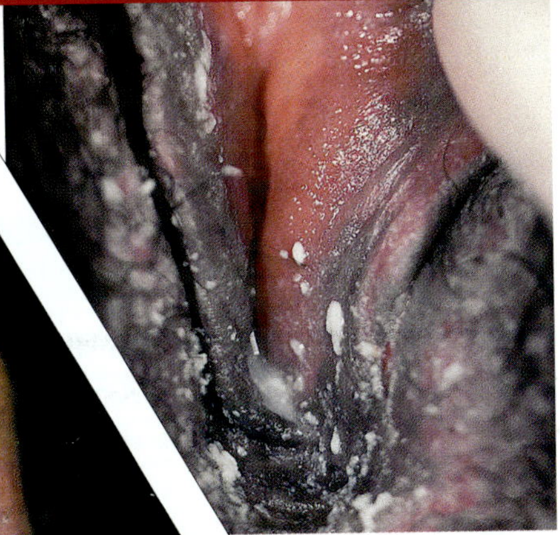

ma de labios menores y escasa secreción blanco-grumosa.

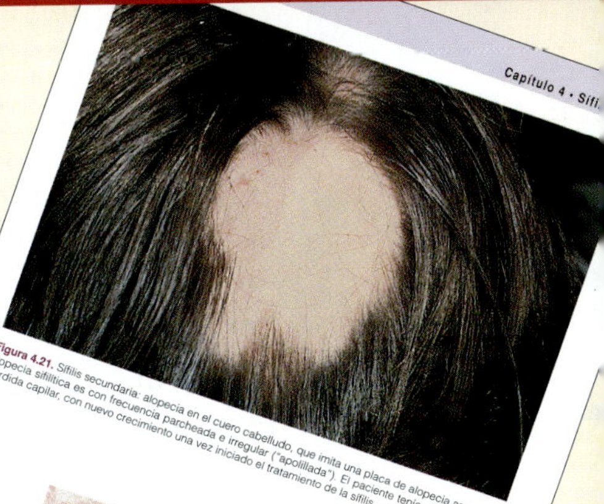

Figura 4.21. Sífilis secundaria: alopecia en el cuero cabelludo, que imita una placa de alopecia areata. La alopecia sifilítica es con frecuencia parcheada e irregular ("apolillada"). El paciente tenía otras zonas de érdida capilar, con nuevo crecimiento una vez iniciado el tratamiento de la sífilis.

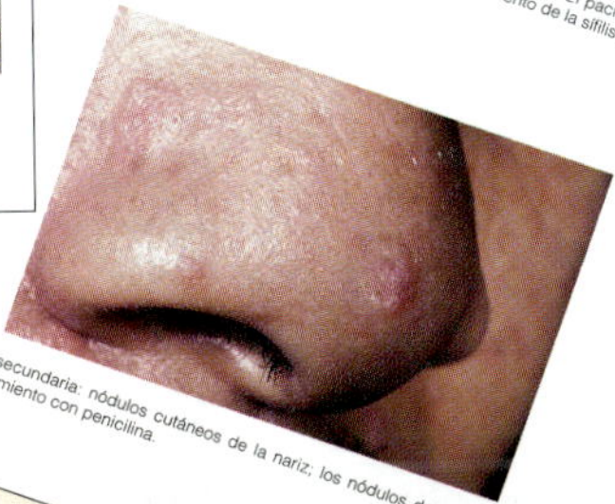

Figura 4.22. Sífilis secundaria: nódulos cutáneos de la nariz; los nódulos desaparecieron rápidamente tras el inicio del tratamiento con penicilina.

MARBÁN

Weinberg, Prose & Kristal

MARBÁN

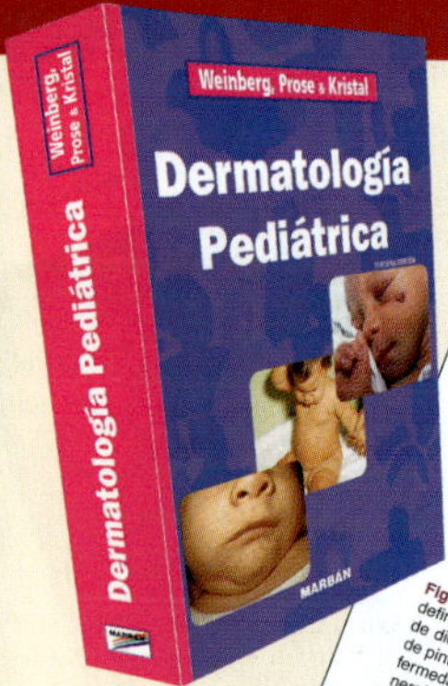

Samuel Weinberg, MD, FAAP, PACP
Clinical Professor of Dermatology
New York Unversity Medical Center
New York, New York

Neil S. Prose, MD, FAAP
Associate Professor of Medicine
(Dermatology) and Pediatrics
Duke University Medical Center
Durham, Noth Carolina

Leonard Kristal, MD, FAAP
Clinical Assistant Professor of Dermatology and Pediatrics
State University of New York at Stony Brook
Chief, Pediatric Dermatology
Schneider Children's Hospital
Long Island Jewish Medical Center
New Hyde Park, New York

Formato: 20 x 27
Impreso a todo color sobre papel Arte
Peso neto 1,5 Kg.
ISBN: 84-7101-381-9

El paciente ... quiere suple... nóstico dife... cits de bio... os grasos

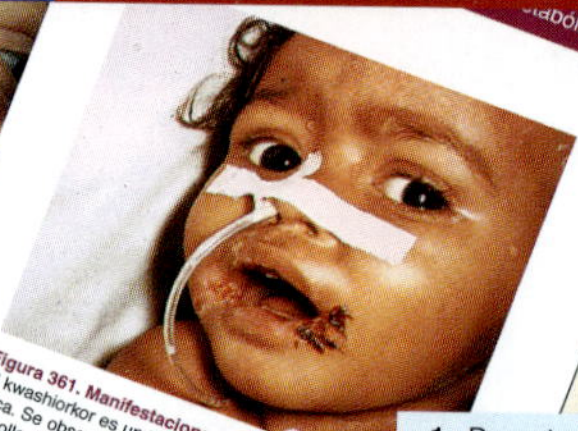

Figura 361. Manifestaciones cutáneas del kwashi... El kwashiorkor es un tipo de malnutrición de energía ... teica. Se observa comúnmente en países en vías de d... sarrollo, y el comienzo suele producirse después del de... tete. En ese momento, el equilibrio entre proteínas y carbohidratos proporcionados por la leche materna se sustituye por una dieta que contiene casi exclusivamente carbohidratos. Los signos iniciales son diarrea, irritabilidad y edemas en manos y pies. Aparecen pequeñas áreas oscuras en los puntos de presión sobre los codos, tobillos, muñecas y rodillas; luego se extienden.

Figura 362. Las áreas parcheadas tienen un borde bien definido y suelen descamarse; la descamación superficial de dichas zonas, a menudo, se compara con el aspecto de pintura o esmalte descascarillado. A medida que la enfermedad progresa, se desarrolla una decoloración generalizada rojo-marrón. Otros hallazgos incluyen fisuras en las comisuras de la boca (Fig. 361) y el desarrollo de cabello grosero, hipopigmentado. Puede observarse también fotosensibilidad y desarrollo de moratones ante mínimos traumatismos. El niño con kwashiorkor grave parece extremadamente apático, y presenta edemas generalizados. Este caso corresponde a un niño ... áreas de descamación y anasarca. El kwashi... lleva una alta tasa de mortalidad. Con ... revierte.

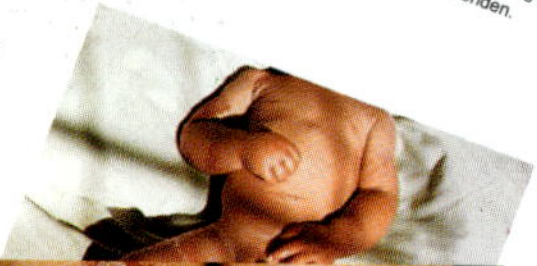

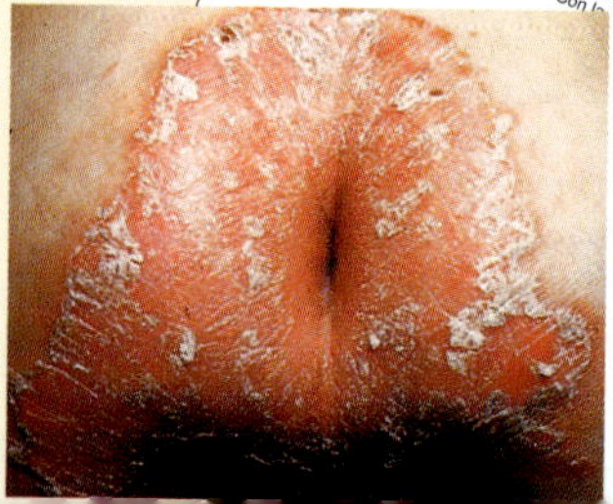

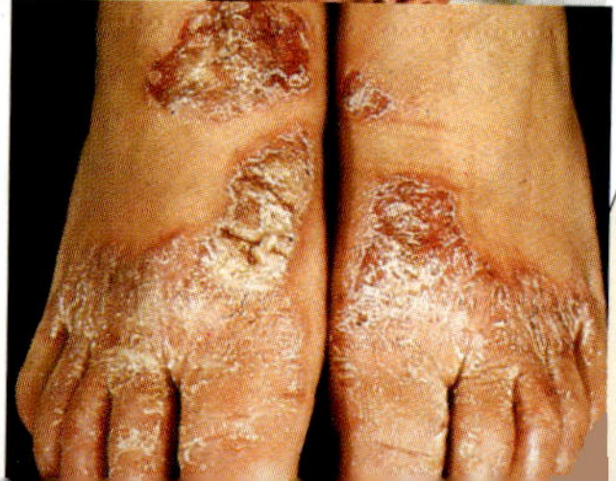

Extracto del contenido Wein...